Olivier PAULY

LE GAINAGE

BIEN-ÊTRE
PRÉVENTION
PERFORMANCE

@mphora
27, rue Saint-André des Arts - 76006 PARIS

*Merci aux athlètes qui stimulent mon imagination
et me poussent chaque jour un peu plus loin.
Merci en particulier à Céline, Audrey, Farah, Fabien, Frédéric
et Jean-François pour leur disponibilité et leur aide pour les photos.
Merci à Geoffrey pour sa patience quand son père a ses hémorragies
d'idées et qu'il est bien souvent le premier à les tester...*

*Nos remerciements à la ville de Vence qui nous a gentiment et
généreusement prêté une salle pour la réalisation des photos.*

Conception et réalisation :
Photos : Jean-Yves Debreyne
Maquette : AlphaStudio - La Rochelle

*Les auteurs et l'éditeur signalent que ce guide s'adresse à des personnes
saines de corps et d'esprit et dégagent toute responsabilité en cas de problèmes.
De plus, ils ne sauraient être responsables d'incidents
dus à une mauvaise utilisation de ce manuel.*

ISBN : 2-85180-683-1

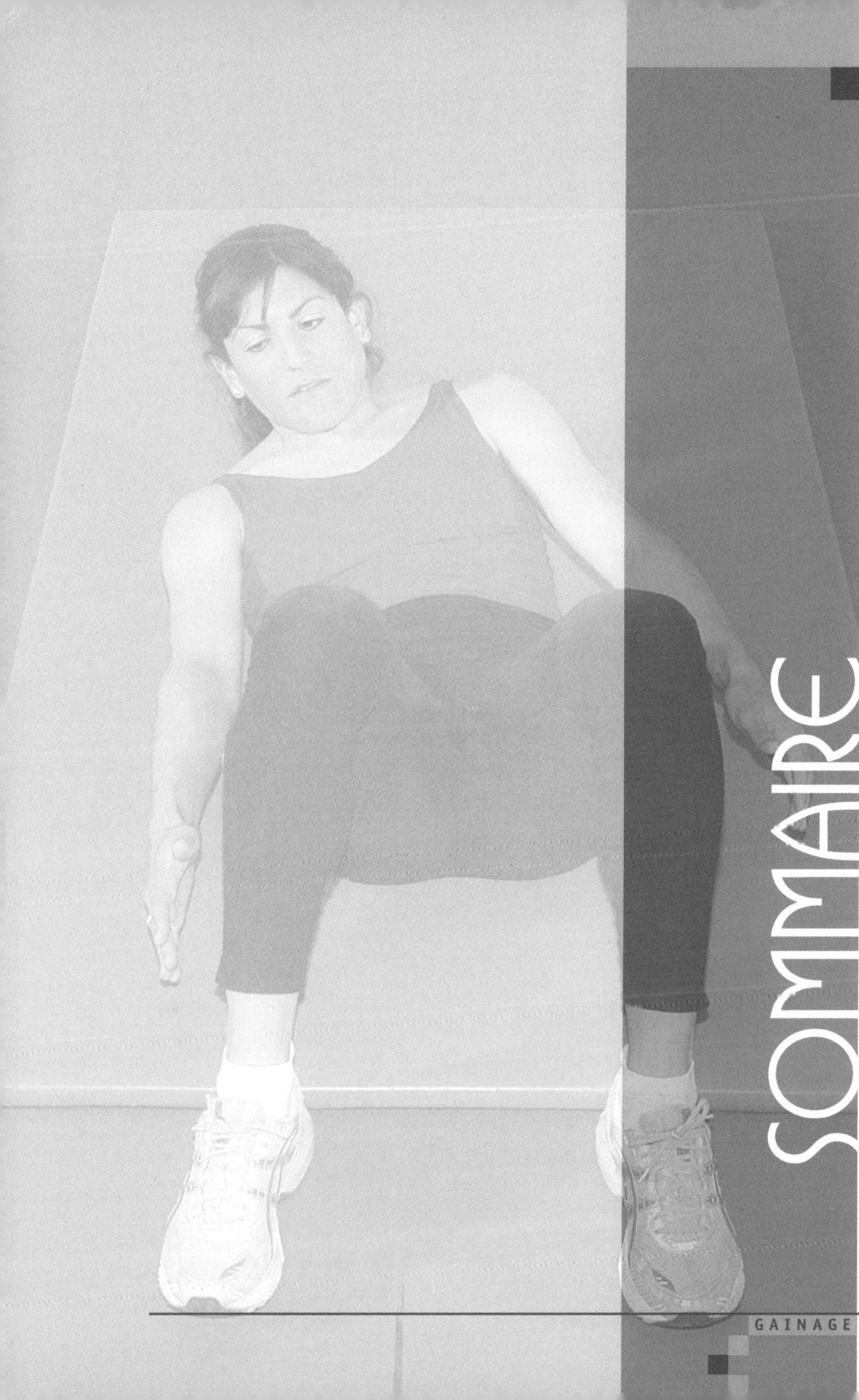

SOMMAIRE

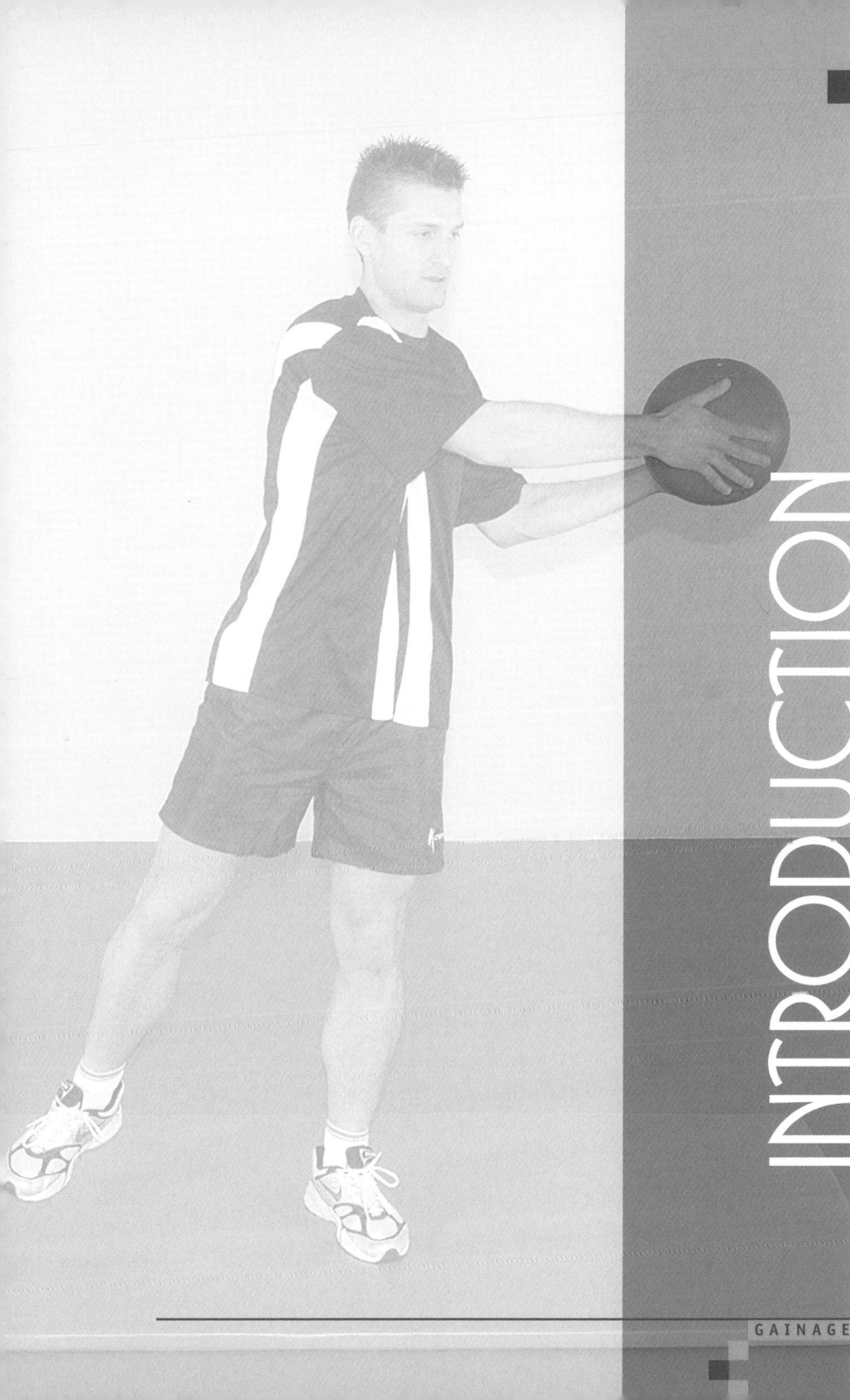

INTRODUCTION

La pratique sportive concerne une population de plus en plus large. Les besoins sont divers : simple loisir, compétition, amélioration de la santé, bien-être...

Quel que soit le but, le sportif aura toujours le souci de l'efficacité du geste et de la prévention des blessures. Ces deux objectifs étant d'ailleurs indissociables. En effet, le pratiquant de loisir recherche avant tout le plaisir et souhaite l'amélioration de sa santé et il peut y parvenir, au moins en partie, grâce à un geste efficace sur le plan mécanique qui le tiendra éloigné des traumatologies classiques accompagnant malheureusement la plupart des sports. De son côté le compétiteur sait que l'accès à un niveau de pratique supérieur est souvent conditionné par la possibilité d'éviter la blessure. Les programmes d'entraînement modernes intègrent d'ailleurs de plus en plus souvent des exercices de type préventif qui visent à préserver le sportif de la blessure et améliorer l'efficacité de son geste.

Dans tous les cas, il est une branche du renforcement musculaire dont l'utilité est unanimement reconnue, tant pour l'optimisation de la performance que pour la préservation de la santé : le gainage.

Ce terme est employé à volonté dans les milieux sportifs. Les définitions renvoient systématiquement au développement musculaire de la région pelvienne. Ainsi tous les sportifs pratiquent régulièrement un renforcement des abdominaux et des muscles lombaires. Il est vrai que cette région du corps constitue un relais important permettant la transmission des forces le long du grand axe du corps. Nous expliquerons, dans une première partie, ce que représente le gainage et nous justifierons l'intérêt de son amélioration.

Ce renforcement dépend de l'apprentissage d'un placement correct du bassin qui favorisera, en particulier, l'adoption d'une position de force, et évitera des blessures insidieuses. Nous présenterons des exercices basiques facilitant la prise de conscience du placement du bassin permettant en particulier de faire travailler les abdominaux et non pas, comme c'est trop souvent le cas, le psoas.

Les exercices présentés dans cet ouvrage feront découvrir (ou redécouvrir) au lecteur des situations classiques de gainage pour lesquelles seront précisées les modalités de travail musculaire, les évolutions possibles et le mode respiratoire adéquat. Beaucoup d'exercices apporteront des réponses originales et créatives au sportif exigeant qui recherche avant tout des situations lui permettant de préparer son corps aux nombreuses "déformations" occasionnées par les pratiques sportives. Certains exercices correspondent également à la réalité de situations en appui unipodal ou bien à la nécessité de créer, grâce au gainage, des points d'appui dynamiques favorisant la réalisation des gestes en suspension.

Des outils particuliers sont nécessaires pour la réalisation de certains exercices, ils vous sont présentés (voir chapitre sur le matériel page 251).

Nous espérons que la découverte de cet ouvrage enrichira le répertoire de situations que possède le lecteur et améliorera l'efficacité de son travail. Certains exercices nous ont été inspirés par des entraîneurs renommés dont l'expérience nous a enrichi. Qu'ils en soient remerciés et que cette expérience puisse profiter au plus grand nombre et contribuer à une pratique plus efficace et plus sécuritaire.

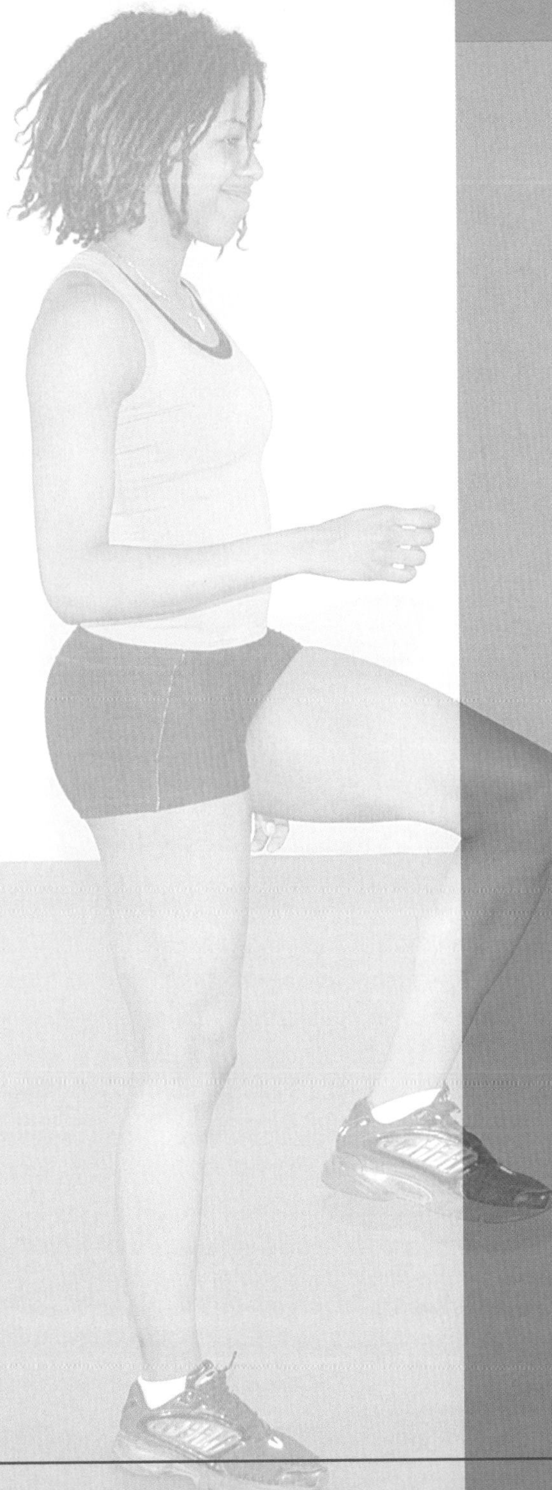

LE GAINAGE
QU'EST-CE QUE C'EST ?

Dans le discours et la pratique, le gainage est souvent assimilé au renforcement des muscles abdominaux et lombaires. La "boîte" est pourtant constituée de quatre côtés et il ne faut pas négliger le rôle des abducteurs

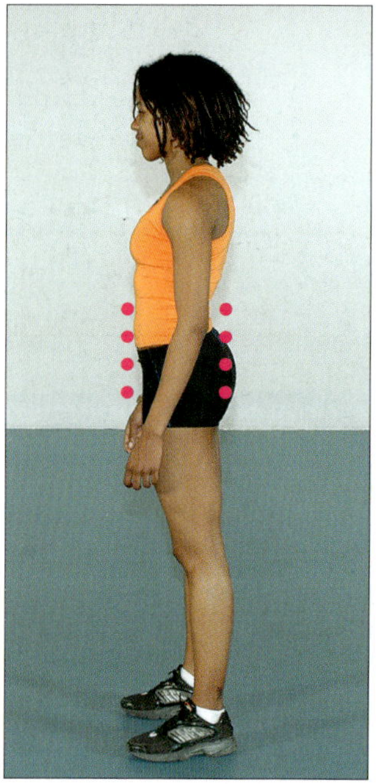

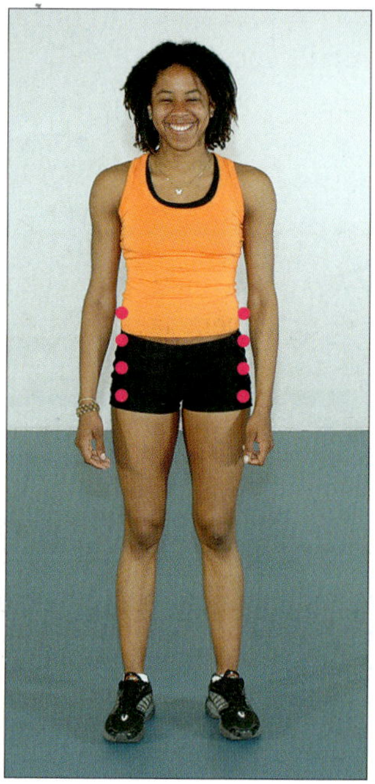

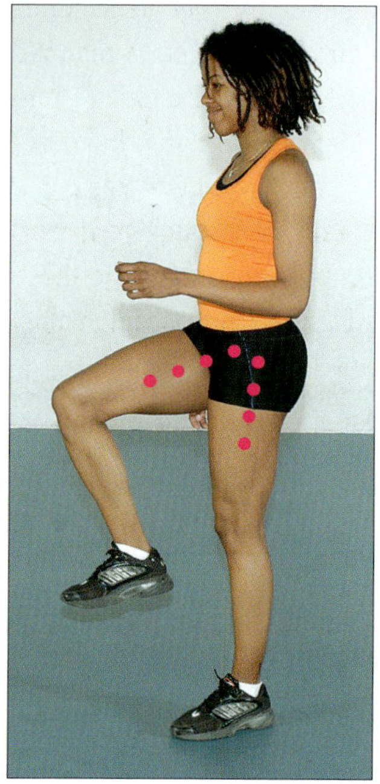

(petits et moyens fessiers principalement) qui assurent la stabilité latérale de l'édifice. Les adducteurs stabilisent également la posture notamment dans les situations d'appui sur un pied et les changements de direction. Cet ouvrage propose donc des situations sollicitant ces groupes musculaires.

Certains exercices peuvent être qualifiés de "gainage total". Cette expression indique que la contrainte s'applique à plusieurs masses musculaires antérieures, postérieures, latérales, favorisant la posture, que ce soit les abdominaux, les muscles des gouttières spinales ou bien les muscles de la stabilité latérale (abducteurs et adducteurs) ainsi que les muscles profonds du bassin (pelvi-trochantériens).

Il nous semble par ailleurs un peu réducteur d'assimiler le gainage au seul renforcement de la ceinture pelvienne. En effet on parle également du gainage de la ceinture scapulaire, mais l'optimisation de la réponse proprioceptive, en particulier, sur chaque élément de liaison (articulation) du corps humain peut, nous semble-t-il, être considérée comme une forme de gainage. Cet ouvrage souhaite se limiter au renforcement de la ceinture pelvienne, mais les multiples situations proposent d'améliorer également la

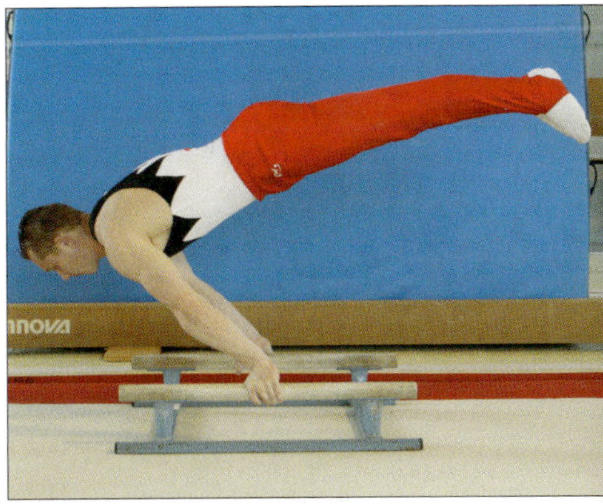

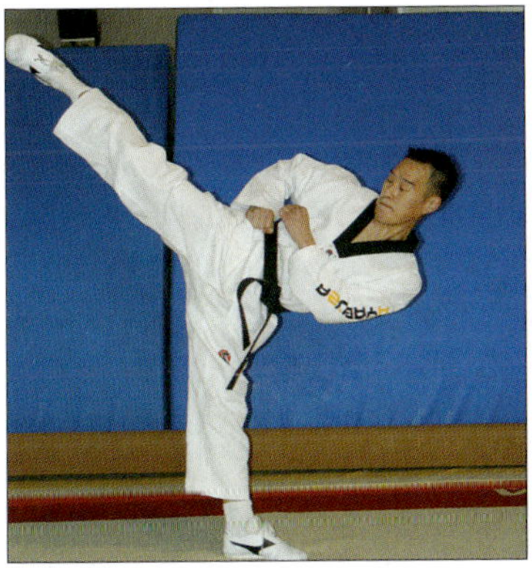

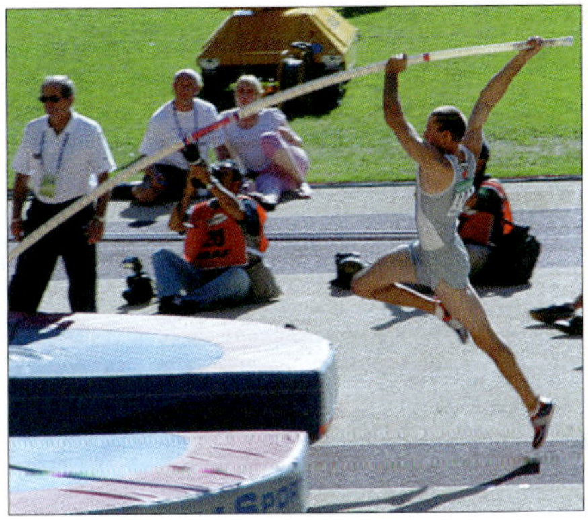

rigidité d'une chaîne musculaire complète pouvant aller de l'appui pied jusqu'aux appuis des mains ou aux épaules. En effet, la réussite dans les pratiques sportives est souvent conditionnée par la faculté de toute une chaîne d'appui de résister aux déformations, de maintenir des alignements. De plus, il apparaît que dans de nombreuses circonstances, le sportif se retrouve en suspension, ou bien dans des situations d'appui limité (sur un seul appui par exemple). Il est pourtant amené dans ces cas-là à exécuter des gestes à grande vitesse, ou avec une intensité importante, et pour ce faire il doit apprendre à créer des points d'appui dynamiques autorisant la mobilisation de ses segments dans des conditions optimales. Certains

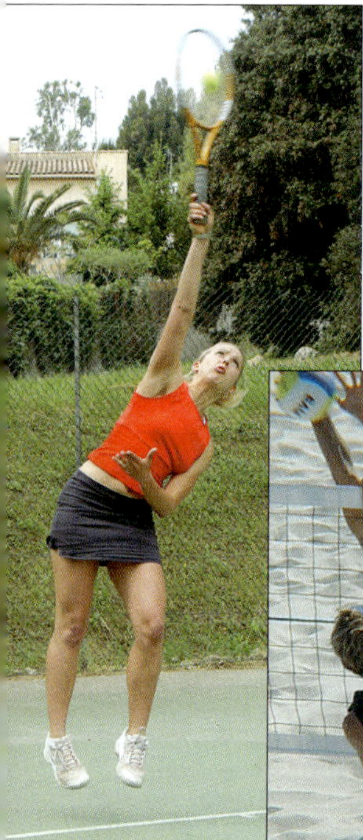

exercices proposent donc des situations originales de gainage avec des appuis limités ou bien reproduisant les phases de suspension afin de répondre à cette spécificité.

Enfin, il est difficile d'évoquer le gainage sans faire référence au concept de posture (déjà utilisé précédemment dans le texte). La posture est une activité musculaire tonique de soutien, dont la contraction permanente permet la lutte antigravitaire (tonus postural).

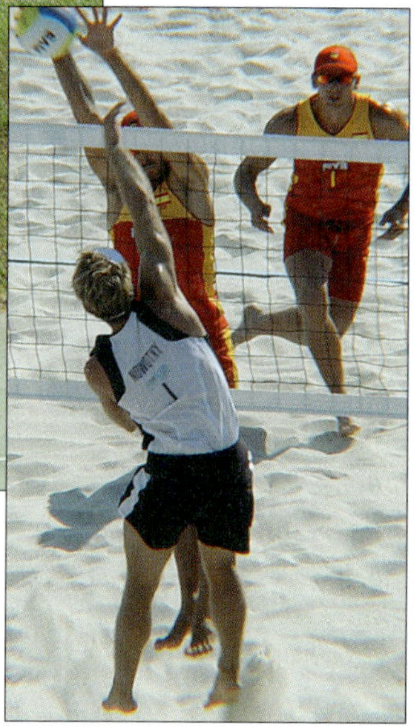

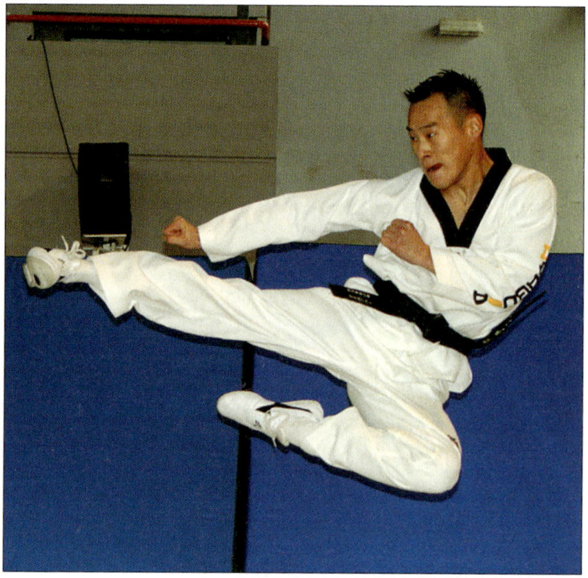

Ce tonus de posture permet donc l'équilibre de l'Homme dans l'espace, tant en position immobile qu'en mouvement. Il assure une fonction antigravitaire en s'opposant aux forces de pesanteur et en maintenant le centre de gravité à l'intérieur du polygone de sustentation. Il s'oppose également aux forces extérieures afin de nous équilibrer, que l'on soit immobile ou non. Il constitue donc une sorte d'interface pour le mouvement. En effet le placement et le maintien de certains segments (tête, tronc, membres) servent de référentiel pour l'organisation des gestes et le tonus musculaire, en

particulier pour les muscles antigravitaires du corps, et favorisent les ajustements nécessaires pour tous les mouvements. Le contrôle de cette posture chez l'Homme consiste donc à ajuster la position de son corps en fonction des forces exercées par la gravité, ainsi qu'à positionner les différents segments entre eux. Ceci nécessite des informations en provenance de nombreux récepteurs sensoriels (vision, système vestibulaire, récepteurs musculaires, articulaires, tendineux, cutanés...), et le maintien par un effort musculaire en particulier au niveau du bassin et du tronc. Le souci du gainage est donc en relation étroite avec l'organisation posturale.
Certains exercices peuvent contribuer à la redécouverte et à un enrichissement de ce tonus de posture. Ils favorisent l'adaptation du corps par rapport à la gravité, le positionnant verticalement, en situation d'alignement, ce qui constitue sans doute un des éléments fondamentaux de la motricité humaine, utilisable dans la plupart des activités physiques et sportives. Certains exercices répondant à cette problématique seront présentés.

REMARQUES PRÉALABLES :

Certains exercices sont très localisés sur un groupe musculaire précis (par exemple grand droit des abdominaux), mais dans beaucoup de cas c'est une chaîne musculaire complète qui est engagée de manière synergique. C'est pourquoi nous avons préféré présenter et classer les exercices selon qu'ils sollicitent la chaîne antérieure, postérieure, latérale (abducteurs et adducteurs). Il est à chaque fois précisé le ou les régimes musculaires selon lesquels l'exercice peut être réalisé (voir encart 1), ainsi que le mode respiratoire associé. Des petites icônes permettent de resituer rapidement l'exercice selon le régime de travail musculaire prédominant.
Les exercices sont également spécifiques par rapport au type de contraintes qu'ils représentent. Ainsi certains font partie de ce que l'on peut qualifier comme "le gainage traditionnel". D'autres développent plus particulièrement la faculté à maintenir des alignements et à résister aux déformations.
RD *Ils sont reconnaissables à l'icône ci-contre.*

Certains répondent aux contraintes de situations où les appuis sont limités (un seul pied par exemple), ou bien même de situations où le sportif est en suspension, sans point d'appui au sol, et développent plus particulièrement la faculté de créer des points d'appui dynamiques dans ces conditions de suspension. Ils sont reconnaissables à l'icône ci-contre.

Enfin, les exercices présentent des niveaux de difficulté divers. Nous les avons classés en trois niveaux :

débutant

confirmé

haut niveau

Vous pourrez retrouver avant chaque exercice son niveau de difficulté et ainsi contrôler raisonnablement votre progression.
Pour les exercices réalisés sous forme isométrique, le maintien des positions peut varier de quelques secondes jusqu'à une minute. Au-delà de la minute, il est préférable d'augmenter légèrement la contrainte (augmentation du moment d'inertie (voir encart 2), lests...) et de revenir à un temps de travail inférieur. Pour les autres régimes de travail, le nombre de répétitions varie en fonction du niveau du sportif. Il est préférable de commencer par les exercices les plus simples sur des séries longues (de 10 à 30 répétitions, voire plus dans certains cas), avant d'augmenter la contrainte de l'exercice (augmentation du moment d'inertie (voir encart 2), lests...) et de passer aux exercices les plus difficiles.

Il est très important de caler la respiration sur l'exécution de l'exercice, c'est pourquoi nous précisons les modalités de la respiration à chaque situation. D'une manière générale, et ceci afin d'éviter d'alourdir le texte et de faire des répétitions, nous précisons que l'inspiration se fait par le nez et l'expiration par la bouche.

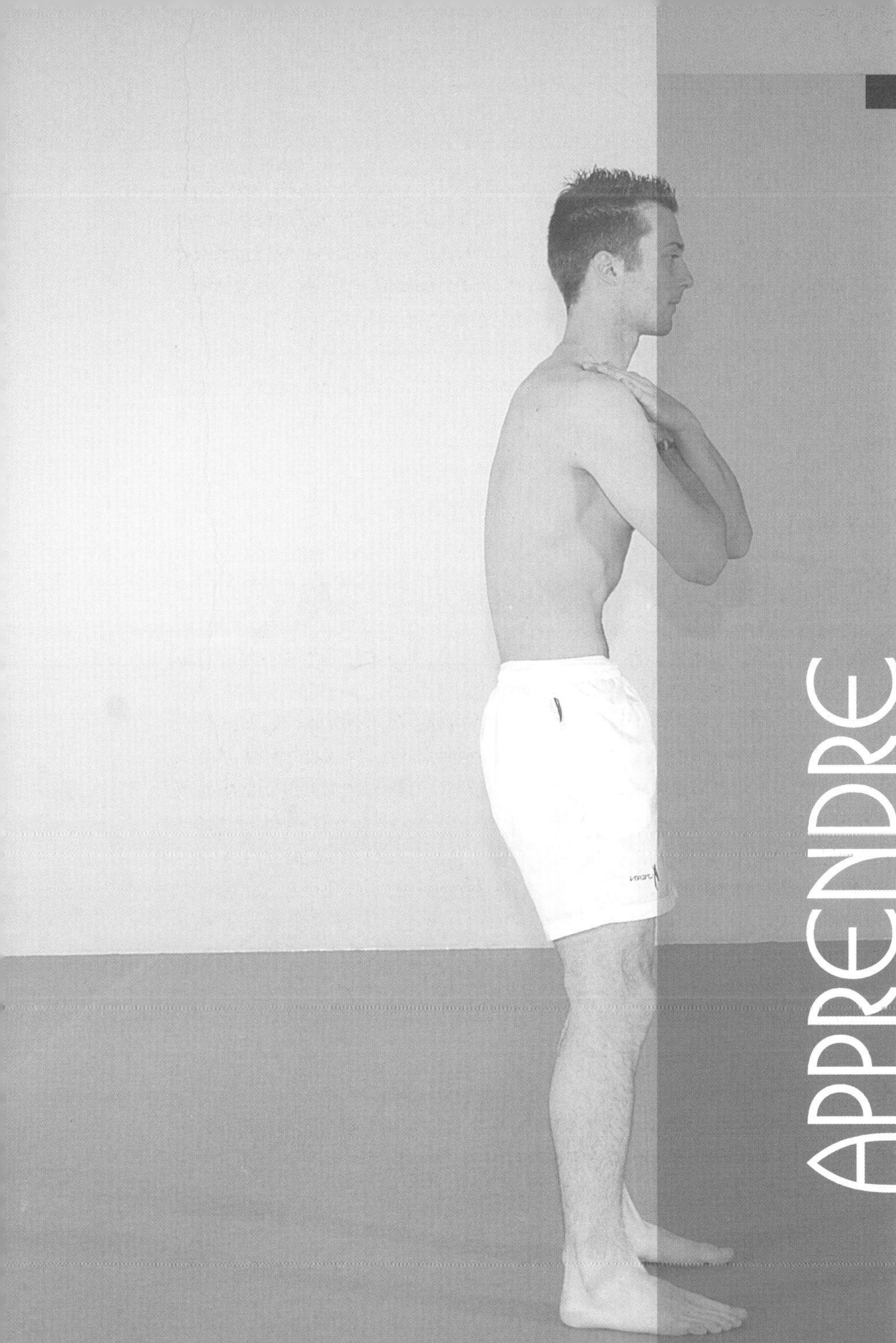

APPRENDRE À PLACER SON BASSIN...

... POUR FAIRE TRAVAILLER SES ABDOMINAUX

Que ce soit pour se déplacer, sauter, lancer, frapper, maintenir l'équilibre, soulever une charge, ou toute autre action fondamentale du registre sportif, le placement correct du bassin et le maintien de sa rigidité sont des conditions indiscutables. Une vision, un peu simpliste certes, consiste à comparer le corps du sportif à une baguette dont une extrémité est posée sur une table et l'autre extrémité est soumise à une pression importante. Lorsque la pression est trop forte, la baguette casse au milieu, à équidistance des deux endroits où s'exerçait la force. Il est donc capital d'apprendre à placer son bassin, le gainer afin d'améliorer son efficacité mécanique, ainsi que limiter la pression sur les disques intervertébraux des dernières vertèbres lombaires afin de les préserver de blessures importantes. Ce placement en rétroversion (par opposition à l'antéversion) consiste également à "déconnecter" le psoas, qui est, rappelons-le, le plus puissant fléchisseur de la hanche. Combien de personnes pensent encore faire des abdominaux en bloquant leurs pieds sous un support, jambes semi-

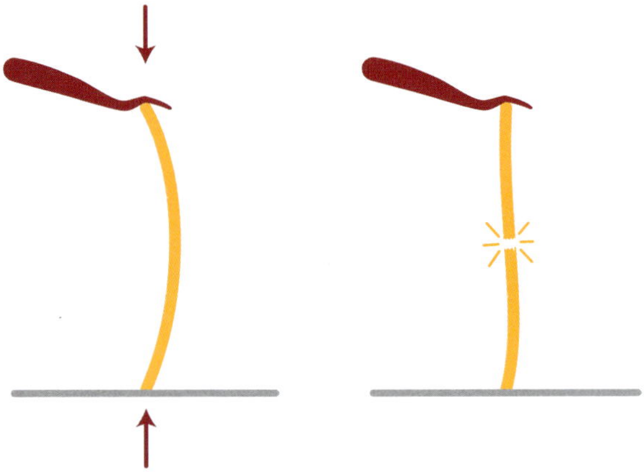

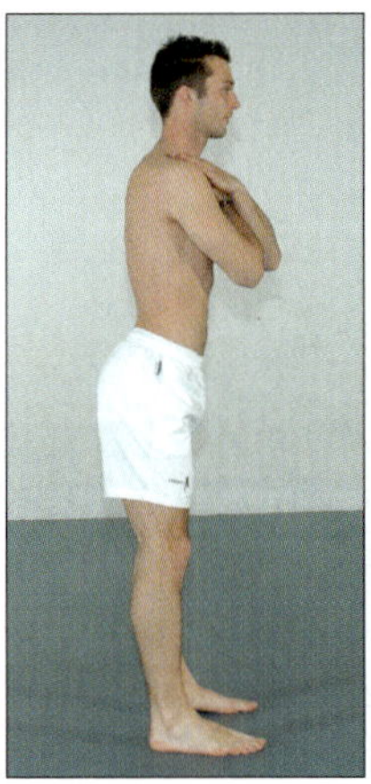

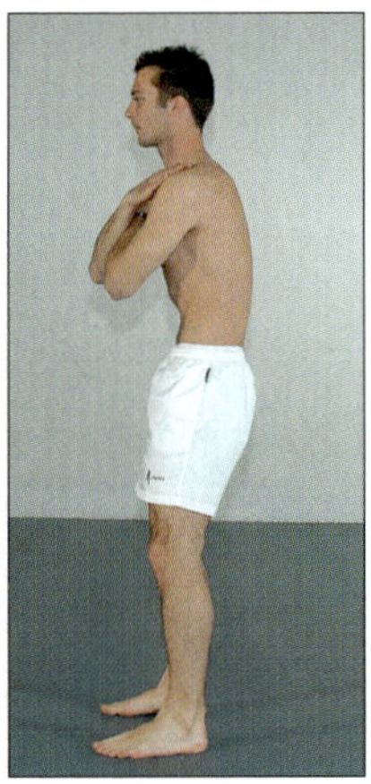

antéversion ***rétroversion***

fléchies, donnant ainsi un point d'appui fort au psoas qui va tracter le tronc vers le haut en exerçant une force extrême sur la charnière lombaire.

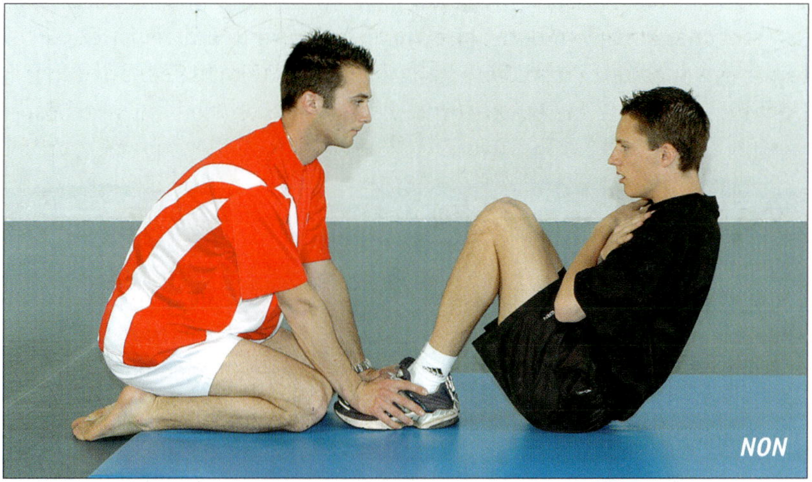

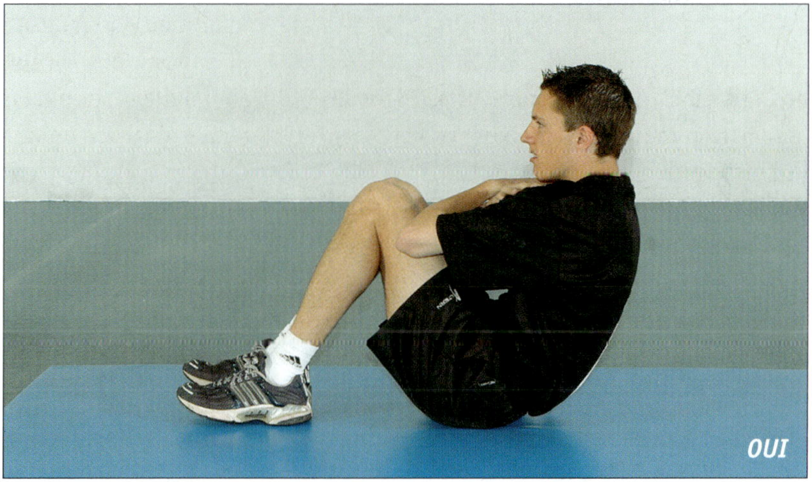

Le résultat va alors à l'encontre de l'objectif poursuivi, on crée des douleurs lombaires alors que l'on pensait les diminuer en pratiquant régulièrement des abdominaux.

Nous allons présenter une suite d'exercices simples visant à découvrir le placement correct du bassin. Ces exercices sont fondamentaux pour des personnes n'ayant jamais travaillé les abdominaux et qui veulent débuter. Ils constituent également un placement pré-requis pour la réalisation de nombreux autres exercices, et une base saine de travail.
Dans la suite de l'ouvrage, plusieurs évolutions possibles à partir de ces positions de référence vous seront proposées.

EXERCICE 1

Allongé sur le sol à plat dos, bras croisés sur la poitrine, on remarque un espace entre le bas du dos (lordose lombaire) et le sol.

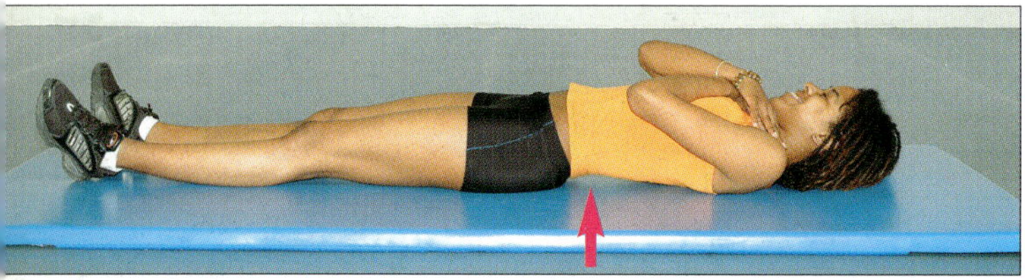

L'action fondamentale consiste à placer le bassin en rétroversion en serrant les abdominaux pour plaquer le bas de son dos au sol. Il n'y a alors plus d'espace entre le bas du dos et le sol. De plus il est possible de contracter le muscle transverse afin de rentrer au maximum son ventre (ventre creux), ce qui va augmenter encore la contrainte. On amène alors le menton sur le sternum en expirant par la bouche et on décolle à peine les épaules du sol. Redescendre doucement en inspirant par le nez. Attention, le placement du bassin est maintenu en permanence, la lordose lombaire ne doit donc pas apparaître pendant tout l'exercice. Remarquez

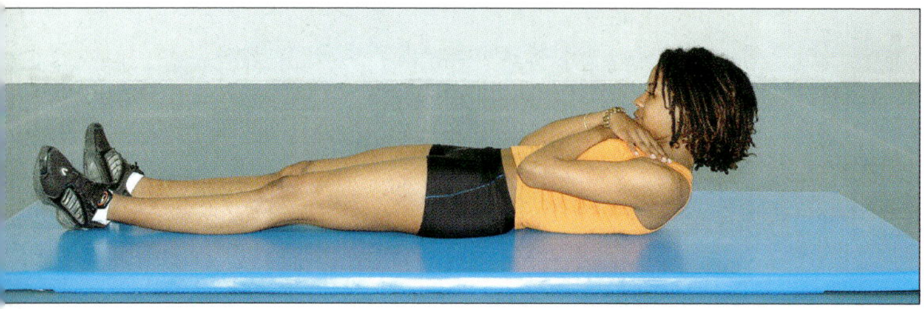

que la respiration est calée sur l'exécution de l'exercice. Lorsque les épaules décollent du sol, les abdominaux travaillent dans un régime concentrique.

EXERCICE 2

Exercice similaire au précédent, mais la position est légèrement différente. Le sujet est allongé sur le dos, bras croisés sur la poitrine, les jambes fléchies en crochet au niveau des genoux, pieds à plat sur le sol. La flexion au niveau des genoux place les psoas (principaux fléchisseurs de la hanche) en situation défavorable pour travailler et oriente ainsi la contrainte prioritairement sur le grand droit des abdominaux. Attention cependant à ne pas bloquer les pieds sous un support afin de ne pas donner de point d'appui aux psoas et au droit fémoral. Basculer le bassin en rétroversion pour plaquer le bas de son dos au sol (effacer la cambrure lombaire) et éventuellement contracter le transverse (ventre creux). On amène alors le menton sur le sternum en expirant par la bouche et on redresse le tronc vers les cuisses. Redescendre doucement en inspirant par le nez. Attention, le placement du bassin est maintenu en permanence, la lordose lombaire ne doit donc pas apparaître pendant tout l'exercice. Cet exercice peut être rendu plus difficile en augmentant le moment d'inertie au niveau des segments supérieurs (voir encart 2, page 29), par exemple en maintenant les mains derrière la nuque, ou bien les bras tendus (à condition de ne pas faire de temps d'élan avec les bras). Il ne faut pas chercher à remonter très haut, l'essentiel étant de maintenir le placement de son bassin. La respiration est calée sur l'exécution de l'exercice. Cet exercice présente un travail des abdominaux en concentrique.

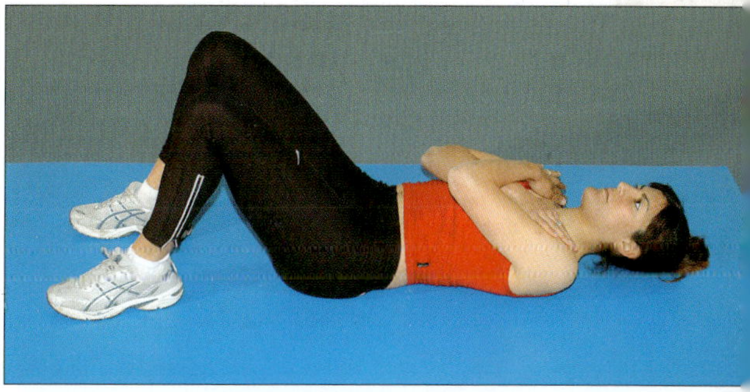

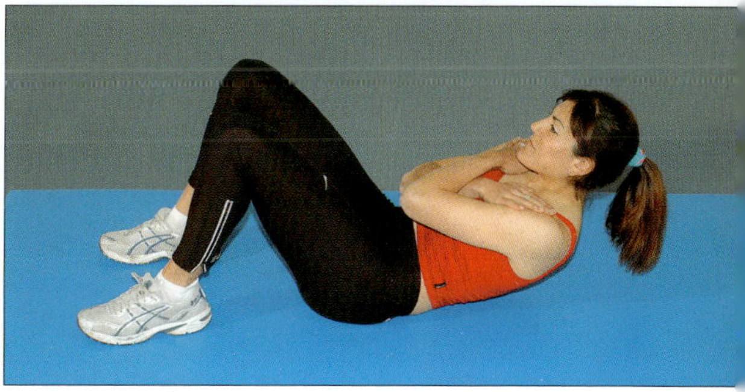

EXERCICE 3

Le crunch. L'exercice suivant vise à raccourcir encore les psoas afin d'isoler le travail sur les abdominaux (grand droit en particulier). Le sujet est allongé sur le dos, mains croisées sur la poitrine, les cuisses à la verticale, genoux fléchis à angle droit. Il est possible de croiser les pieds afin d'aider à la fixation de l'angle du genou, ou bien de les poser sur un support afin de matérialiser l'angle droit. Il vaut mieux éviter de les fixer sous un espalier par exemple, sous peine de risquer de travailler avec les psoas. Placer son bassin en rétroversion pour effacer la cambrure lombaire et éventuellement contracter le transverse (ventre creux). On amène alors le menton sur le sternum en expirant par la bouche et on redresse le tronc pour toucher les cuisses avec les coudes.

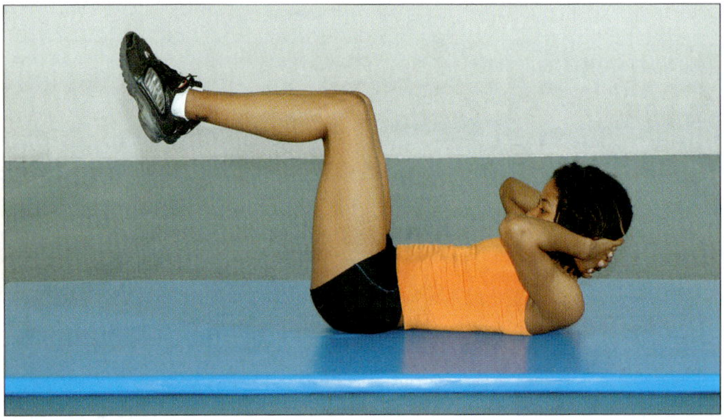

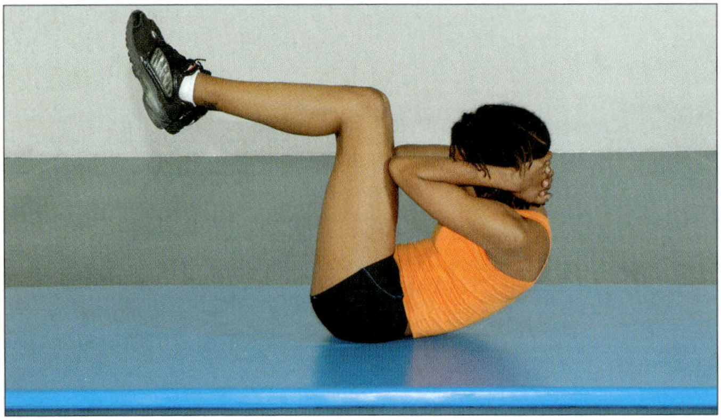

Redescendre doucement en inspirant par le nez. Cet exercice peut être rendu plus difficile en augmentant le moment d'inertie au niveau des segments supérieurs, par exemple en maintenant les mains derrière la nuque. Cet exercice présente un travail des abdominaux en concentrique.

EXERCICE 4

La position de départ de l'exercice suivant est la même que pour le crunch, mains derrière la nuque. Les épaules sont décollées et le bassin placé. On enroule le bas du dos afin d'amener les genoux vers les épaules (rétroversion du bassin). Les jambes ne doivent pas donner de temps d'élan, c'est uniquement la contraction des abdominaux qui produit le mouvement. L'expiration par la bouche a lieu pendant que l'on amène les genoux aux épaules et l'inspiration par le nez est placée lors de la descente en position de départ. Cet exercice présente un travail des abdominaux en concentrique.

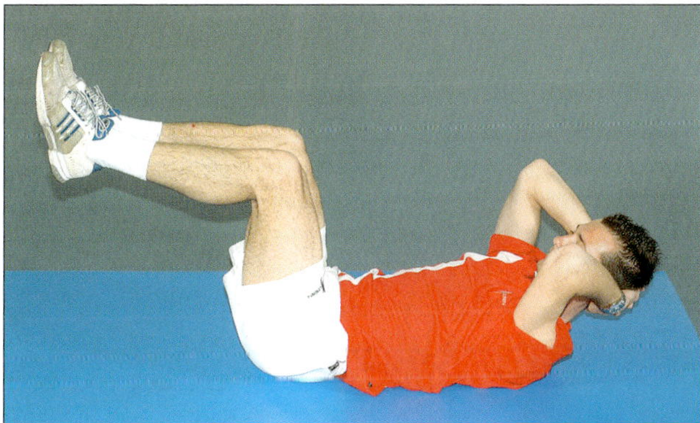

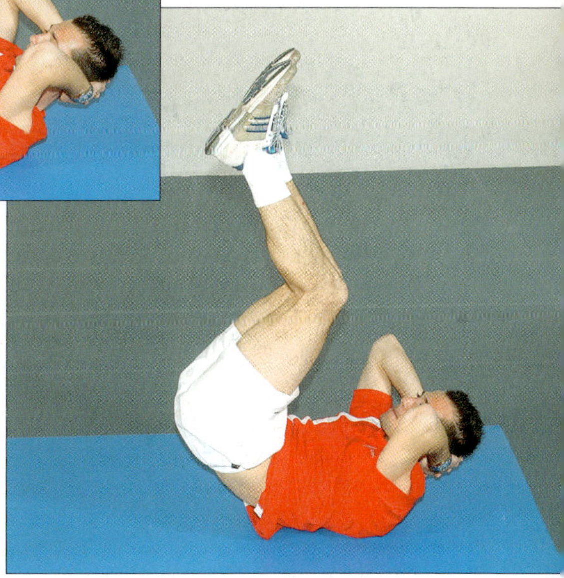

EXERCICE 5

Se placer en appui sur les coudes et les pointes de pied, le corps bien aligné. Attention il faut serrer les fessiers et les abdominaux afin de placer le bassin en rétroversion. On ne doit pas voir d'ensellure lombaire. Maintenir cette position en isométrie, c'est-à-dire sans bouger, en veillant à conserver le placement de son bassin. La respiration se fait par inspirations (nez) et expirations (bouche) brèves. Afin de mieux contrôler son placement, au début de l'exercice, il est recommandé de se placer à genoux, en appui sur les coudes. Commencer par arrondir le bas de son dos en plaçant son bassin, puis décoller les genoux afin d'obtenir la position correcte de l'exercice. Cet exercice peut être qualifié de gainage total puisqu'il sollicite à la fois la tonicité des abdominaux, mais également la contraction des muscles du tronc et des épaules pour maintenir la fixation sur les coudes, la tonicité des muscles du dos et également des jambes.

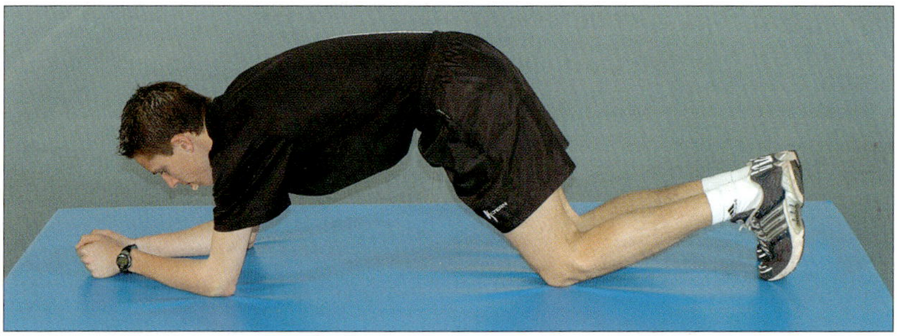

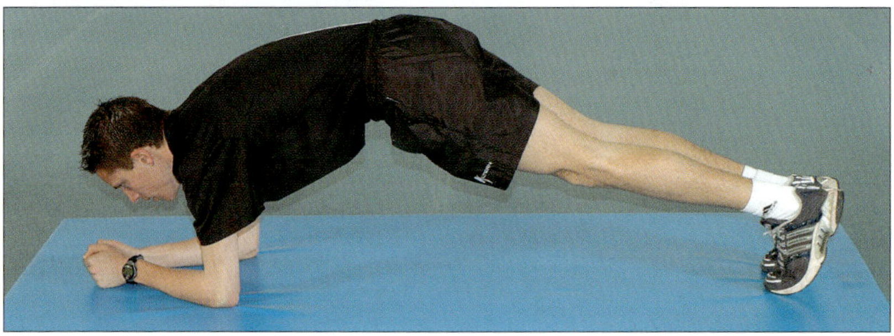

EXERCICE 6

Suspendu par les mains à une barre fixe. Si on se relâche, le bassin se place en antéversion. L'exercice consiste à serrer les fessiers et les abdominaux afin de placer le bassin en rétroversion en expirant par la bouche. On enchaîne plusieurs fois de suite le placement antéversion – rétroversion. Cet exercice présente un travail des abdominaux en concentrique.

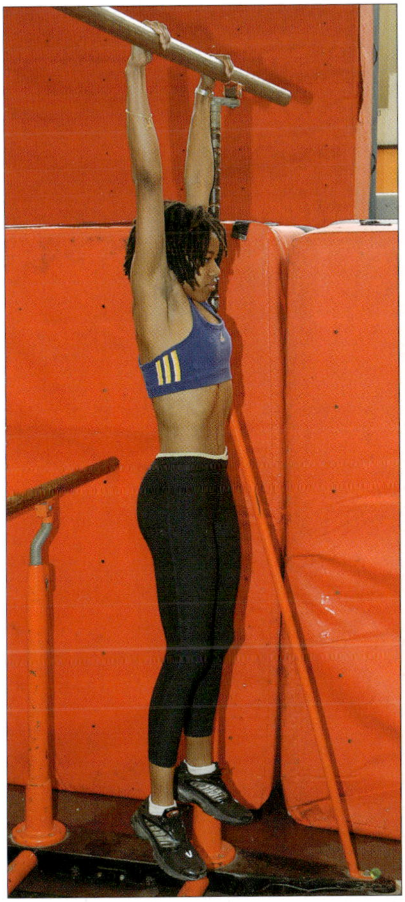

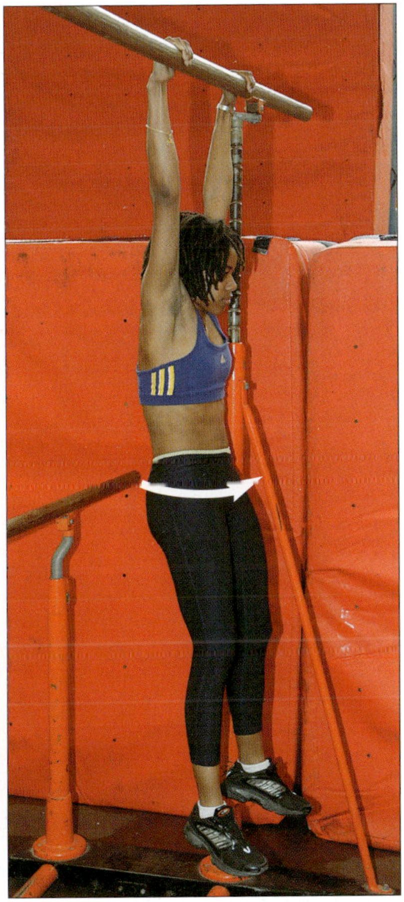

EXERCICE 7

L'exercice suivant est réalisé sur un Fitball. Il s'agit d'un gros ballon de plastique gonflé utilisé pour de nombreux exercices de proprioception, gainage, rééducation (voir la rubrique matériel). Le sujet se place le bas du dos appuyé sur le Fitball, les pieds en appui sur l'avant pied. Depuis cette position de départ, mains derrière la nuque ou croisées sur la poitrine, ramener le tronc en flexion vers les cuisses en expirant par la bouche. Le ballon va rouler sous la pression du sacrum, aidant ainsi à placer le bassin dans une position correcte. Revenir en position de départ en inspirant par le nez.

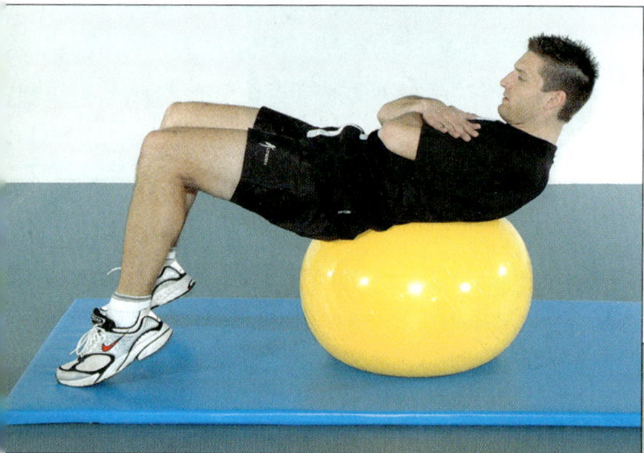

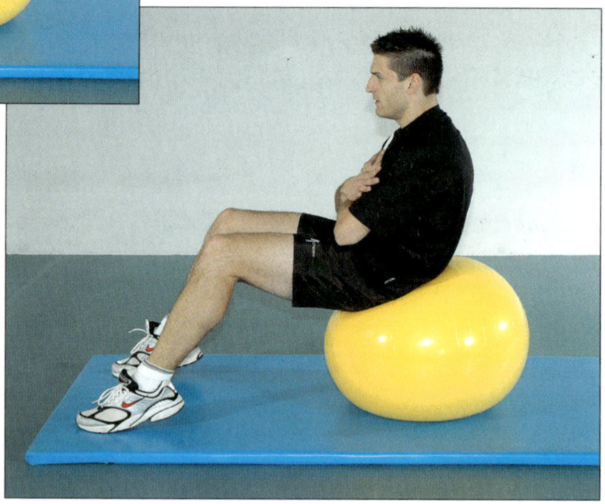

Ces exercices constituent à eux seuls un renforcement des abdominaux. Nous constatons qu'ils peuvent être réalisés avec des évolutions gestuelles et/ou de régime de contraction musculaire (voir encart). De plus ils serviront de positions de base à partir desquelles nous pourrons décliner différentes situations dans les chapitres suivants.

ENCART 1

Les modalités du travail musculaire.

Selon la contrainte, la sollicitation musculaire peut être différente :

- *La contraction musculaire permet de maintenir une position sans qu'il y ait de mouvement. Les points d'insertion musculaires ne bougent pas l'un par rapport à l'autre. Il s'agit d'une situation en isométrie (iso signifiant même, métrie faisant référence à la longueur, donc le muscle ne change pas de longueur pendant l'effort).*

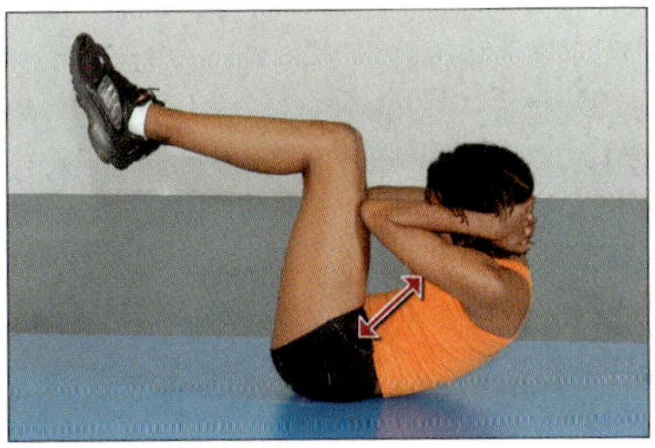

Ce régime de travail sera matérialisé par cette petite icône : **I**

- *Le muscle se raccourcit, rapprochant alors ses points d'insertion lors de sa contraction. Il s'agit du régime concentrique.*

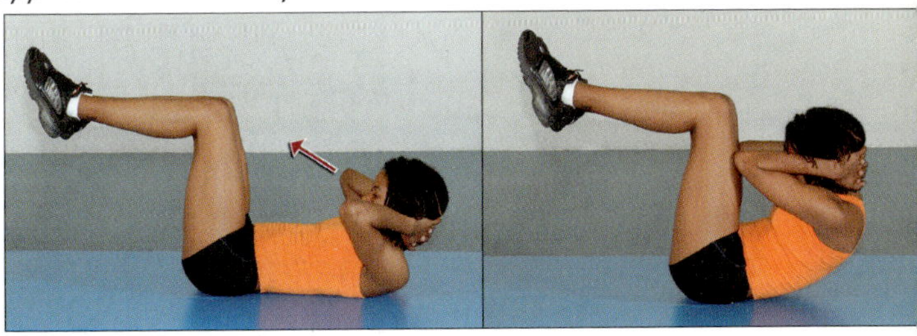

Ce régime de travail sera matérialisé par cette petite icône : **C**

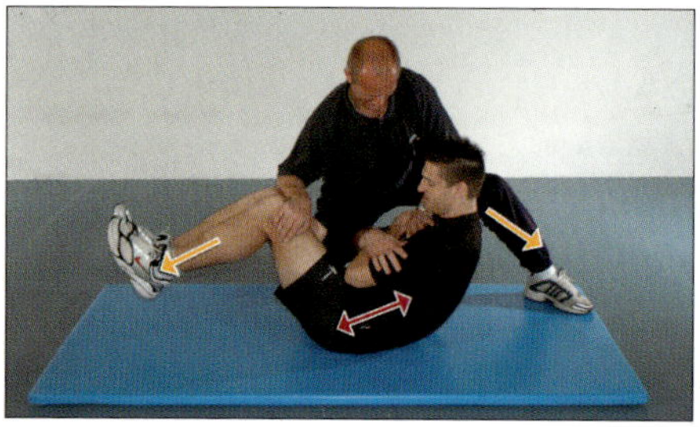

• Le muscle se contracte pour résister à l'éloignement de ses points d'insertion. Il assure alors un rôle freinateur. Il s'agit du régime excentrique.

Ce régime de travail sera matérialisé par cette petite icône : **E**

• Le muscle freine le mouvement dans un premier temps, puis, immédiatement il produit un travail concentrique explosif. La qualité du travail concentrique est déterminée par l'étirement préalable, en particulier des structures élastiques du muscle, lors de la phase excentrique. Il s'agit d'un travail de type pliométrique.

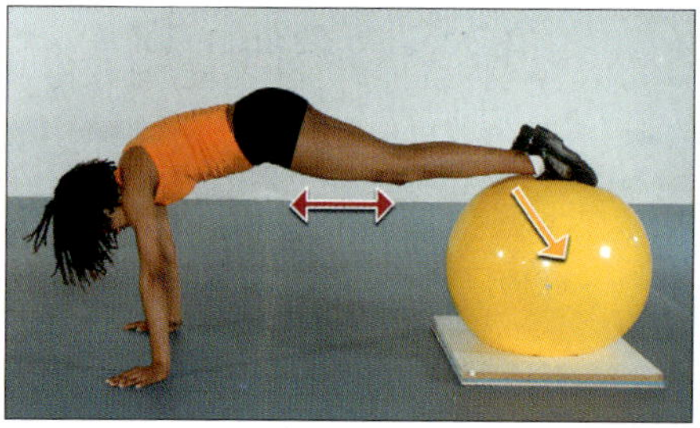

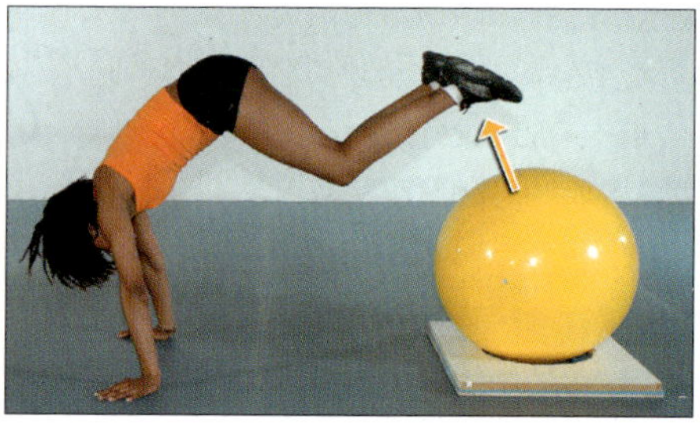

Ce régime de travail sera matérialisé par cette petite icône : **P**

Il est courant qu'un exercice sollicite des masses musculaires sur des régimes de travail variés, c'est donc le régime prédominant qui est mentionné par l'icône. Il se peut donc que, sur une base de maintien isométrique du grand droit, on fasse travailler les obliques en concentrique. L'icône précisera alors que le régime prédominant est l'isométrie, mais le lecteur comprendra aisément la contrainte concentrique exercée sur les obliques.

ENCART 2

La notion de moment d'inertie.

La difficulté de l'exercice peut être augmentée ou diminuée en fonction de la grandeur de ce que l'on nomme le moment d'inertie.
Lorsqu'on mobilise un segment, celui-ci est caractérisé par sa masse (m) et la distance qui sépare le point de rotation du centre de masse du segment concerné (r). Le moment d'inertie (I) est le produit de la masse par la distance élevée au carré ($I = mr^2$). Il est donc évident que plus le segment à mobiliser est long et plus il est lourd, plus l'exercice sera difficile (et inversement). Concrètement cela signifie que lorsque vous effectuez un exercice d'abdominaux par exemple, si vous croisez les bras sur la poitrine, l'exercice sera plus facile que si vous placez les mains derrière la tête ou, pire encore, si vous tendez les bras dans le prolongement du tronc. La masse totale n'a pas changé, mais en éloignant les masses du point de rotation, vous augmentez le moment d'inertie, donc la difficulté de l'exercice. De même, si

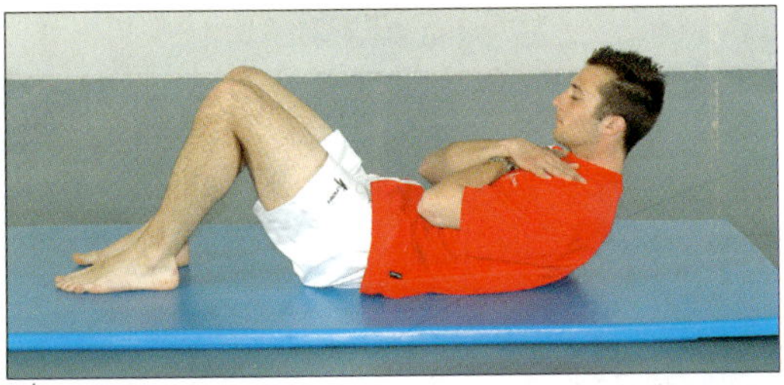

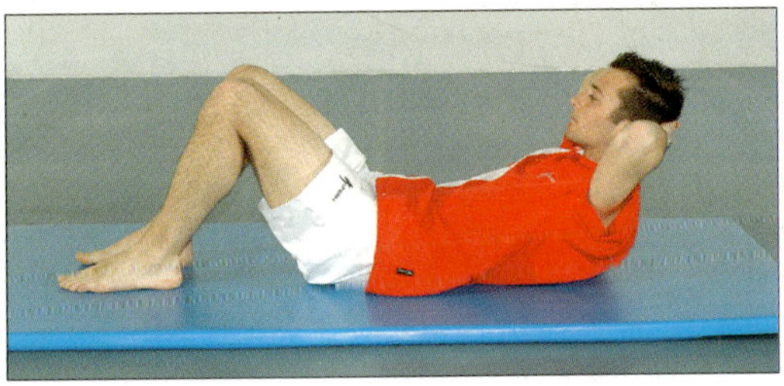

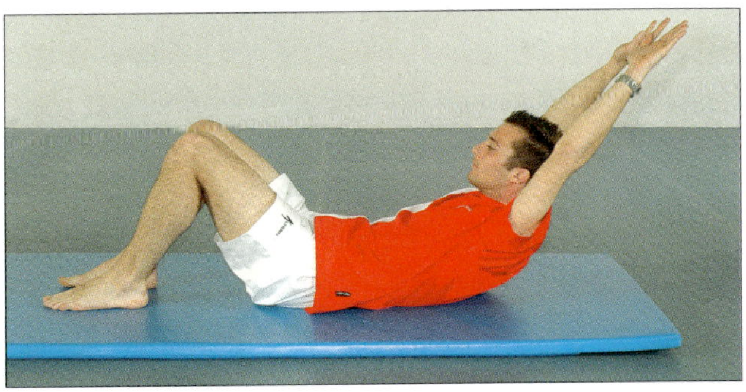

vous rajoutez une charge tenue dans les mains, vous augmentez la masse totale (et vous éloignez également le centre de masse du point de rotation), donc vous augmentez le moment d'inertie et la difficulté de l'exercice.

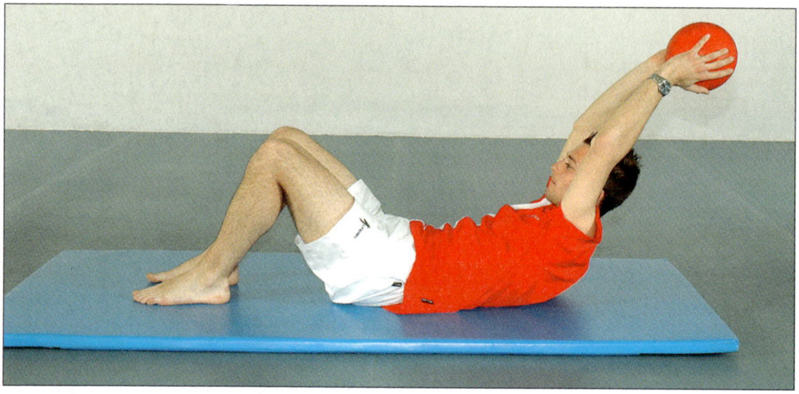

1 EXERCICES DE GAINAGE

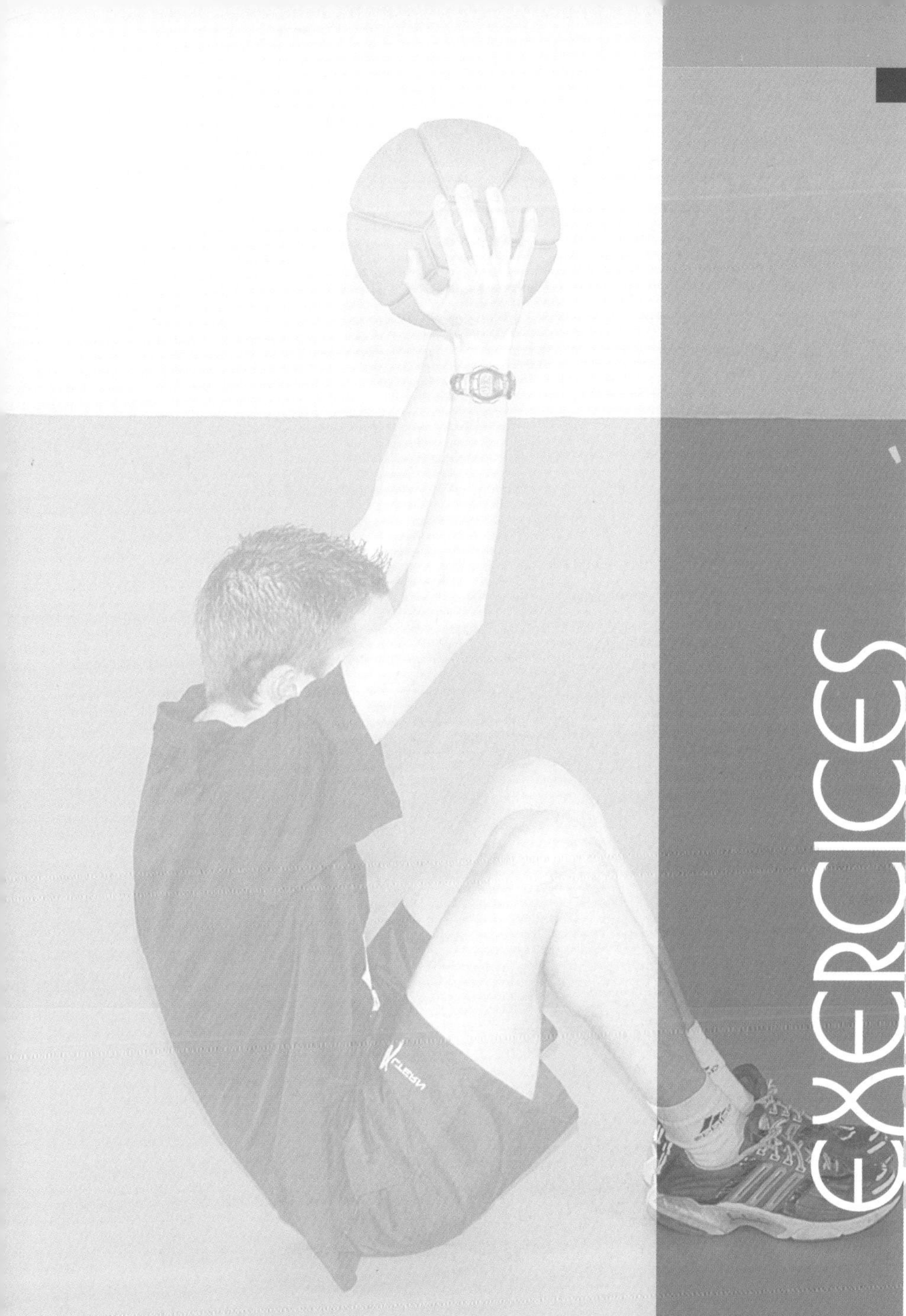

EXERCICES
DE GAINAGE CHAÎNE ANTÉRIEURE

Les muscles de la chaîne antérieure sont représentés principalement par les abdominaux : grand droit, obliques et transverse. Cependant la flexion de la cuisse sur le tronc peut faire intervenir le psoas-illiaque et le droit antérieur du quadriceps, en particulier lors des premiers degrés de flexion à partir d'une hanche en extension complète. De même un point fixe fémoral favorise l'action du psoas-illiaque lors de la flexion du tronc sur la cuisse. Il faudra donc être particulièrement attentif puisque l'insertion haute du psoas exercera une traction en particulier au niveau des quatre premières vertèbres lombaires, augmentant de ce fait la lordose et pouvant occasionner des douleurs lombaires. Il est donc particulièrement important d'apprendre à placer et contrôler son bassin en rétroversion afin de limiter l'action du psoas. Certains exercices sont d'ailleurs à éviter, en tout cas sur certaines angulations, si l'on veut préserver son rachis lombaire, et c'est pourquoi ils ne seront pas présentés dans cet ouvrage.
Dans certains cas les situations vont impliquer des points de fixation sur les membres supérieurs, la contrainte de gainage s'appliquera alors sur une chaîne beaucoup plus complète impliquant également le tronc et les membres supérieurs. Il est à noter que certains de ces exercices permettront également de faire un travail de renforcement proprioceptif sur les épaules.

La démarche générale pour dégager des exercices sur la chaîne antérieure consiste, à partir de positions de référence, à envisager différents régimes de contraction (isométrique, concentrique, ou pourquoi pas dans certains cas excentrique), à utiliser différents moments d'inertie en fonction du niveau, à alterner une ou deux jambes, à réaliser différents mouvements de flexion, rotation, à passer d'une position à l'autre, mobiliser des objets...

EXERCICES 1

A 1.1

POSITION DE DÉPART

Il s'agit de la première position de référence évoquée dans le chapitre précédent (apprendre à placer son bassin pour faire travailler ses abdominaux). Allongé sur le sol à plat dos, bras croisés sur la poitrine, basculer le bassin en rétroversion pour plaquer le bas de son dos au sol. Il n'y a alors plus d'espace entre le bas du dos et le sol. De plus il est possible de contracter le muscle transverse afin de rentrer au maximum son ventre (ventre creux), ce qui va augmenter encore la contrainte.

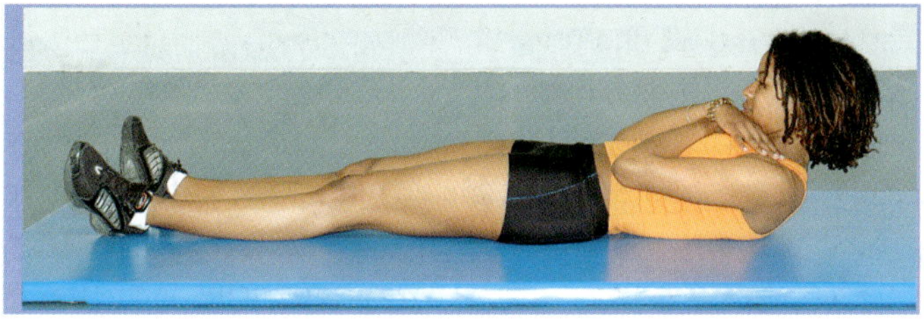

EXERCICE

On amène alors le menton sur le sternum en expirant par la bouche et on décolle les épaules du sol. Redescendre doucement, sans aller jusqu'au sol, en inspirant par le nez. Attention, le placement du bassin est maintenu en permanence, la lordose lombaire ne doit donc pas apparaître pendant tout l'exercice. La respiration est calée sur l'exécution de l'exercice. Lorsque les épaules décollent du sol, les abdominaux travaillent dans un régime concentrique.

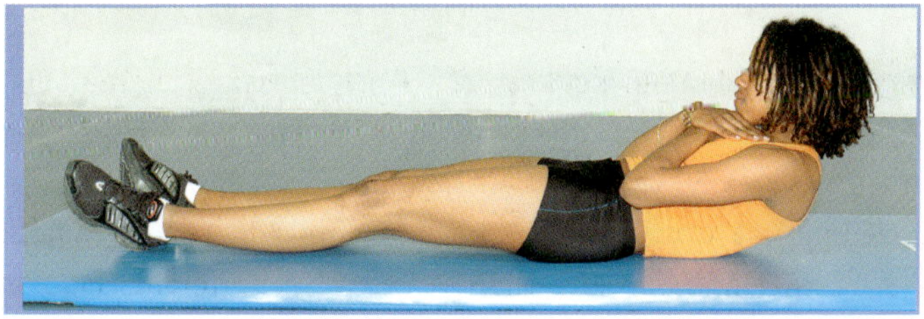

A 1.2

VARIANTE

Maintenir la position finale pour réaliser l'exercice dans un régime isométrique.

PRÉCISION

D'une manière générale, les exercices en isométrie seront réalisés avec une respiration brève et essentiellement buccale. Dans le cas où l'on peut adopter un autre mode respiratoire, il vous sera précisé.

A 1.3

POSITION DE DÉPART

En position finale de A1.1, maintenue en isométrie.

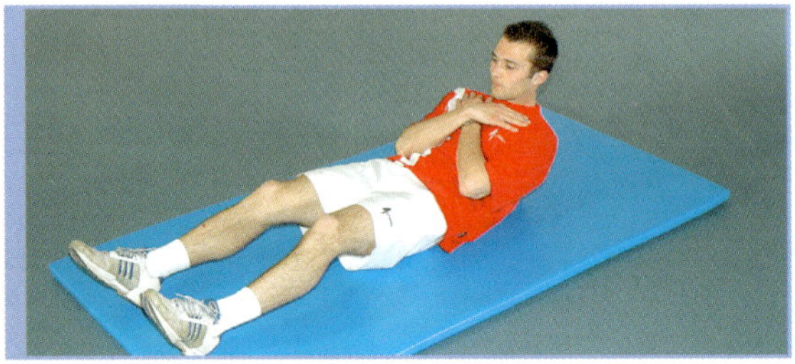

EXERCICE

Réaliser des petites rotations des épaules sur la droite et sur la gauche pour solliciter les obliques. Lorsque le niveau est suffisant, ces petites rotations peuvent être effectuées en tenant dans les mains un médecine-ball.

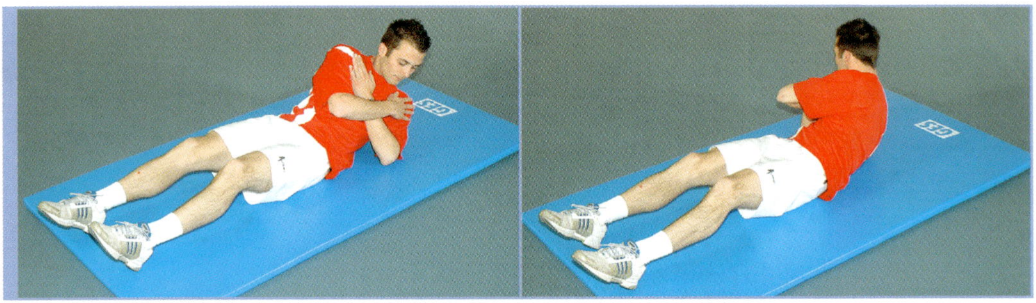

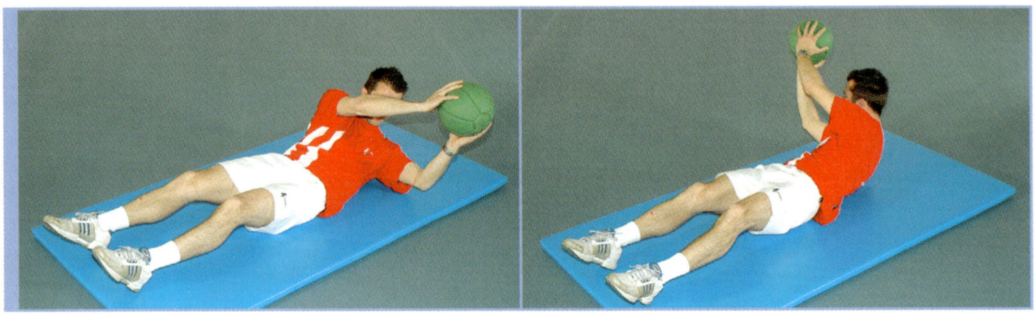

A 1.4 I

POSITION DE DÉPART

En position finale de A1.1, maintenue en isométrie, bras le long du corps.

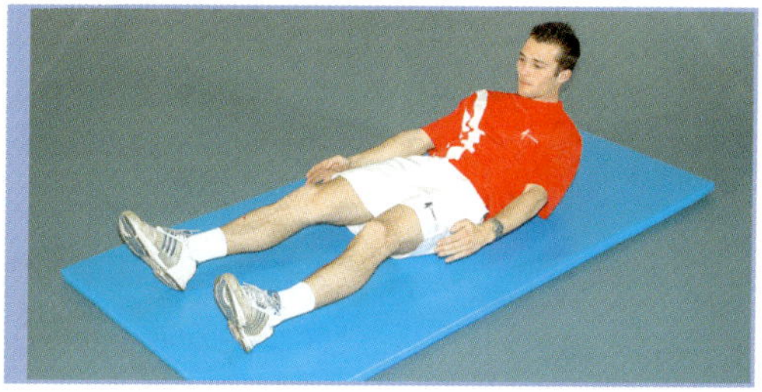

EXERCICE

Effectuer une bascule latérale pour aller toucher un genou puis l'autre afin de solliciter les obliques. L'expiration se fait sur l'opposition main – genou et l'inspiration sur le retour à la position de départ.

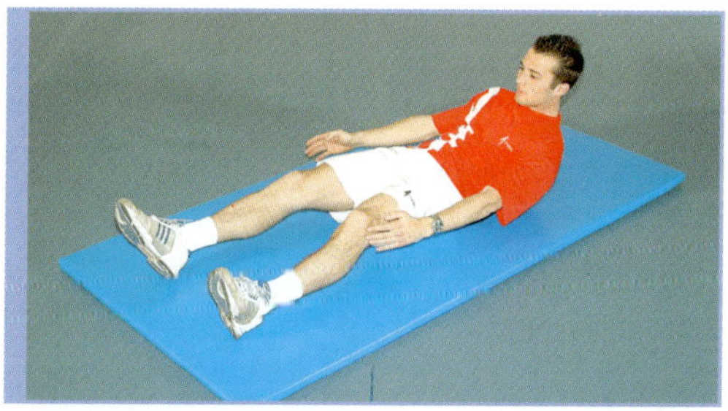

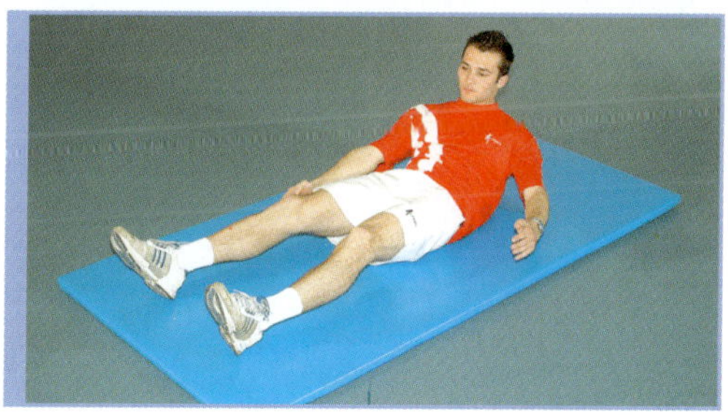

A 1.5 I RD

POSITION DE DÉPART

En position finale de A1.1, maintenue en isométrie.

EXERCICE

Mobiliser les segments supérieurs dans différentes directions afin d'augmenter le moment d'inertie et, par là même, la contrainte. Si le niveau est suffisant, on peut d'ailleurs envisager d'avoir une petite charge dans les mains pour augmenter encore la difficulté.

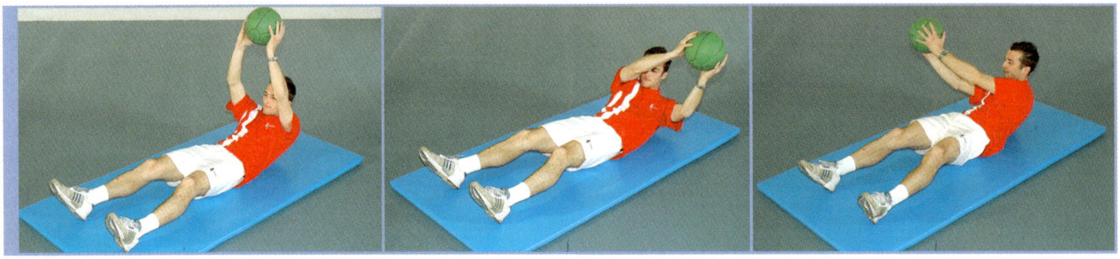

A 1.6 I

POSITION DE DÉPART

En position finale de A1.1 maintenue en isométrie.

EXERCICE

Amener un genou fléchi vers la poitrine et le coude opposé à ce genou. On sollicitera par cette contrainte la chaîne oblique en concentrique. L'expiration se fait sur l'opposition coude – genou et l'inspiration sur le retour à la position de départ.

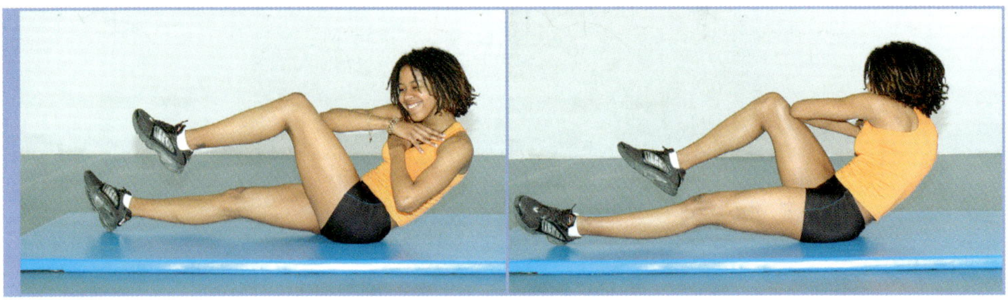

A 1.7 I RD

POSITION DE DÉPART

En position finale de A1.1maintenue en isométrie, bras tendus dans le prolongement du tronc.

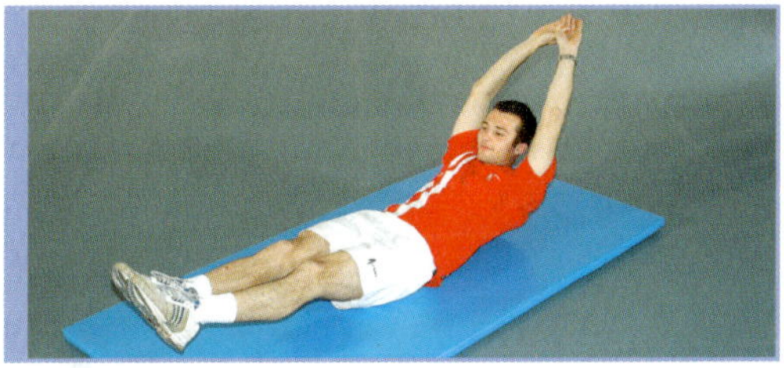

EXERCICE

Effectuer des bascules contrôlées de l'avant vers l'arrière tout en conservant le placement du bassin en rétroversion. Attention, cet exercice doit être bien maîtrisé afin de ne pas accentuer la lordose lombaire et ne pas créer de problèmes sur le rachis. La respiration est brève et essentiellement buccale.

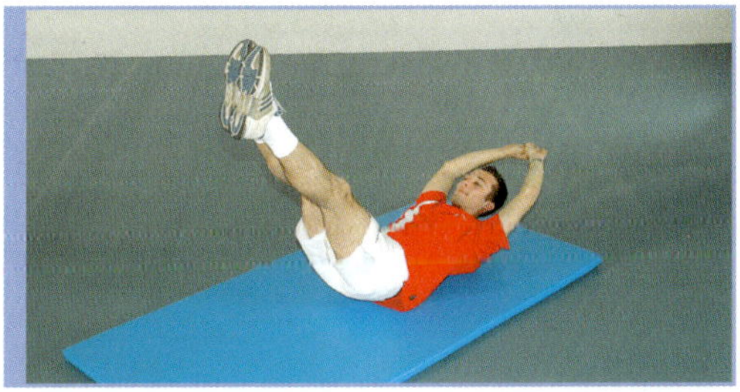

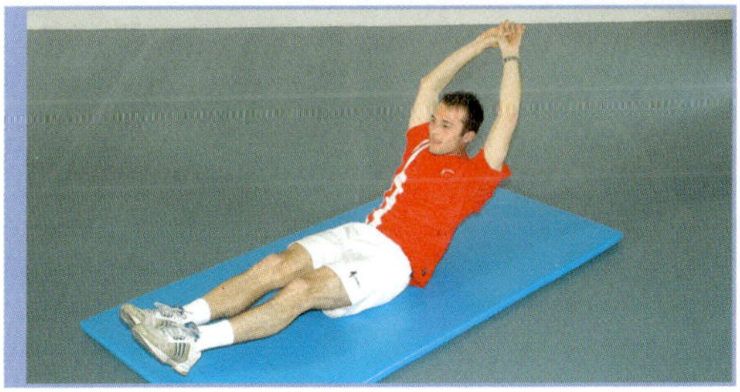

EXERCICES 2

A 2.1

POSITION DE DÉPART

Il s'agit de la deuxième position de référence évoquée dans le chapitre précedent page 21. Le sujet est allongé sur le dos, bras croisés sur la poitrine, les jambes fléchies en crochet au niveau des genoux, pieds à plat sur le sol. Basculer le bassin en rétroversion pour plaquer le bas de son dos au sol (effacer la cambrure lombaire) et éventuellement contracter le transverse (ventre creux).

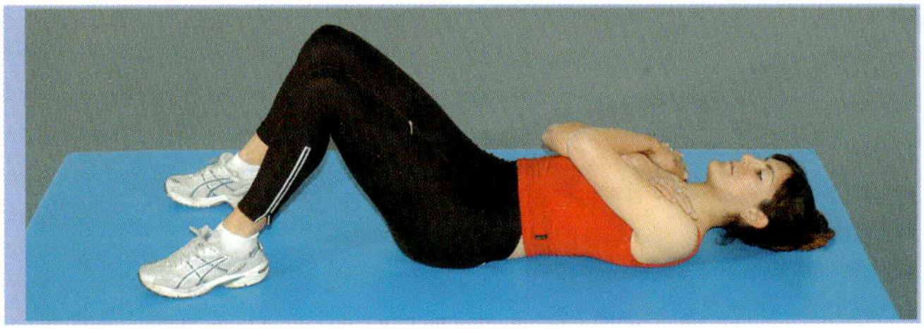

EXERCICE

On amène alors le menton sur le sternum en expirant par la bouche et on redresse le tronc vers les cuisses. Redescendre doucement en inspirant par le nez. Attention, le placement du bassin est maintenu en permanence, la lordose lombaire ne doit donc pas apparaître pendant tout l'exercice. Cet exercice peut être rendu plus difficile en augmentant le moment d'inertie au niveau des segments supérieurs, par exemple en maintenant les mains derrière la nuque, ou bien les bras tendus (à condition de ne pas faire de temps d'élan avec les bras). Il ne faut pas chercher à remonter très haut, l'essentiel étant de maintenir le placement de son bassin. Surtout ne pas bloquer les pieds sous un support afin de ne pas donner de point d'appui au psoas et au droit fémoral. La respiration est calée sur l'exécution de l'exercice. Cet exercice présente un travail des abdominaux en concentrique.

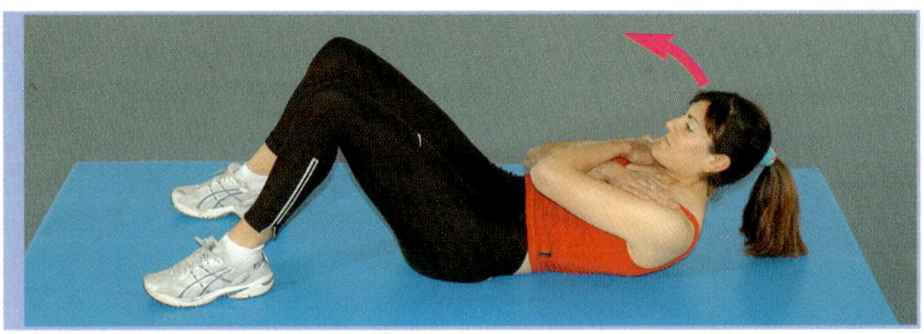

A 2.2 C

POSITION DE DÉPART

Idem A2.1

EXERCICE

Remonter en croisant pour venir opposer le coude droit avec le genou gauche et inversement. Cet exercice impliquera les muscles obliques. L'expiration se fait sur la montée et l'inspiration lors de la descente.

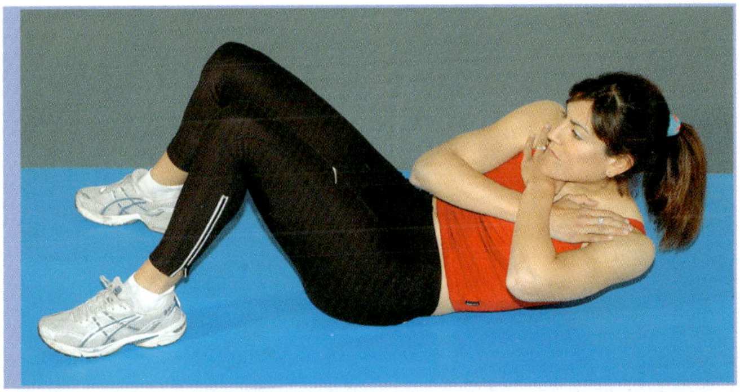

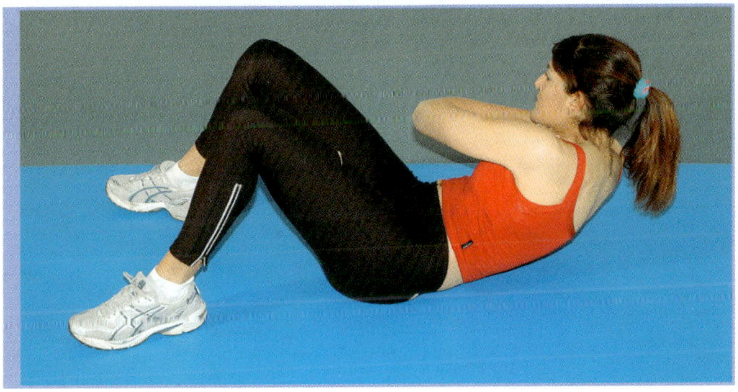

A 2.3

Si la position finale est maintenue, on réalise l'exercice dans un régime isométrique. La respiration est brève et buccale.

A 2.4

POSITION DE DÉPART

En position finale de A2.1, maintenue en isométrie.

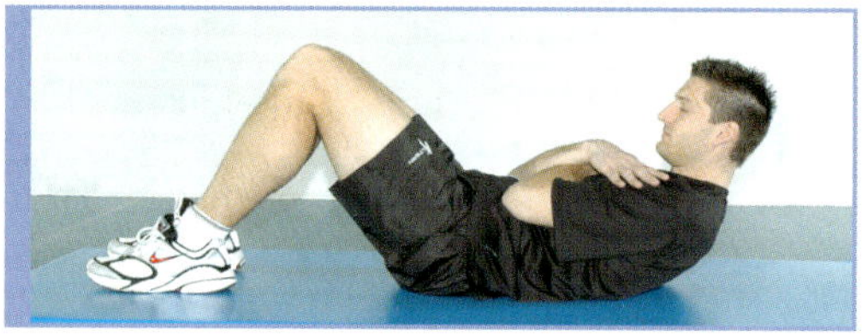

EXERCICE

Réaliser des petites rotations des épaules sur la droite et sur la gauche pour solliciter les obliques.

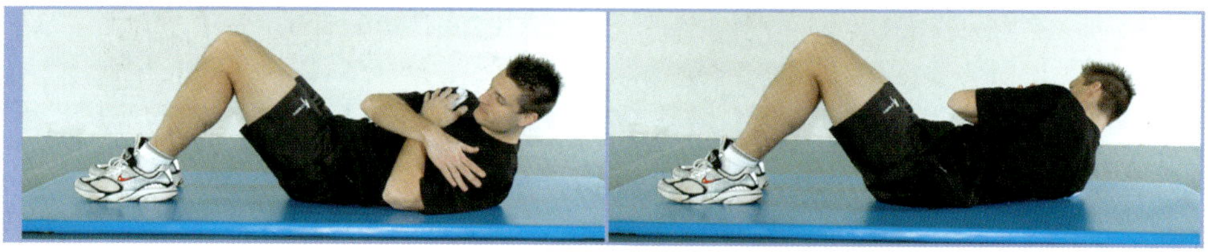

Ces rotations peuvent être réalisées en tenant un objet (médecine-ball par exemple) dans les mains. Plus l'objet sera éloigné de l'axe du corps et plus la contrainte sera importante.
La respiration est brève et buccale.

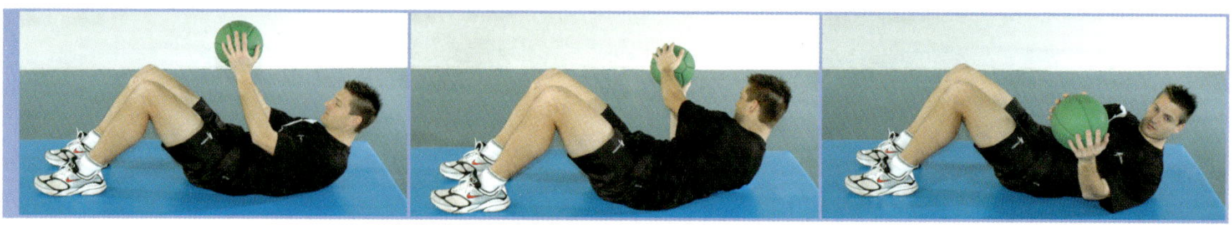

A 2.5

VARIANTE

POSITION DE DÉPART

En position finale de A2.1, maintenue en isométrie, bras tendus à l'horizontale.

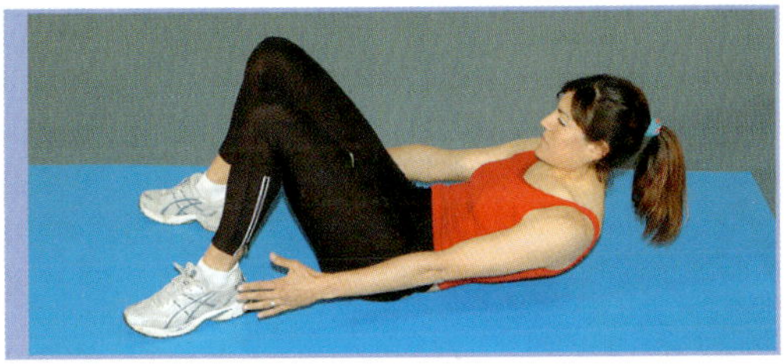

EXERCICE

Effectuer une bascule latérale pour aller toucher une cheville puis l'autre afin de solliciter les obliques. L'expiration se fait sur l'opposition main – cheville et l'inspiration sur le retour à la position de départ.

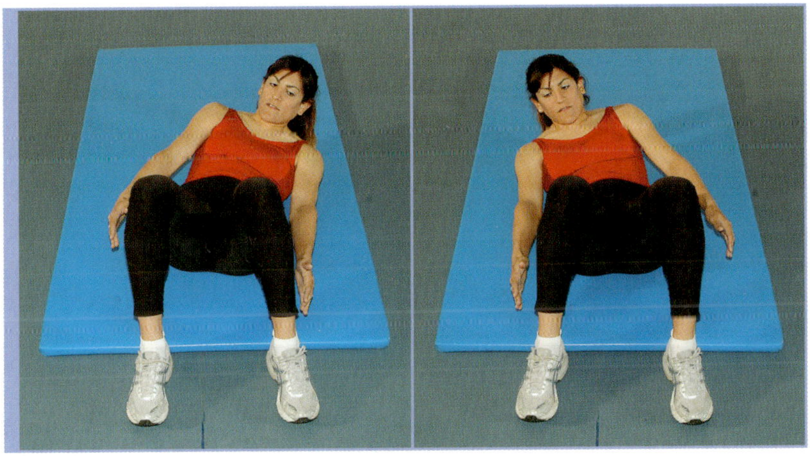

A 2.6 ★ C

POSITION DE DÉPART

Idem A2.1 mais en tenant un médecine-ball devant la poitrine.

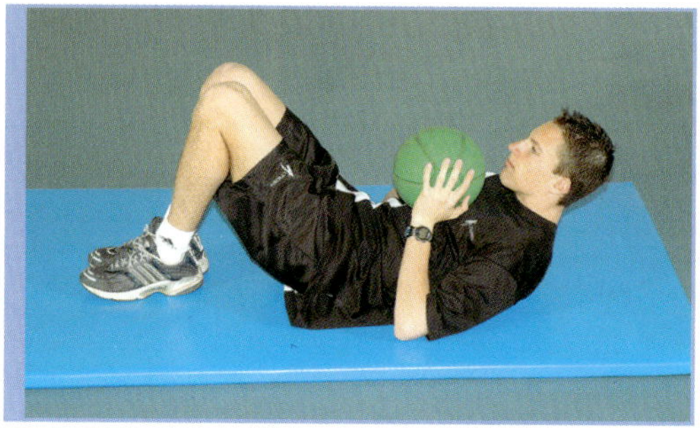

EXERCICE

Effectuer l'exercice A2.1 en amenant le médecine-ball au-dessus de la tête, bras tendus. L'expiration se fait sur la montée et l'inspiration lors de la descente.

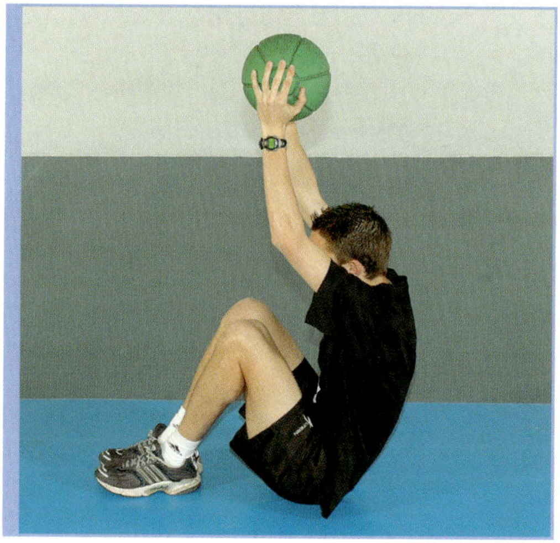

A 2.7 E

POSITION DE DÉPART

Partir de la position finale A2.1 (épaules décollées du sol).

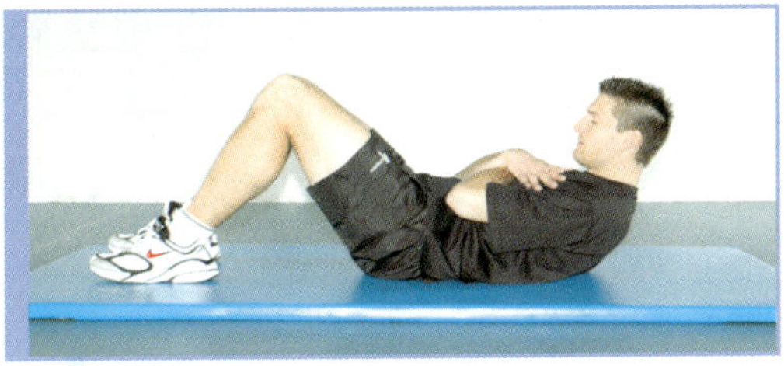

EXERCICE

Un partenaire prend appui sur les genoux et impose une ouverture à laquelle on doit tenter de résister. Dans ce cas l'exercice est réalisé sous une forme excentrique post-isométrique. La contrainte imposée par le partenaire peut être effectuée dans l'axe,

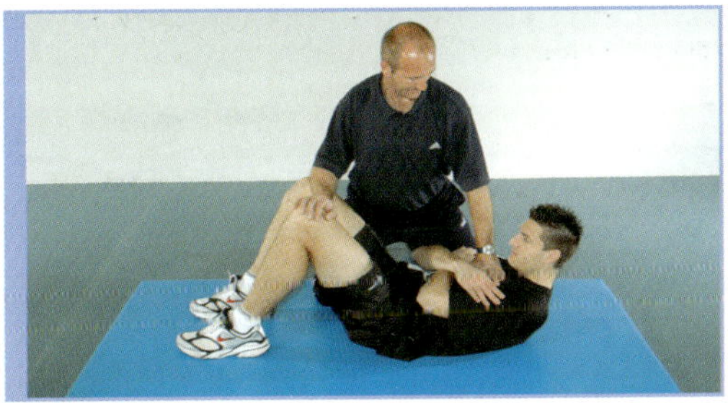

ou bien sur une chaîne croisée en prenant appui sur un genou et sur l'épaule opposée.
La respiration sera brève et essentiellement buccale.

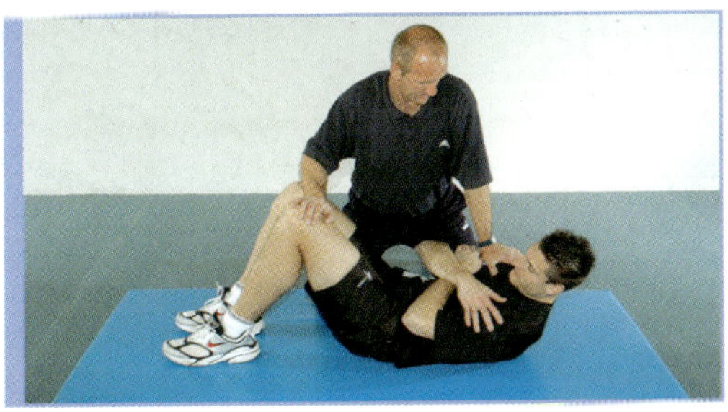

A 2.8 C

POSITION DE DÉPART

À partir de la position de référence de l'exercice A2.1, on peut introduire une variation en croisant une jambe par-dessus le genou.

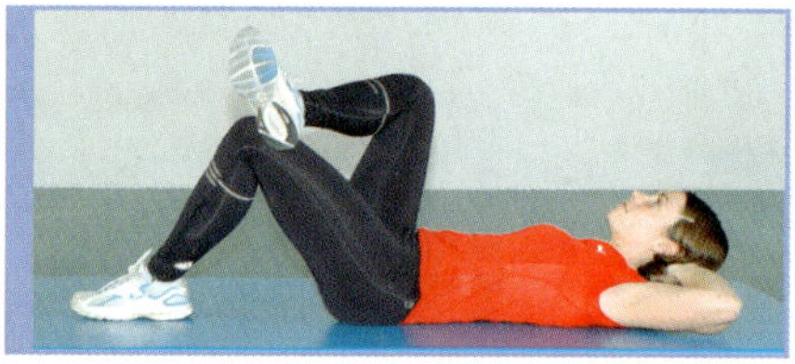

EXERCICE

La montée se fait en opposant le coude au genou de la jambe croisée et l'on travaille ainsi sur les obliques. L'expiration se fait sur la montée et l'inspiration lors de la descente.

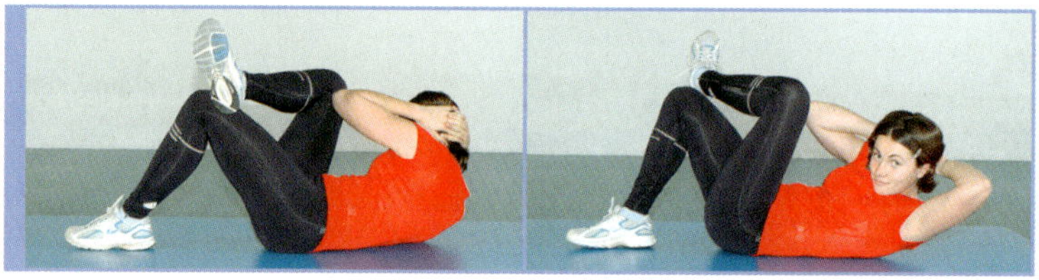

A 2.9 C

POSITION DE DÉPART

Position de référence de l'exercice A2.1.

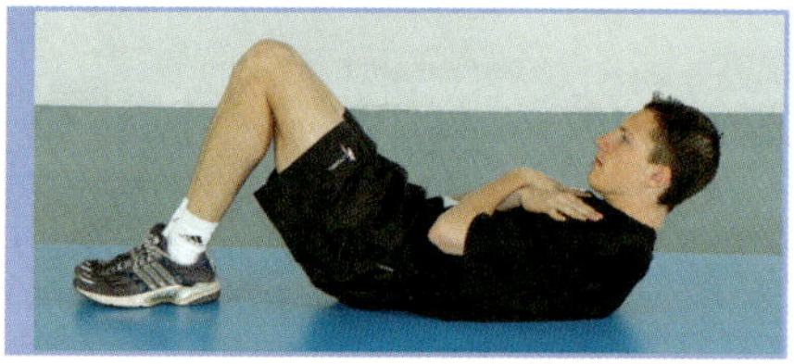

EXERCICE

À partir de cette position de départ on peut réaliser un exercice combiné qui consiste dans un premier temps à monter le tronc en direction des cuisses, puis à ouvrir les deux jambes vers l'avant, et revenir en position de départ. L'expiration se fait sur la montée et l'ouverture et l'inspiration lors de la descente.

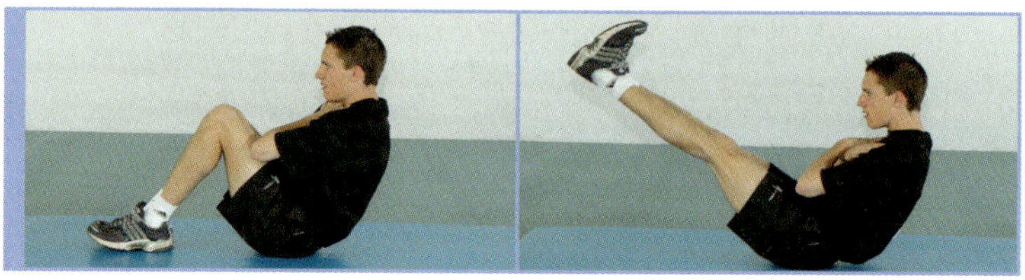

A 2.10 ★ C

POSITION DE DÉPART

Position de référence de l'exercice A2.1.

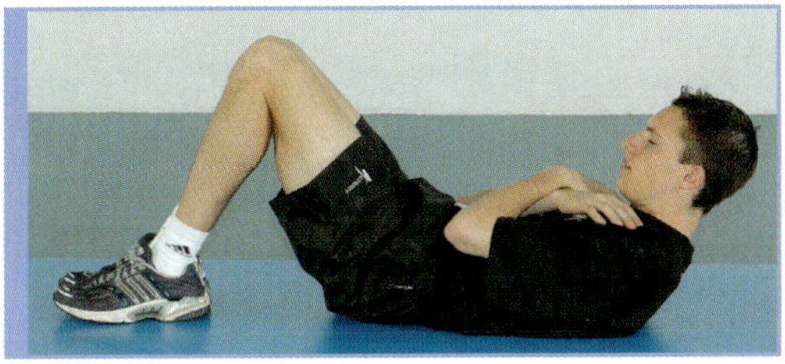

EXERCICE

À partir de cette position de départ on peut réaliser un exercice complet sollicitant les abdominaux et les fessiers. Il s'agit, dans un premier temps, de monter le tronc en direction des cuisses, puis en prenant appui sur les mains derrière le dos, monter le bassin pour l'aligner entre les genoux et les épaules. L'expiration se fait sur la montée et l'inspiration lors de la descente.

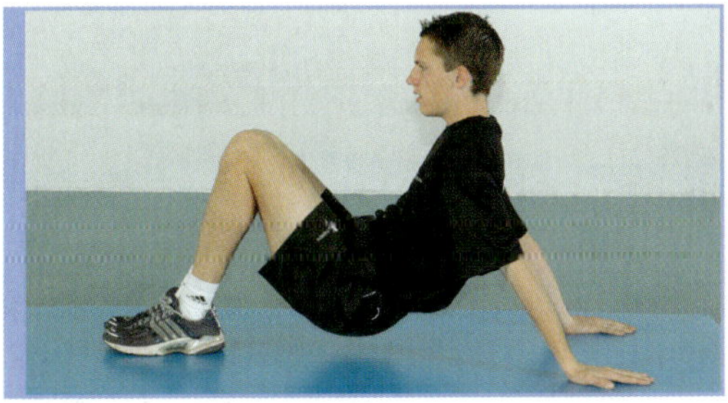

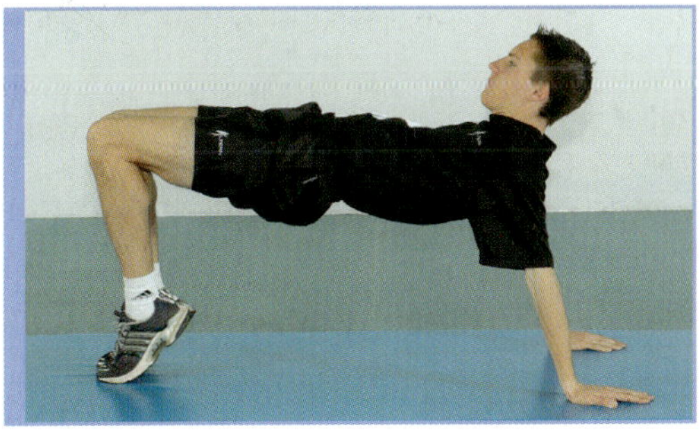

EXERCICES 3

A 3.1

POSITION DE DÉPART

Il s'agit de la troisième position de référence évoquée dans le chapitre précédent page 22. Le sujet est allongé sur le dos, mains croisées sur la poitrine ou derrière la nuque, les cuisses à la verticale, genoux fléchis à angle droit. Il est possible de croiser les pieds afin d'aider à la fixation de l'angle du genou, ou bien de les poser sur un support afin de matérialiser l'angle droit. Placer son bassin pour effacer la cambrure lombaire et éventuellement contracter le transverse (ventre creux).

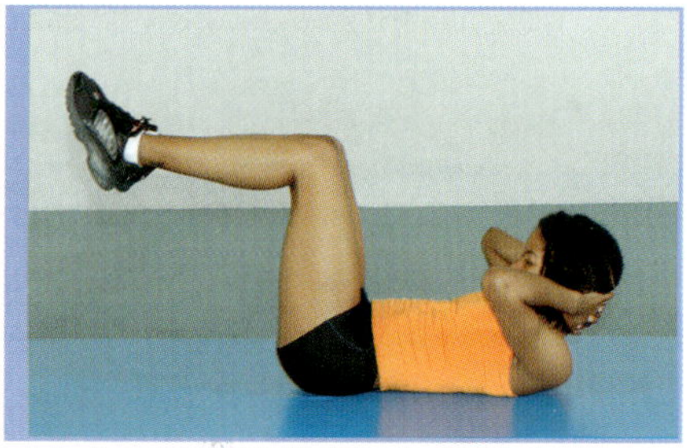

EXERCICE

On amène le menton sur le sternum en expirant par la bouche et on redresse le tronc pour toucher les cuisses avec les coudes. Redescendre doucement en inspirant par le nez. Cet exercice peut être rendu plus difficile en augmentant le moment d'inertie au niveau des segments supérieurs, par exemple en maintenant les mains derrière la nuque.

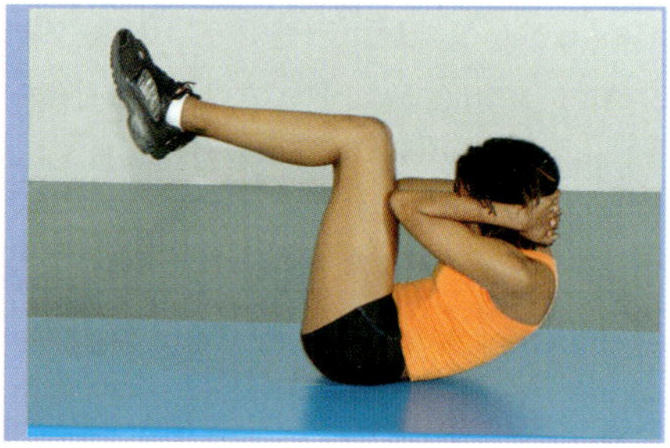

A 3.2

POSITION DE DÉPART

Idem A3.1

EXERCICE

Remonter en croisant pour venir opposer le coude droit avec le genou gauche et inversement afin de solliciter les muscles obliques.
L'expiration se fait sur la montée et l'inspiration lors de la descente.

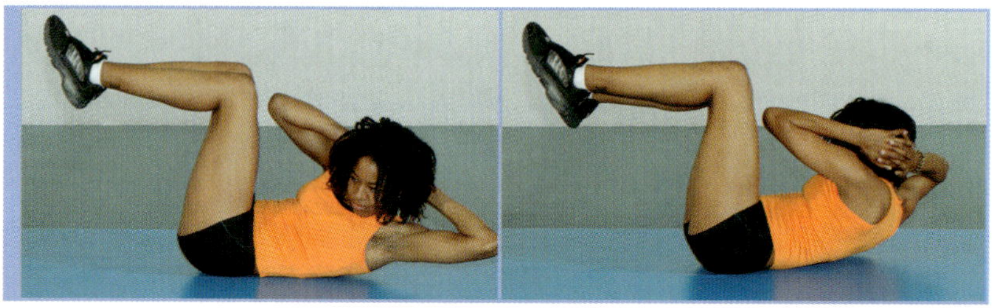

A 3.3 I

POSITION DE DÉPART

En position finale A3.1, maintenue en isométrie.

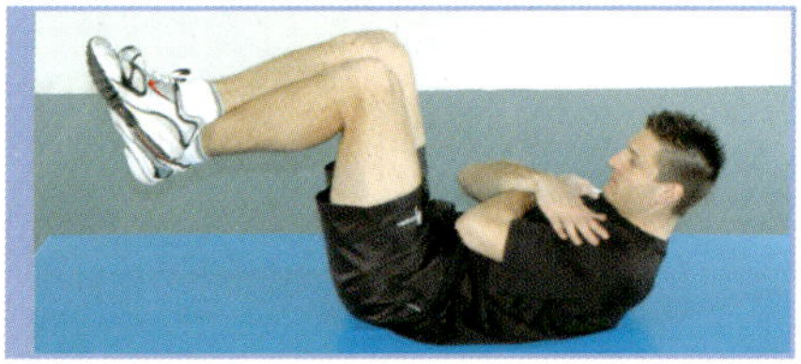

EXERCICE

Réaliser des petites rotations des épaules sur la droite et sur la gauche pour solliciter les obliques.

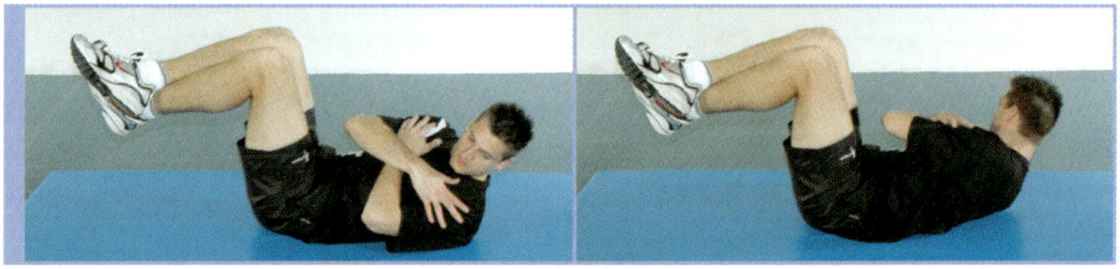

Ces rotations peuvent être réalisées en tenant un objet (médecine-ball par exemple) dans les mains. Plus l'objet sera éloigné de l'axe du corps et plus la contrainte sera importante. La respiration est brève et buccale.

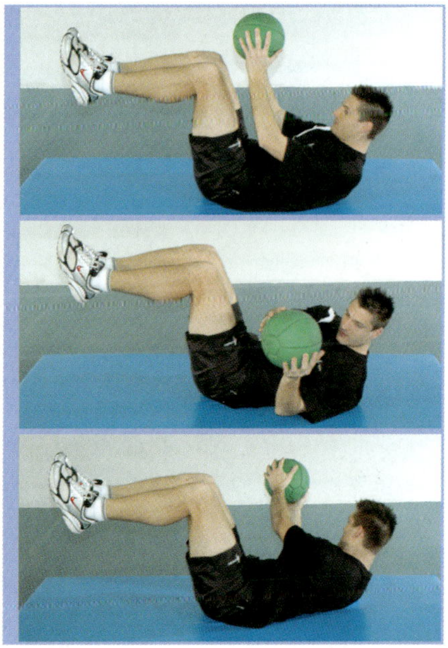

A 3.4 I

VARIANTE

POSITION DE DÉPART

En position finale A3.1, maintenue en isométrie, bras tendus à l'horizontale.

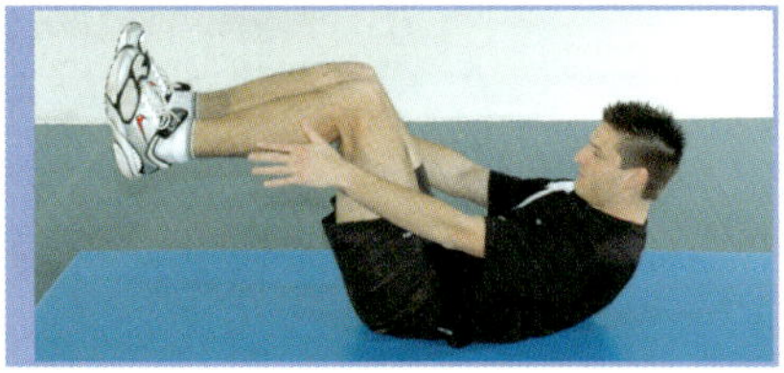

EXERCICE

Effectuer une bascule latérale pour aller toucher une cheville puis l'autre afin de solliciter les obliques. L'expiration se fait sur l'opposition main – cheville et l'inspiration sur le retour à la position de départ.

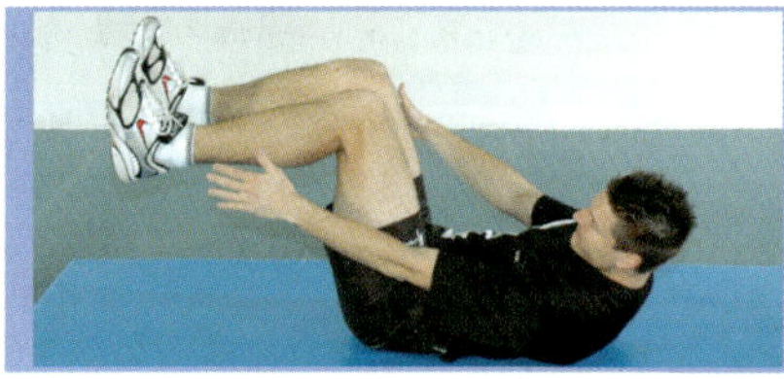

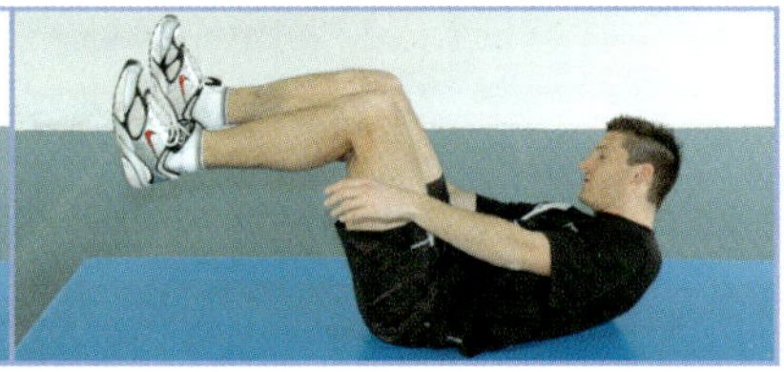

A 3.5 C E

POSITION DE DÉPART

Idem A 3.1

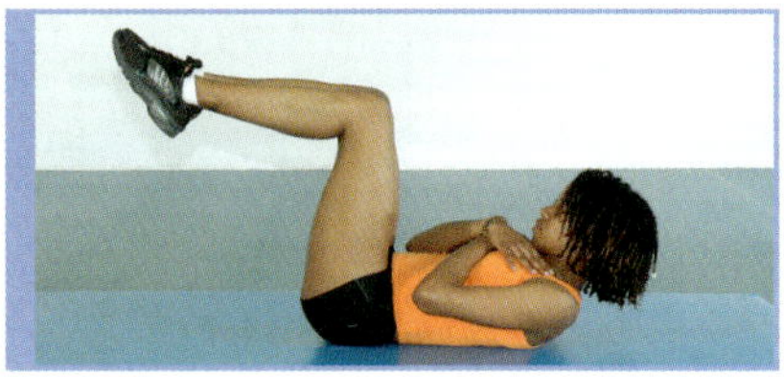

EXERCICE

Descendre les pointes de pieds au sol en conservant l'angle droit au niveau des genoux, puis remonter. Attention de ne jamais relâcher le placement du bassin et laisser creuser le bas de son dos. L'inspiration est placée lors de la descente des pieds au sol et l'expiration lors de la remontée.

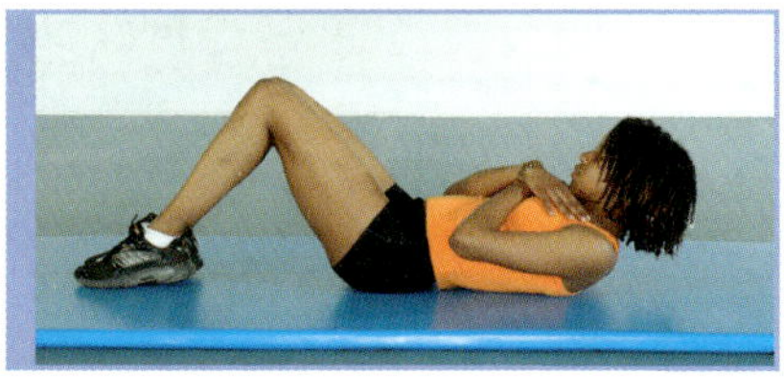

A 3.6 ★ C E

POSITION DE DÉPART

Adopter la position de départ de A3.1, bras écartés en appui sur le sol.

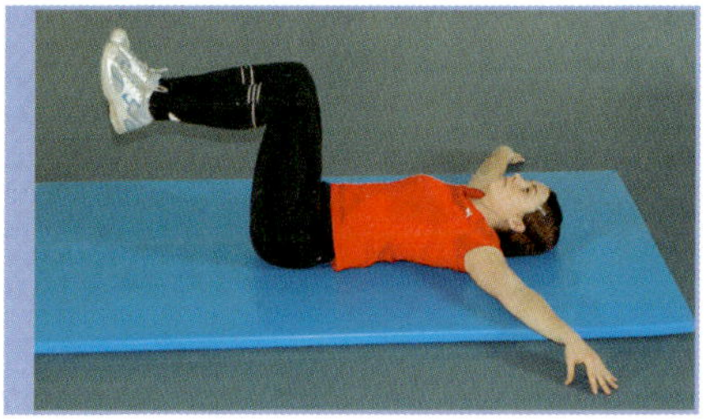

EXERCICE

Effectuer des rotations du bassin pour amener les deux jambes d'un côté et de l'autre. Cet exercice sollicite les muscles obliques. Expirer lorsque les jambes descendent vers le sol et inspirer sur la montée.

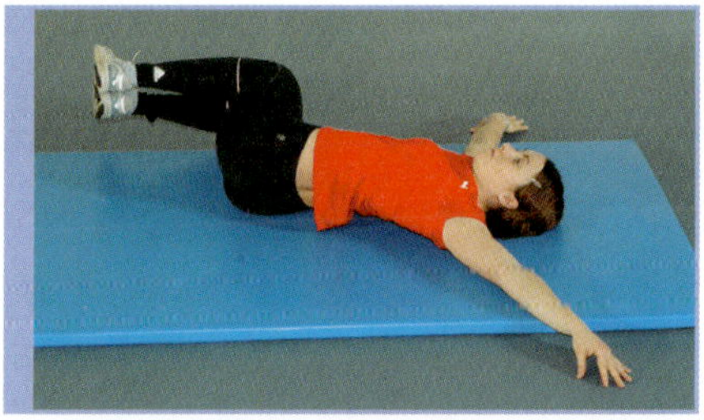

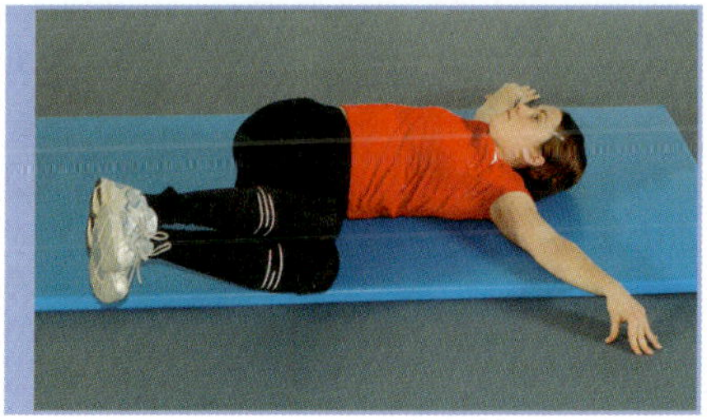

A 3.7 ★ C E

POSITION DE DÉPART

Adopter la position de départ de A3.1, en tenant un médecine-ball dans les mains.

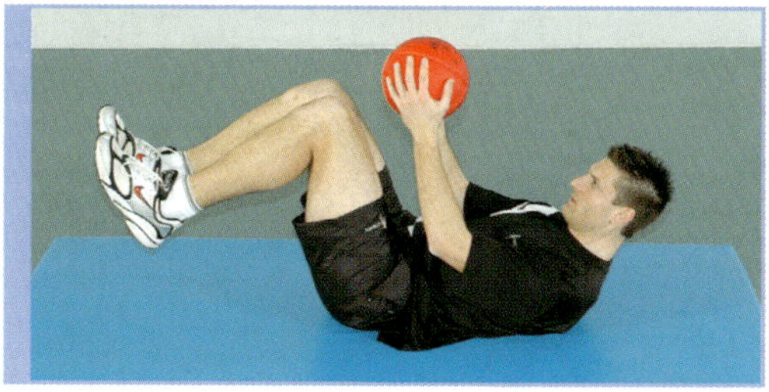

EXERCICE

Amener les deux jambes d'un côté pendant que l'on mobilise le médecine-ball de l'autre côté, puis remonter et inverser le mouvement.

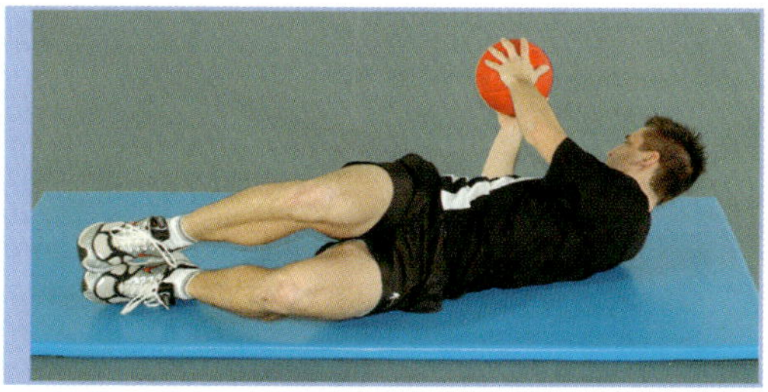

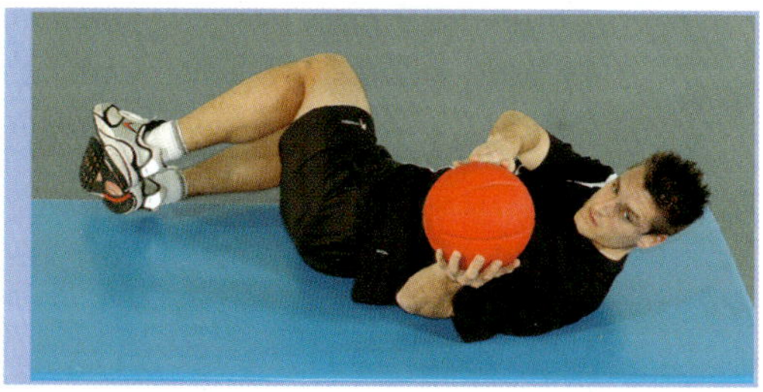

Expirer lorsque les membres descendent vers le sol et inspirer sur la remontée.

EXERCICE 4

A 4 ★ C

POSITION DE DÉPART

Position de référence de l'exercice A3.1.

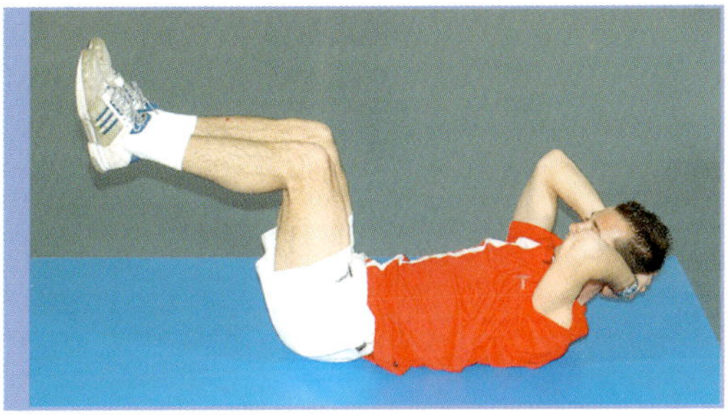

EXERCICE

On amène les genoux vers la poitrine et on décolle le bassin du sol, en expirant. On contrôle la descente des jambes jusqu'en position de départ en inspirant et on recommence.

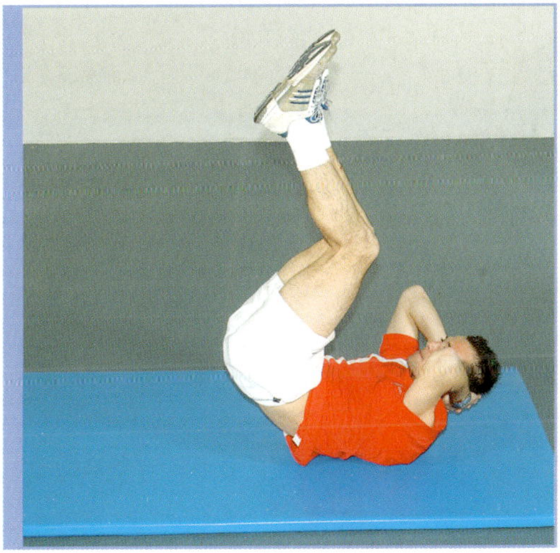

EXERCICES 5

A 5.1

POSITION DE DÉPART

Le sujet est allongé sur le dos, jambes tendues faisant un angle droit par rapport au tronc. Les mains sont croisées sur la poitrine mais on peut augmenter la contrainte en les croisant derrière la nuque ou bien en étant bras tendus dans le prolongement du tronc. Placer son bassin pour effacer la cambrure lombaire et éventuellement contracter le transverse (ventre creux).

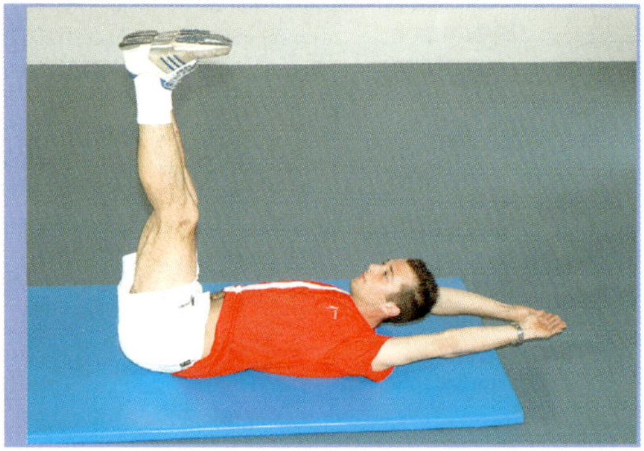

EXERCICE

On amène alors le menton sur le sternum en expirant par la bouche et on redresse le tronc pour fermer l'angle cuisses – tronc, et si on a les bras tendus, on va toucher ses pointes de pieds. Redescendre doucement en inspirant par le nez.

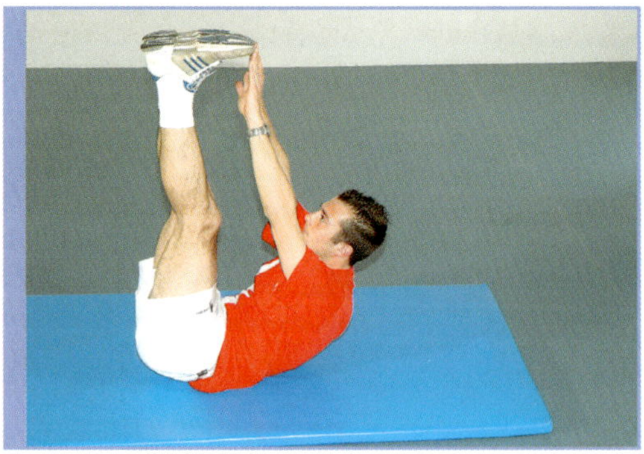

A 5.2

POSITION DE DÉPART

En position finale A5.1, maintenue en isométrie.

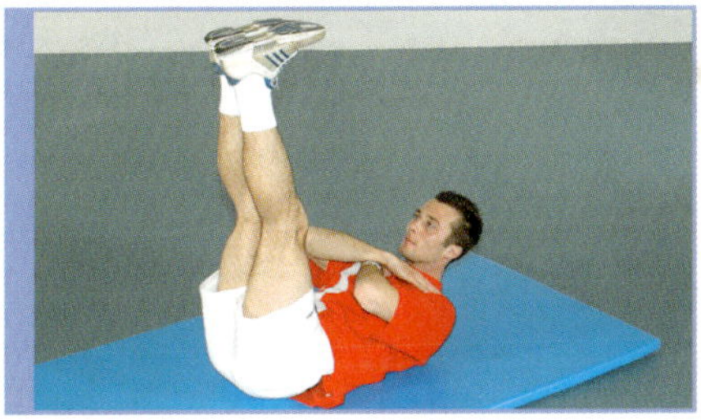

EXERCICE

Réaliser des petites rotations des épaules sur la droite et sur la gauche pour solliciter les obliques.

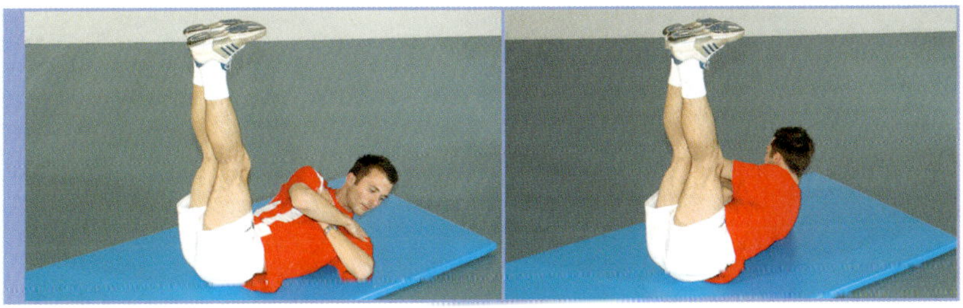

Ces rotations peuvent être réalisées en tenant un objet (médecine-ball par exemple) dans les mains. Plus l'objet sera éloigné de l'axe du corps et plus la contrainte sera importante.

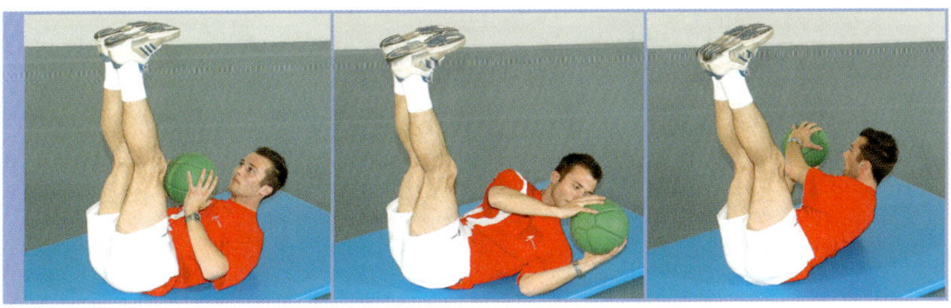

La respiration est brève et buccale.

A 5.3

POSITION DE DÉPART

En position finale A5.1, maintenue en isométrie.

EXERCICE

Faire tourner un médecine-ball autour des jambes (dans les deux sens),

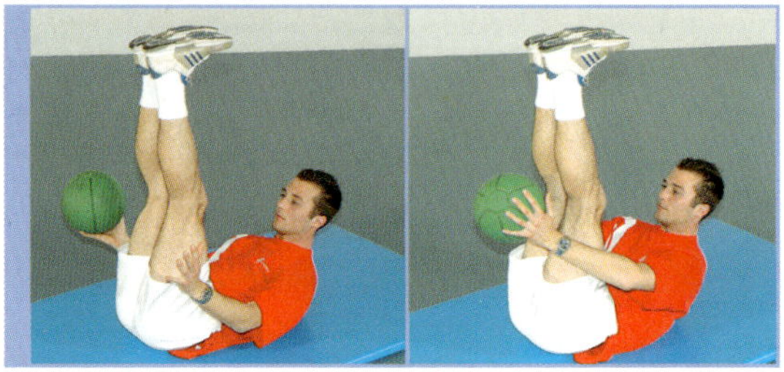

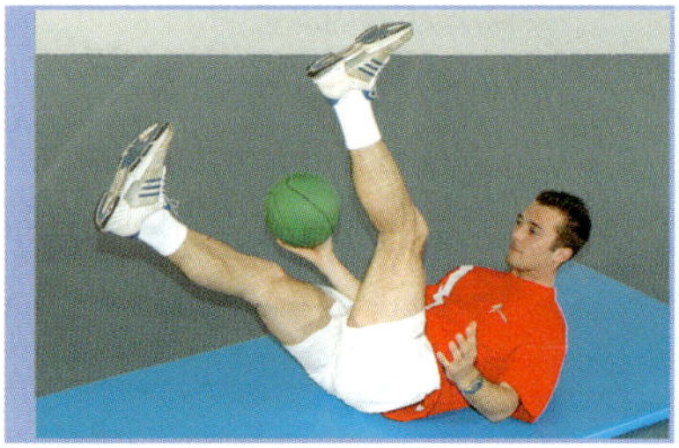

ou bien réaliser des petits ciseaux de jambes et faire passer le médecine-ball entre les jambes.

La respiration est brève et buccale.

A 5.4

POSITION DE DÉPART

Adopter la même position de départ (A 5.1) mais les jambes légèrement écartées.

EXERCICE

Monter toucher la main sur la cheville opposée pour solliciter les obliques. Inspirer sur l'ouverture et expirer sur la fermeture.

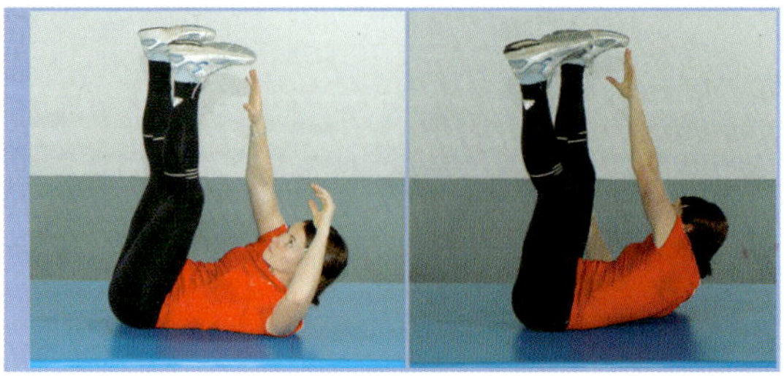

A 5.5 C E

POSITION DE DÉPART

À partir de la même position de départ (A5.1), bras écartés en appui sur le sol.

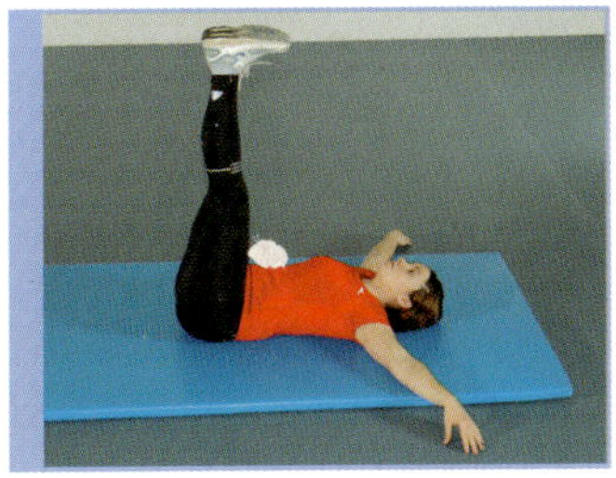

EXERCICE

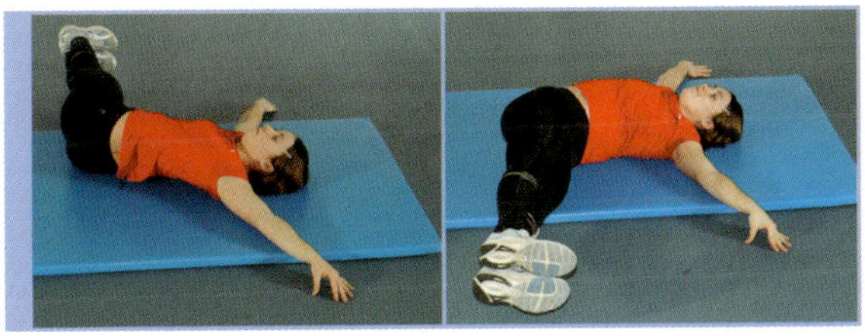

Effectuer des balayages latéraux avec les jambes tendues (essuie-glace). Cet exercice sollicite les obliques. Expirer lorsque les jambes descendent vers le sol et inspirer sur la montée.

A 5.6 E RD

POSITION DE DÉPART :

À partir de la même position de départ (A 5.1), tenir les chevilles d'un partenaire qui est debout derrière le sujet, les pieds de part et d'autre de sa tête.

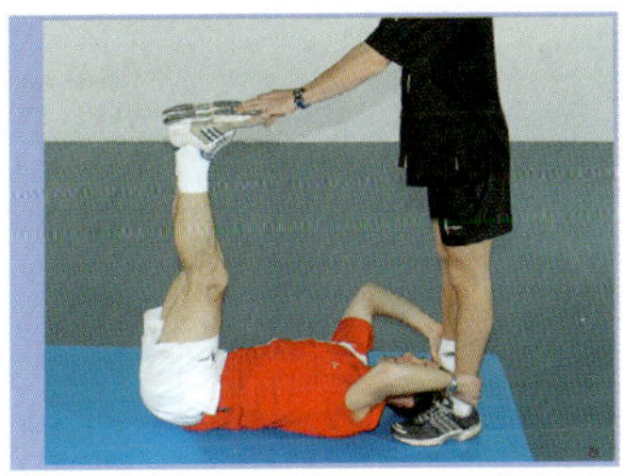

EXERCICE

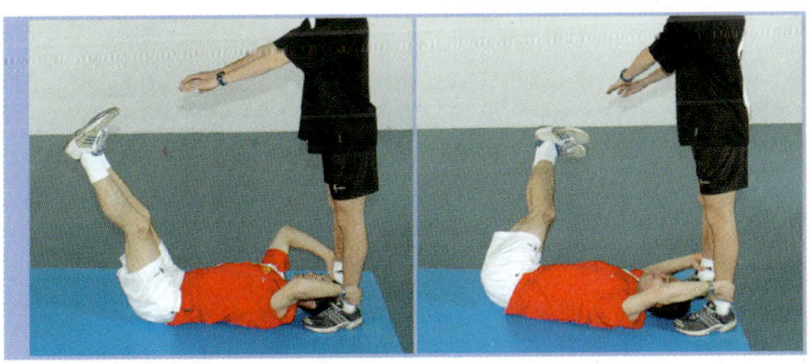

Le partenaire va imposer des poussées sur les jambes tendues auxquelles le sujet devra répondre sur un mode de contraction excentrique. Les poussées peuvent être dirigées dans l'axe du corps, ou bien sur les côtés pour solliciter les obliques. Attention de ne pas descendre les jambes en dessous de 45 degrés afin de ne pas solliciter le psoas et créer ainsi une tension sur la charnière lombaire. La respiration sera brève et essentiellement buccale.

EXERCICES 6

A 6.1

POSITION DE DÉPART

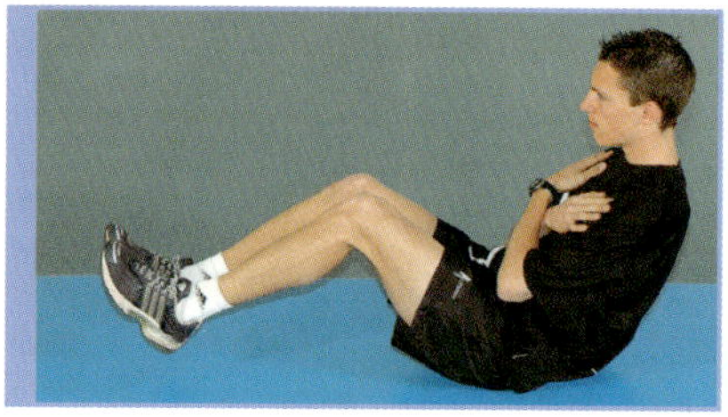

En équilibre fessier, genoux fléchis.

EXERCICE

Le maintien en isométrie de cette position constitue le premier exercice. La respiration est brève et buccale.

A 6.2

VARIANTE

POSITION DE DÉPART

Idem A 6.1.

EXERCICE

Effectuer des rotations longitudinales du tronc afin de solliciter les muscles obliques.

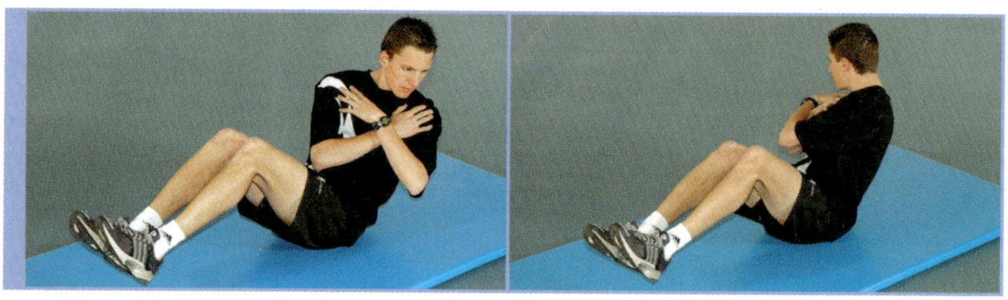

La contrainte peut être augmentée en mobilisant un médecine-ball de droite à gauche, ou bien encore plus difficile avec l'Aquahit dont l'eau bouge à l'intérieur. Les expirations seront calées sur les positions extrêmes du médecine-ball ou de l'Aquahit à droite et à gauche.

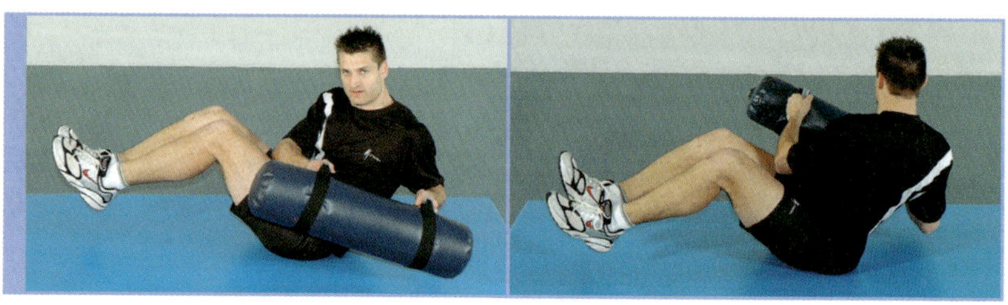

A 6.3 I

VARIANTE

POSITION DE DÉPART

Idem A 6.1 avec un médecine-ball dans les mains.

EXERCICE

Tout en maintenant l'équilibre fessier, passer le médecine-ball, bras tendus, d'une main dans l'autre en l'amenant loin sur le côté. L'expiration se fait sur l'éloignement du médecine-ball vers l'extérieur et l'inspiration au moment du changement de main.

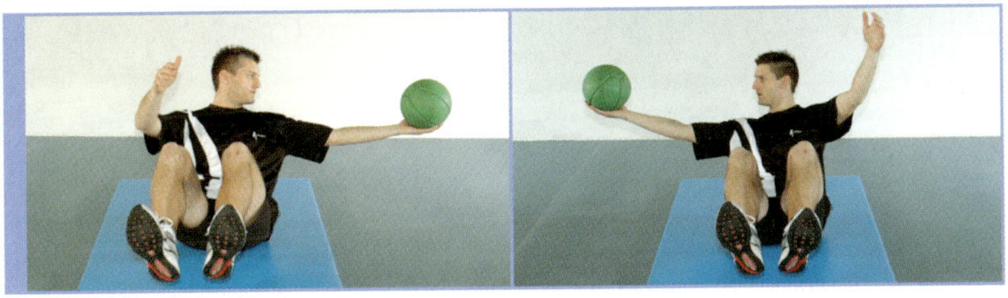

A 6.4 E

POSITION DE DÉPART

Idem A 6.1.

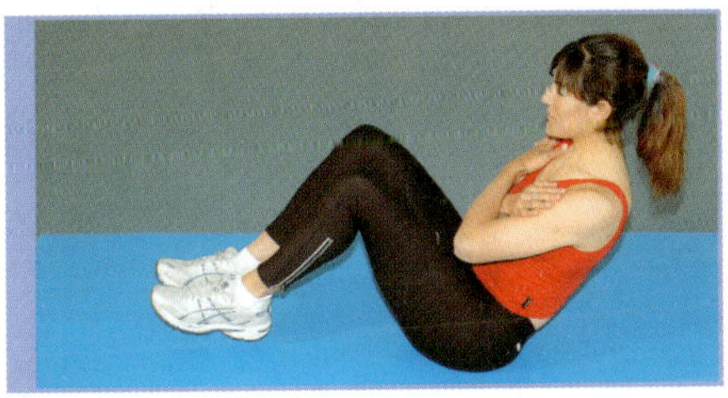

EXERCICE

Descendre en contrôlant l'ouverture tronc-cuisses, puis remonter vers la position de départ. Pendant toute la descente, il faut tenir le placement de son bassin en rétroversion, on veillera donc à ne pas descendre jusqu'à ouverture complète de l'angle tronc-cuisses. L'expiration coïncide avec l'ouverture et l'inspiration avec la fermeture.

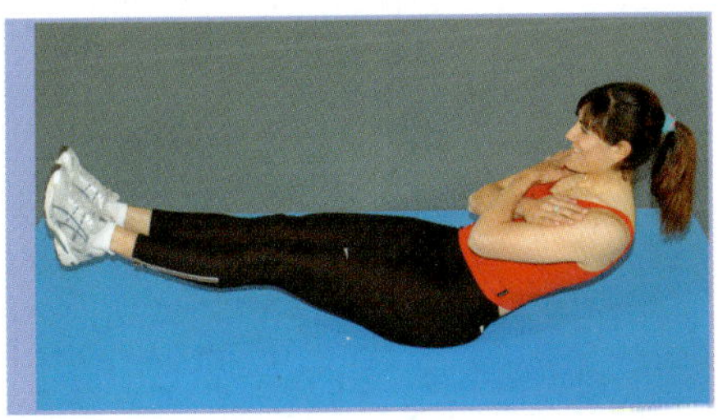

A 6.5 E

VARIANTE

POSITION DE DÉPART

Idem A 6.1.

EXERCICE

Le même exercice que A6.4 peut être réalisé en opposant des diagonales épaule droite – jambe gauche, et épaule gauche – jambe droite. Cet exercice sollicitera les obliques.

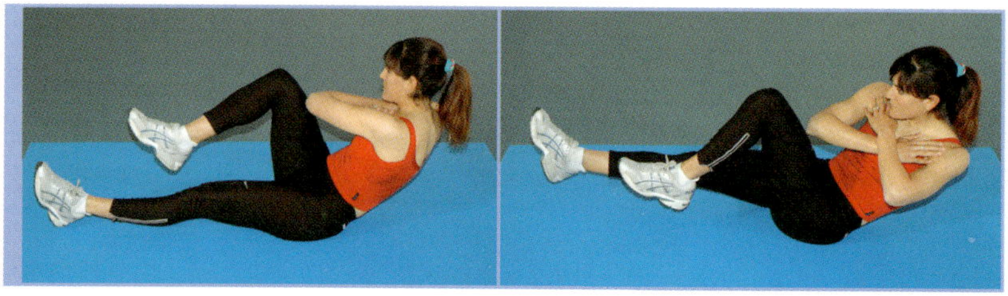

A 6.6 I

POSITION DE DÉPART

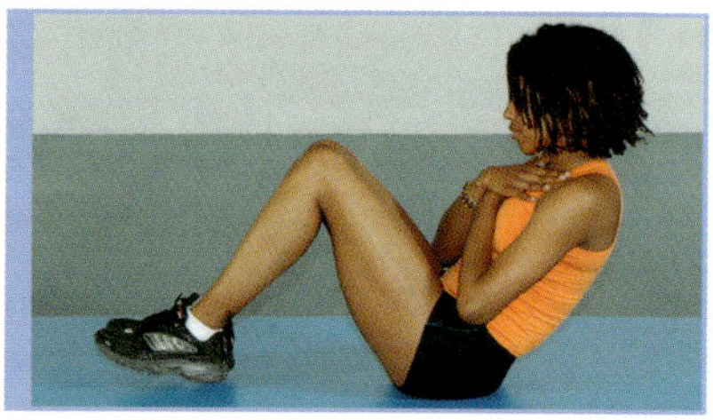

Idem A 6.1.

EXERCICE

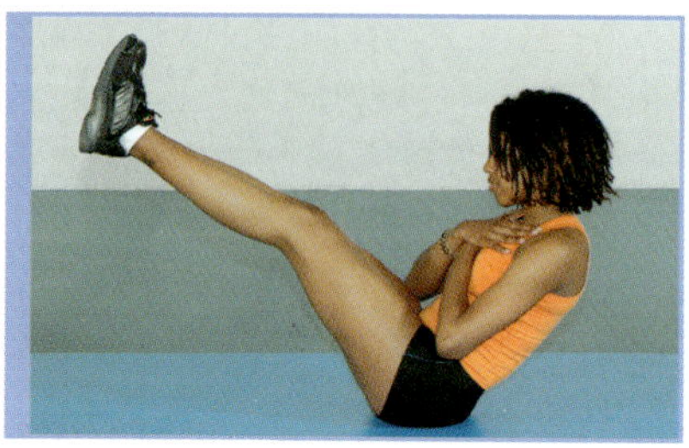

Réaliser une ouverture des jambes tendues vers le haut et l'avant, sans descendre le tronc. La respiration est brève et buccale.

A 6.7 I

VARIANTE

POSITION DE DÉPART

Idem A6.1.

EXERCICE

Même exercice que le précédent (A 6.6) mais on ouvre alternativement jambe droite puis gauche en réalisant, ou non, une opposition avec le coude. Cet exercice sollicitera un peu plus la chaîne des obliques.

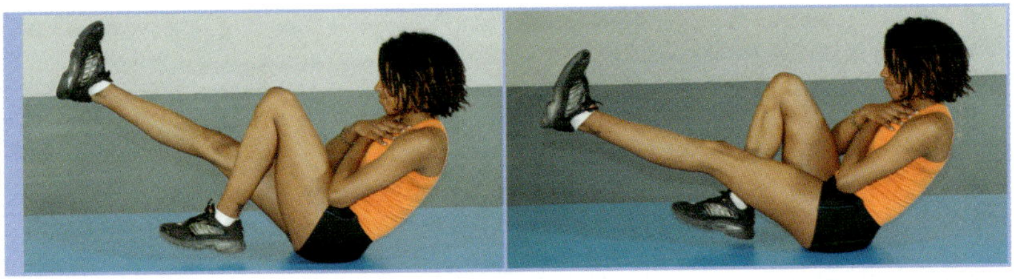

A 6.8 E RD

POSITION DE DÉPART

Idem A6.1.

EXERCICE

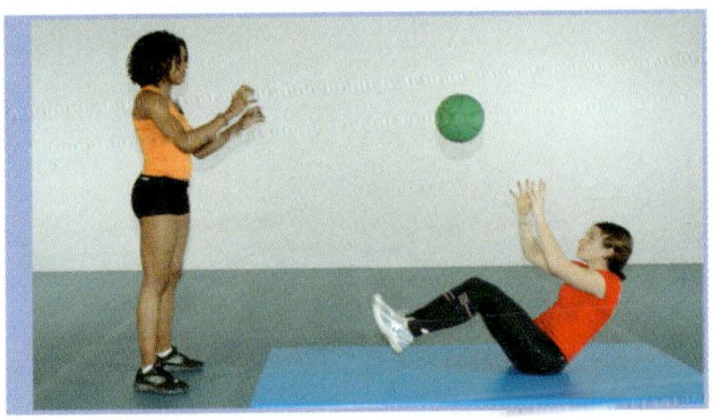

Le sujet renvoie un médecine ball à un partenaire. Le partenaire peut imposer des renvois dans l'axe, ou bien décalés pour solliciter les obliques.

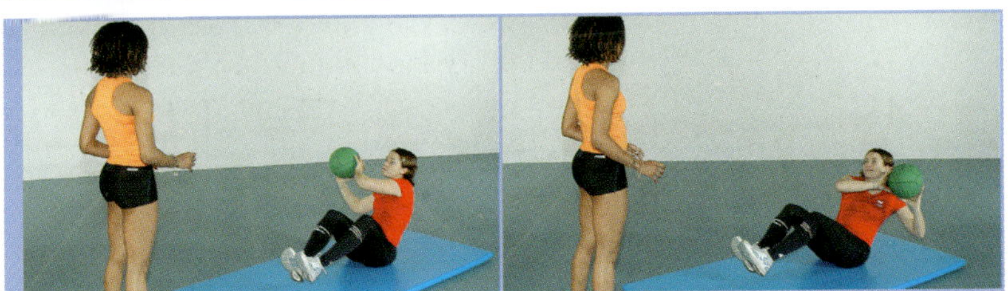

L'expiration se fait sur le renvoi du médecine-ball et l'inspiration pendant la phase sans engin.

A 6.9

POSITION DE DÉPART

Idem A 6.1.

EXERCICE

Un partenaire prend des appuis et impose une ouverture à laquelle on doit tenter de résister. Dans ce cas l'exercice est réalisé sous une forme excentrique post-isométrique. La contrainte imposée par le partenaire peut être effectuée dans l'axe,

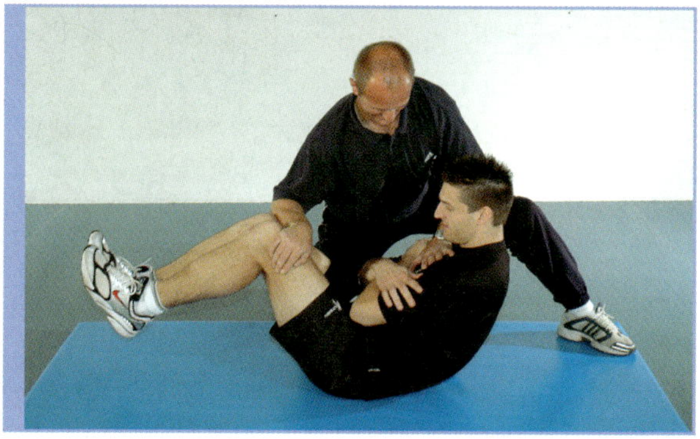

ou bien sur une chaîne croisée en prenant appui sur un genou et sur l'épaule opposée.

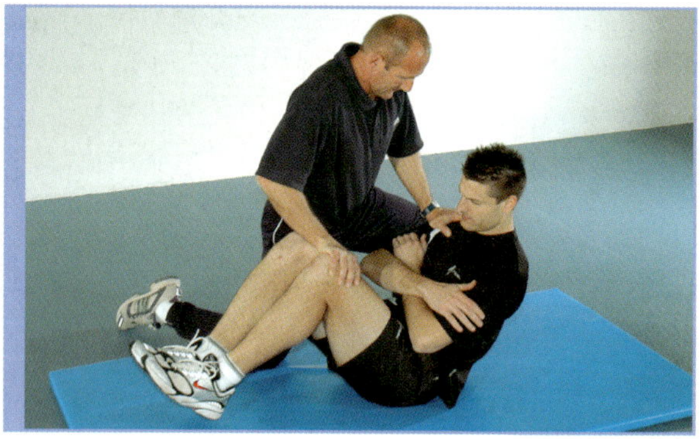

La respiration sera brève et essentiellement buccale.

EXERCICE 7

A 7 C

POSITION DE DÉPART

Idem A 1.1, allongé à plat dos, bras et jambes tendus et écartés. Serrer les abdominaux pour plaquer le bas de son dos au sol.

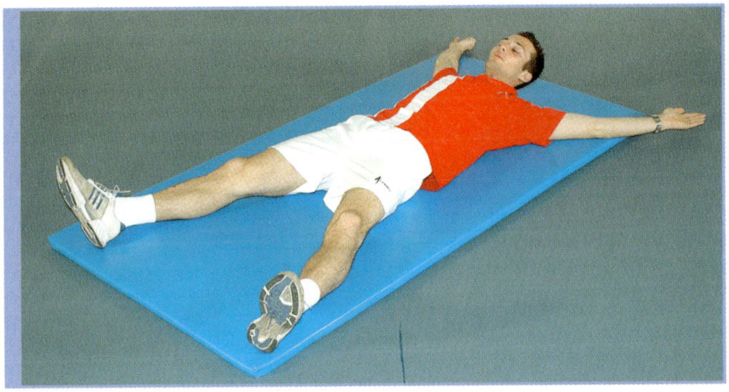

EXERCICE

On décolle l'épaule et le bras pour aller toucher la jambe opposée qui est montée tendue. Redescendre et alterner avec l'autre diagonale. L'inspiration est placée sur l'ouverture et l'expiration sur la fermeture.

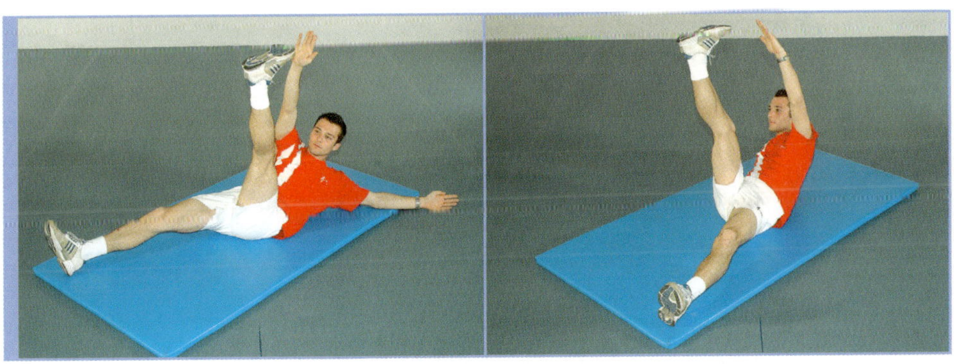

A 8.1

POSITION DE DÉPART

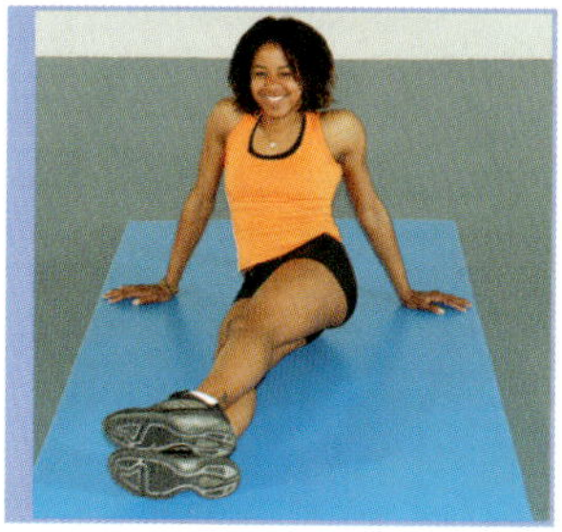

Le sujet est assis, le tronc légèrement incliné vers l'arrière, en appui sur les mains, bras tendus. Se positionner latéralement, en appui sur une hanche et le côté externe d'une cuisse.

EXERCICE

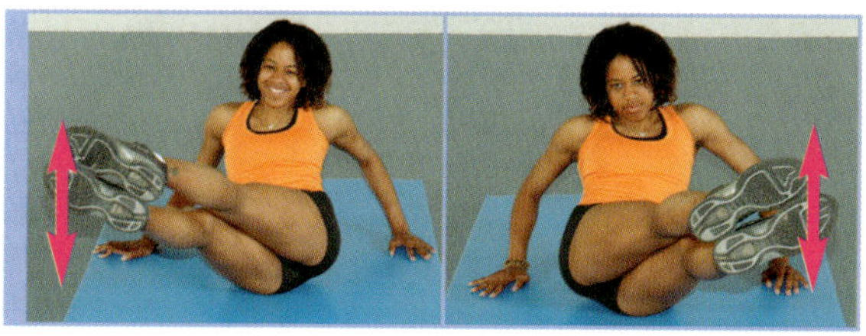

Effectuer des battements de jambes tendues pour monter les deux jambes et les redescendre.
On inspire lorsque les jambes descendent et on expire lors de la montée. Effectuer l'exercice sur les deux côtés.

A 8.2

VARIANTE

POSITION DE DÉPART

Idem A8.1.

EXERCICE

À partir du même exercice, passer, en montant les jambes et en décollant les fesses, d'un côté à l'autre. Noter que la respiration est bloquée lors de la phase en appui sur les mains pour changer de côté.

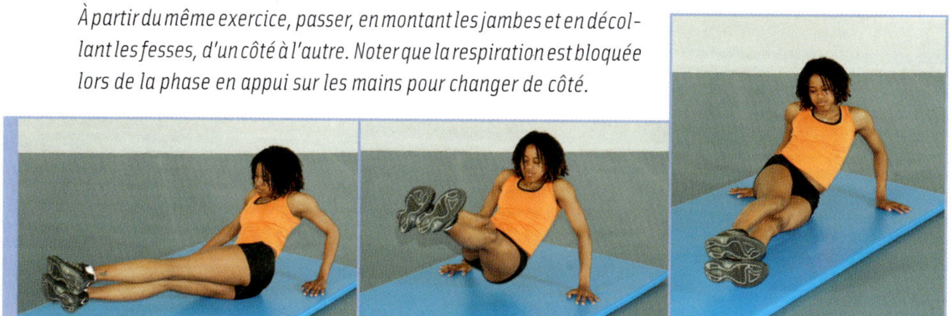

EXERCICE 9

A 9 ★ I C

POSITION DE DÉPART

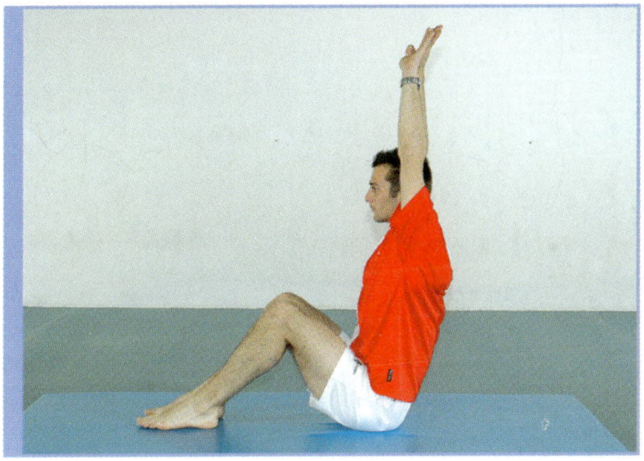

Assis tronc vertical, les bras tendus dans le prolongement du tronc, les jambes fléchies pieds à plat au sol.

EXERCICE

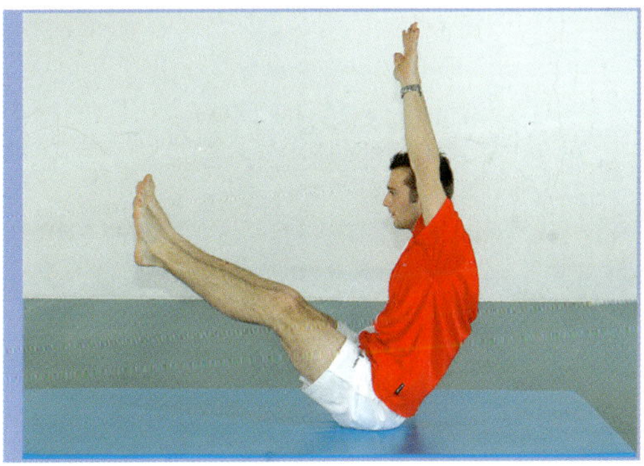

Ouvrir les deux jambes vers l'avant et revenir.

La même situation peut être faite en alternant jambe droite et jambe gauche. Cet exercice sollicite également beaucoup les muscles du dos en isométrie. L'expiration est placée lors de l'ouverture des jambes vers l'avant et l'inspiration lors du retour en position de départ.

EXERCICES 10

A 10.1

POSITION DE DÉPART

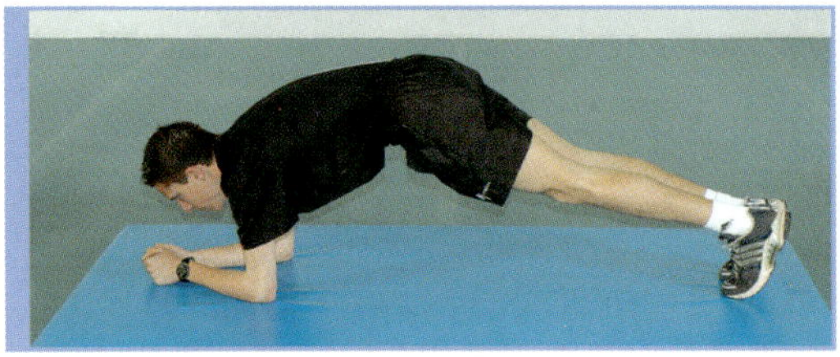

Il s'agit de la cinquième position de référence évoquée dans le chapitre 3.
Le sujet est en appui sur les coudes et les pointes de pieds, le corps bien aligné.

EXERCICE

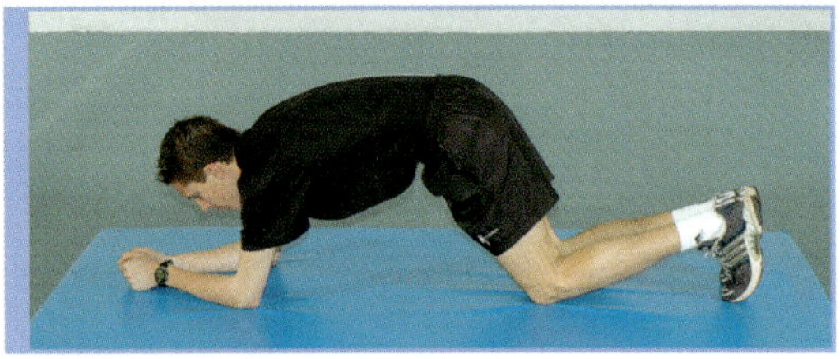

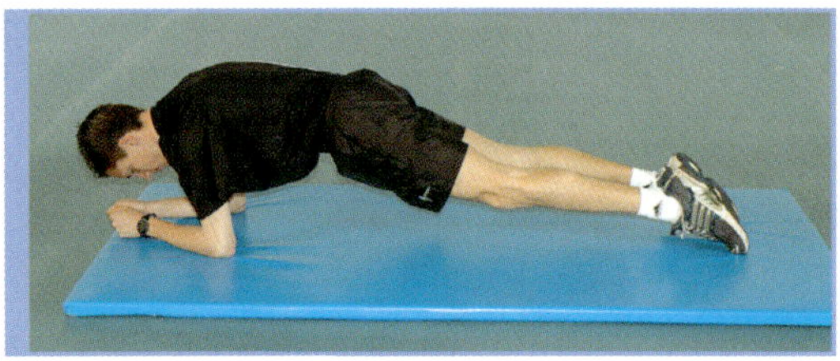

Maintenir cette position en isométrie, en veillant à conserver le placement de son bassin.
La respiration se fait par inspirations et expirations brèves. Afin de mieux contrôler son placement au début de l'exercice, il est recommandé de se placer à genoux, en appui sur les coudes. Commencer par arrondir le bas de son dos en plaçant son bassin, puis décoller les genoux afin d'obtenir la position correcte de l'exercice.
Plus les points d'appui sont éloignés et plus l'exercice est difficile.

VARIANTE

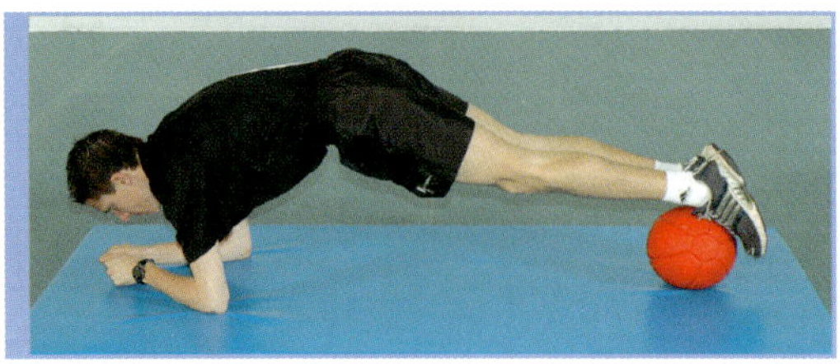

Pour augmenter la contrainte proprioceptive et rendre l'exercice plus difficile, on peut placer les pieds en appui sur un médecine-ball qui va créer une instabilité.

A 10.2

POSITION DE DÉPART

Idem A10.1.

EXERCICE

Enlever un appui coude ou pied.

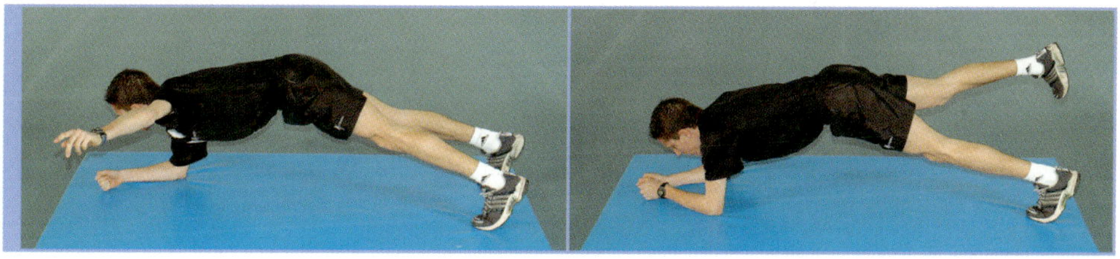

Ou bien tenir sur une diagonale, en appui sur un coude et le pied opposé. Il est à noter que le maintien d'un coude et/ou d'un pied décollé sollicite alors également les muscles de la chaîne postérieure. La respiration se fait par inspirations et expirations brèves.

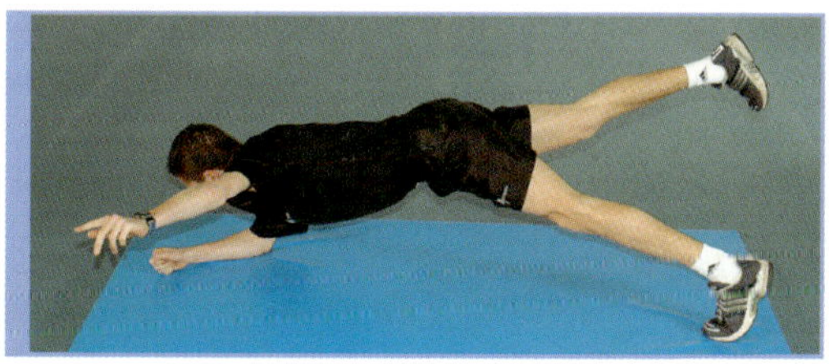

VARIANTE

Pour augmenter la contrainte proprioceptive et rendre l'exercice plus difficile, on peut placer les pieds en appui sur un médecine-ball.

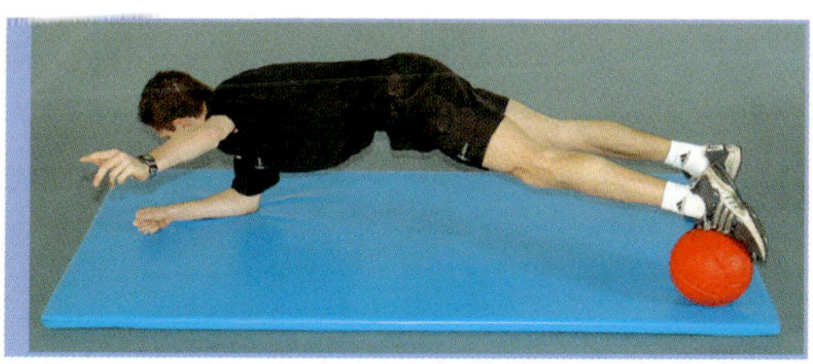

A 10.3

POSITION DE DÉPART

Idem A 10.1.

EXERCICE

Augmenter la rétroversion du bassin pour fléchir les genoux en les amenant vers l'avant.

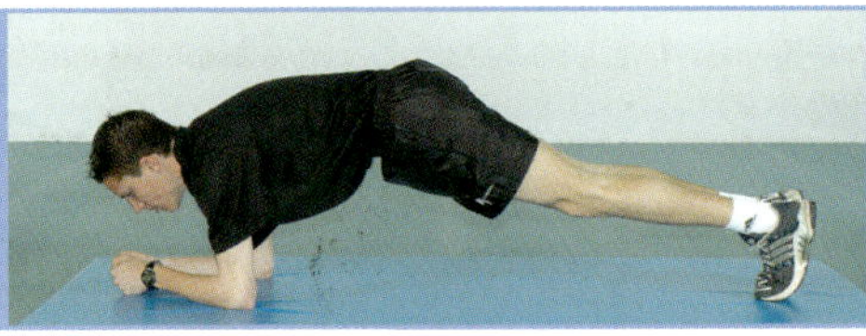

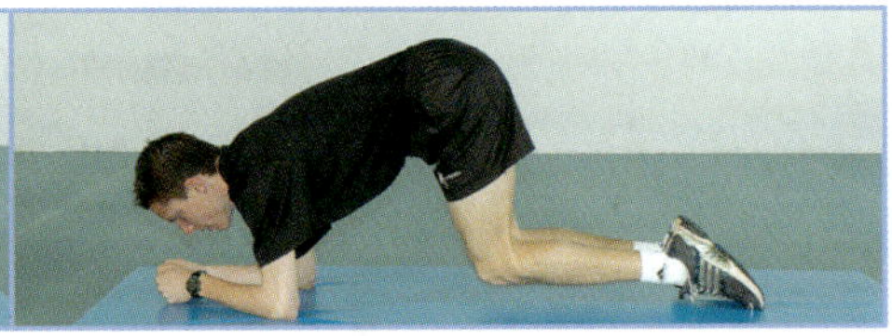

Ceci nécessite de passer d'une position pointes de pieds crochetées à un appui sur le dos des orteils. Revenir en position de départ et enchaîner à nouveau l'exercice. L'expiration est placée sur la flexion des genoux vers l'avant et l'inspiration est réalisée lors de l'extension.

A 10.4

POSITION DE DÉPART

Idem A 10.1.

EXERCICE

Décoller un pied et amener le genou fléchi vers l'avant, puis revenir en position de départ et enchaîner.

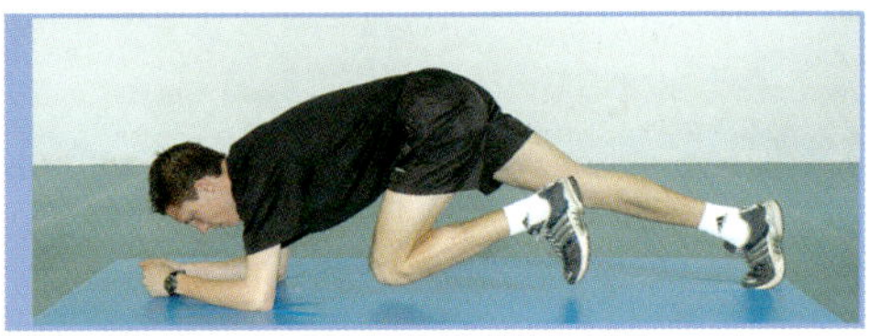

Expiration sur la flexion du genou vers l'avant et inspiration lors de l'extension. On peut noter que, selon le même modèle, on peut réaliser différentes mobilisations sur la jambe qui n'est plus en appui : abductions genou fléchi, abductions jambe tendue, circumductions de la jambe (type jambe de retour lors d'un franchissement de haie, fermetures talon-fesse).

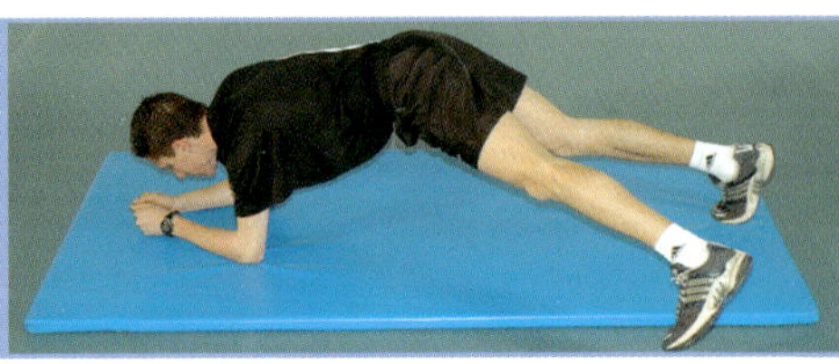

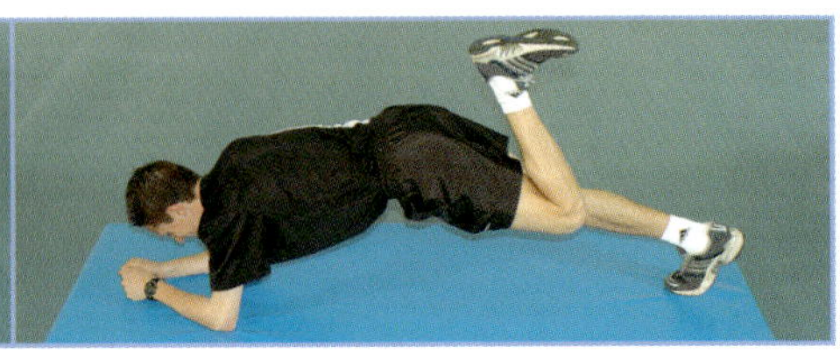

A 10.5 P RD

POSITION DE DÉPART

Idem A 10.1.

EXERCICE

Décoller les deux pieds pour amener les genoux fléchis vers l'avant, puis revenir en position de départ et enchaîner. Attention, le rebond sur les deux pieds en position de référence doit être réalisé sans lâcher le placement du bassin. Expiration sur la flexion des genoux vers l'avant et inspiration lors de l'extension.

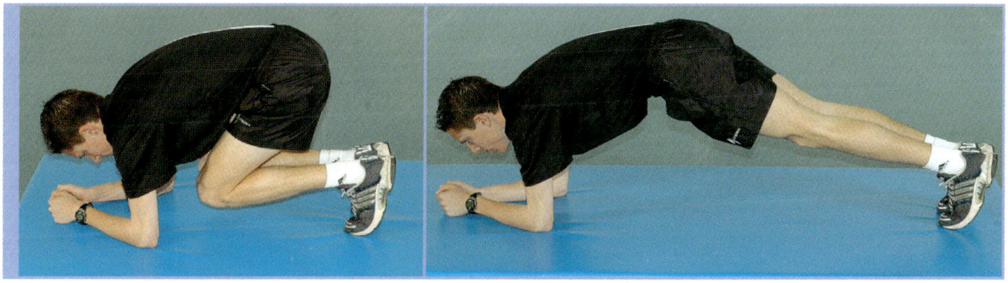

A 10.6 P RD

POSITION DE DÉPART

Idem A 10.1.

EXERCICE

Décoller un pied et amener le genou fléchi vers l'avant, puis changer de jambe par des rebonds successifs.

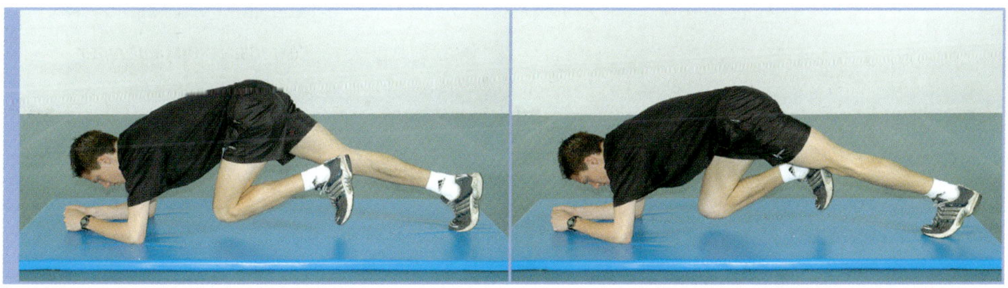

La respiration est essentiellement brève et buccale.

A 10.7 E RD

POSITION DE DÉPART

Idem A 10.1.

EXERCICE

Un partenaire effectue des pressions alternées au niveau du bassin auxquelles le sujet doit résister pour éviter de se déformer. Les pressions peuvent être réalisées sous diverses orientations : dans l'axe, légèrement latérales... La contrainte est ici de type excentrique post-isométrique.

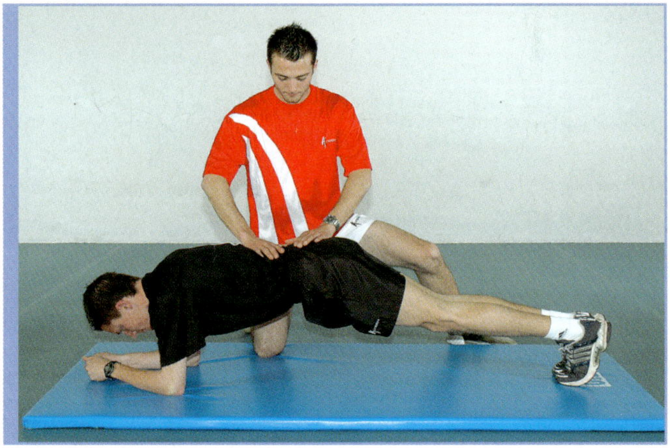

La respiration est essentiellement brève et buccale.

A 10.8

POSITION DE DÉPART

Tous les exercices évoqués dans la rubrique A 10 (de A 10.1 à A 10.6) peuvent également être réalisés à partir d'une position de départ en appui sur pointes de pieds et mains (bras tendus), le corps restant parfaitement aligné, bassin en rétroversion.

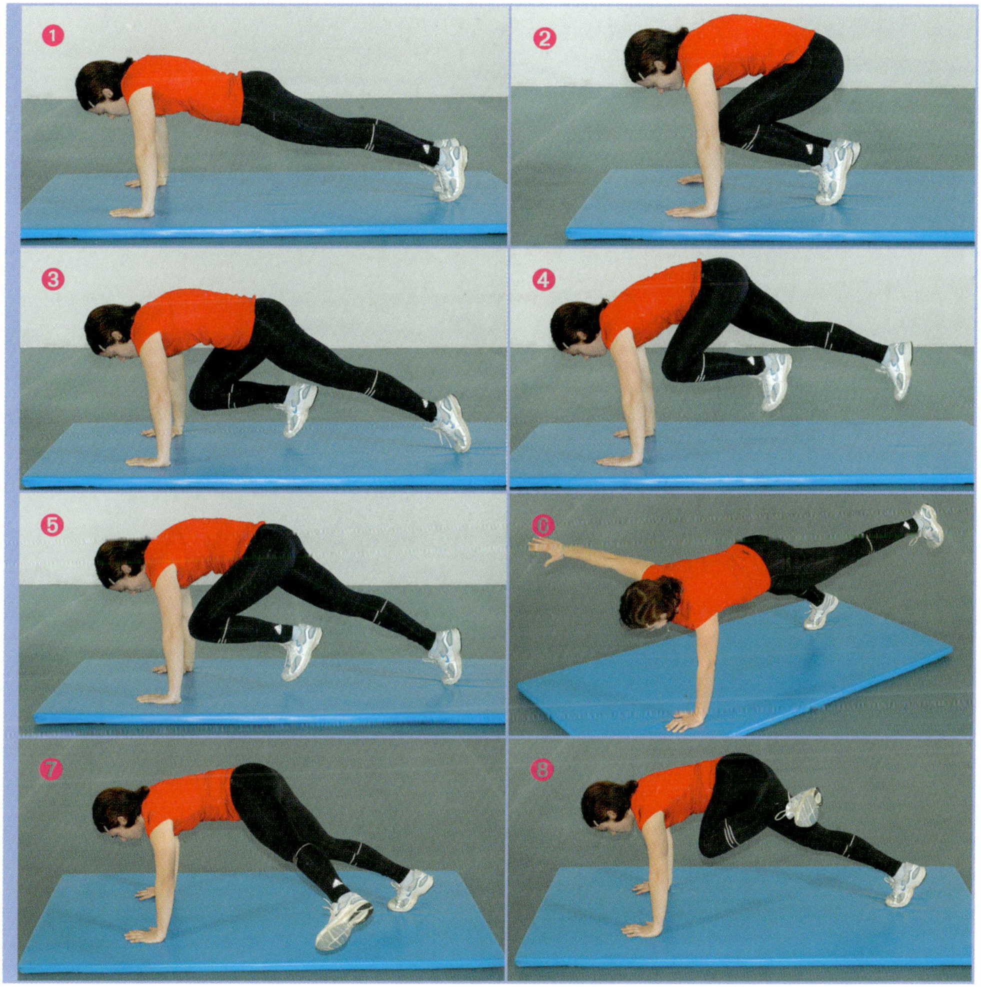

A 10.9 P RD

POSITION DE DÉPART

En appui sur pointes de pieds et mains (bras tendus), corps parfaitement aligné, bassin en rétroversion.

EXERCICE

Décoller un bras et la jambe opposée (diagonale) et les aligner dans le prolongement du tronc. Passer en sautant d'une diagonale à l'autre, sans arrêt, en restant aligné. Il est à noter que le maintien de la diagonale décollée sollicite alors également les muscles de la chaîne postérieure. La respiration est essentiellement brève et buccale.

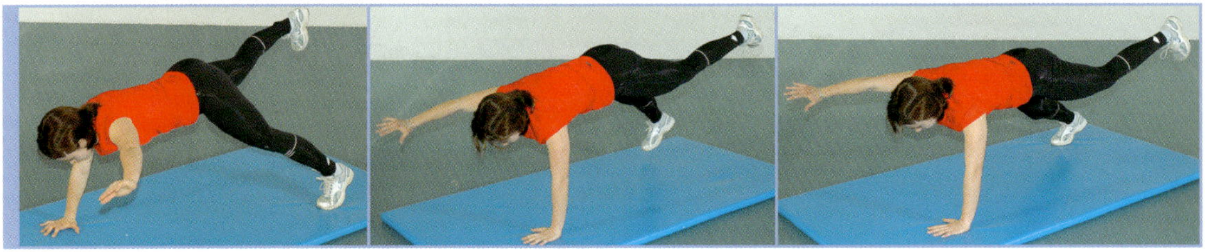

A 10.10 I RD

POSITION DE DÉPART

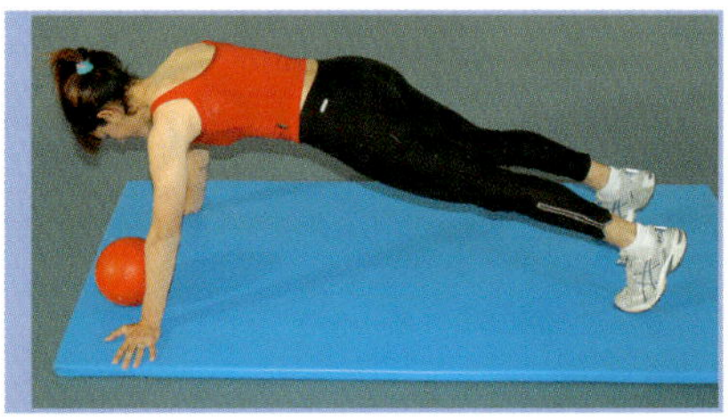

En appui sur pointes de pieds et mains (bras tendus), corps parfaitement aligné, bassin en rétroversion, un ballon posé au sol entre les deux mains.

EXERCICE

Maintenir le corps placé et faire passer le ballon d'une main à l'autre en alternant les appuis sur une main puis sur l'autre. La respiration est essentiellement brève et buccale.

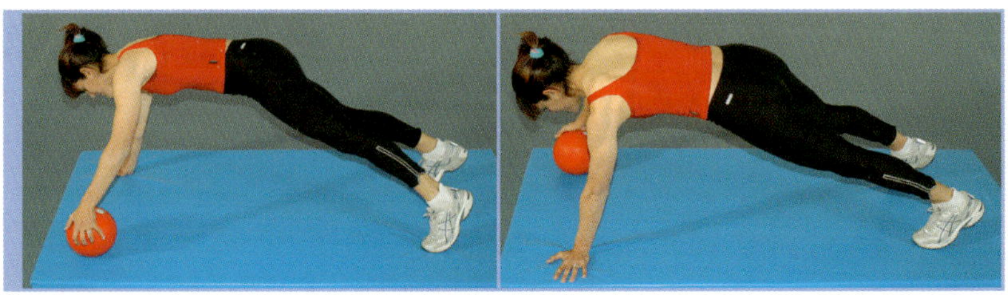

A 10.11 I RD

POSITION DE DÉPART

En appui sur pointes de pieds et mains (bras tendus), corps parfaitement aligné, bassin en rétro-version, un ballon posé au sol entre les deux pieds.

EXERCICE

Maintenir le corps placé et faire passer le ballon d'un pied à l'autre en alternant les appuis sur un pied puis sur l'autre.

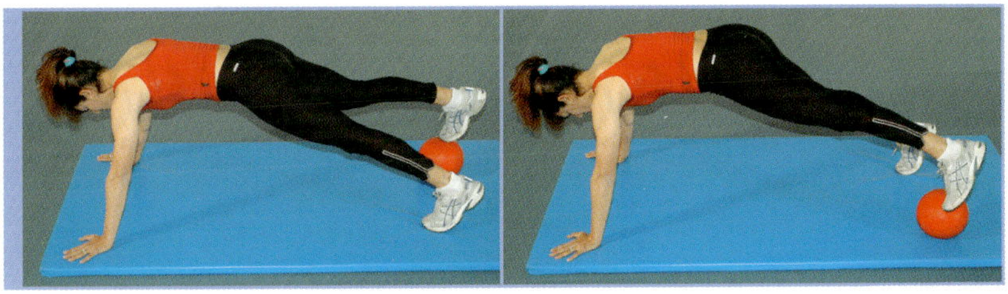

La respiration est essentiellement brève et buccale.

EXERCICES 11

A 11.1

POSITION DE DÉPART

Il s'agit de la sixième position de référence évoquée dans le chapitre précédent page 25.
Suspendu par les mains à une barre fixe.

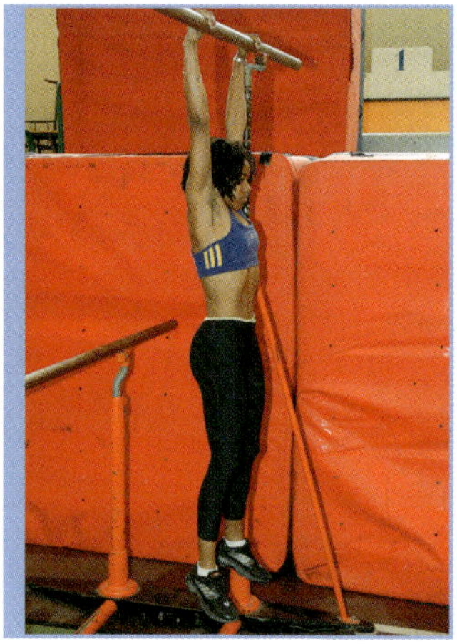

EXERCICE

Serrer les fessiers et les abdominaux afin de placer le bassin en rétroversion en expirant par la bouche. On enchaîne plusieurs fois de suite le placement antéversion – rétroversion. L'inspiration est placée sur l'antéversion et l'expiration sur la rétroversion.

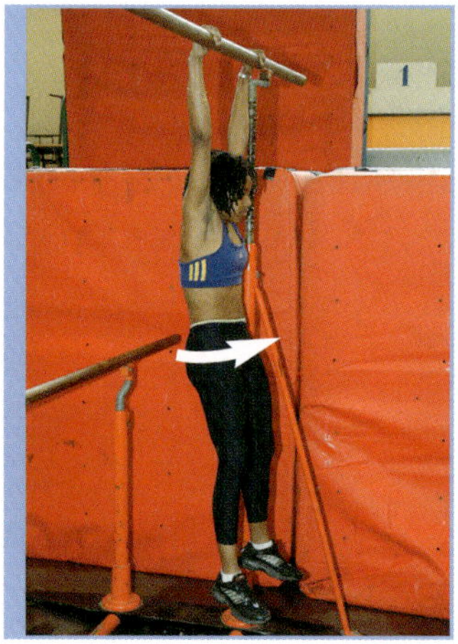

A 11.2

POSITION DE DÉPART

Idem A 11.1 ou suspendu à des espaliers.

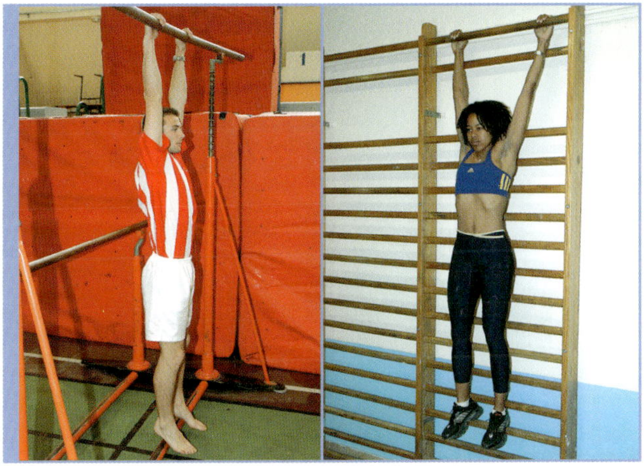

EXERCICE

Serrer les fessiers et les abdominaux afin de placer le bassin en rétroversion en expirant. Monter les genoux vers la poitrine et redescendre en inspirant.

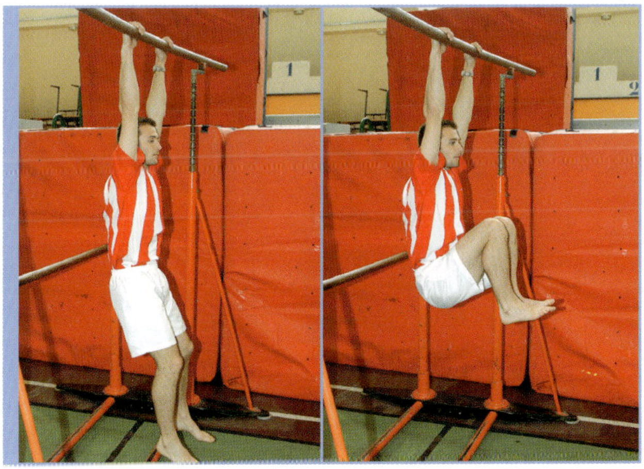

VARIANTE

Le même exercice peut être réalisé en alternant la montée du genou gauche puis du genou droit.

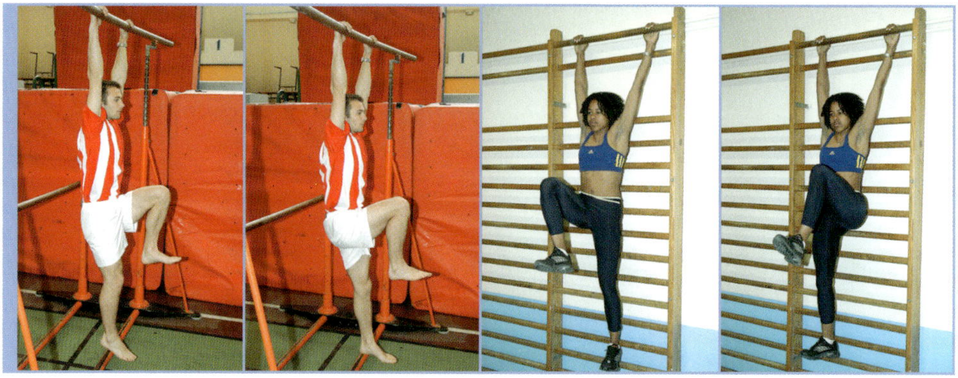

La difficulté peut être augmentée en rajoutant des lests aux chevilles.

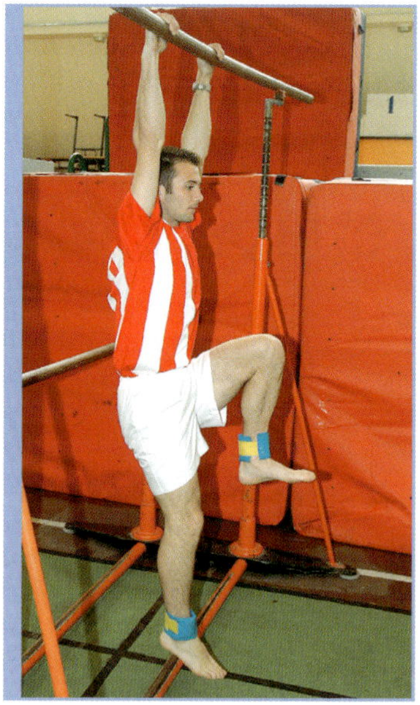

A 11.3

POSITION DE DÉPART

Idem A 11.1 ou suspendu à des espaliers.

EXERCICE

Monter les genoux à la poitrine en effectuant des rotations de la gauche vers la droite et/ou de la droite vers la gauche.

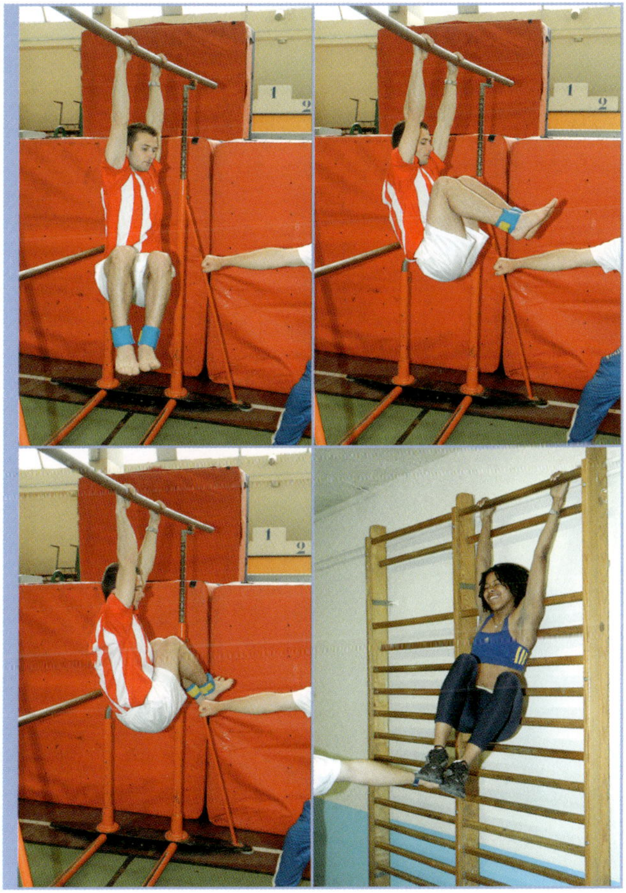

EXERCICES 12

A 12.1

POSITION DE DÉPART

En appui bras tendus sur des barres parallèles, corps vertical.

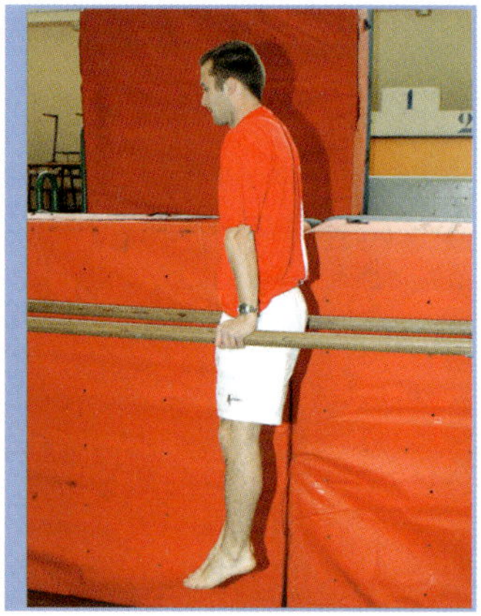

EXERCICE

Monter les genoux vers la poitrine (ou, pour un niveau supérieur, jambes tendues), et redescendre en position de départ. Enchaîner plusieurs fois ce cycle. Inspirer lors de la descente des jambes en position de départ et expirer pendant la réalisation de l'exercice.

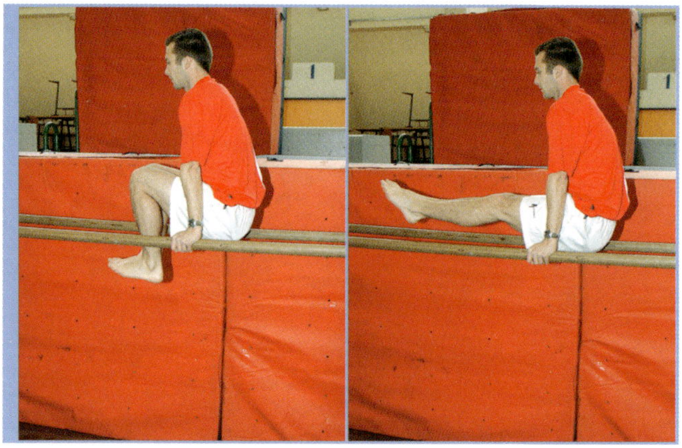

A 12.2

VARIANTE

POSITION DE DÉPART

Idem A12.1

EXERCICE

Monter les genoux vers la poitrine, puis tendre les jambes vers l'avant et redescendre en position de départ. Enchaîner plusieurs fois ce cycle. Inspirer lors de la descente des jambes en position de départ et expirer pendant la réalisation de l'exercice.

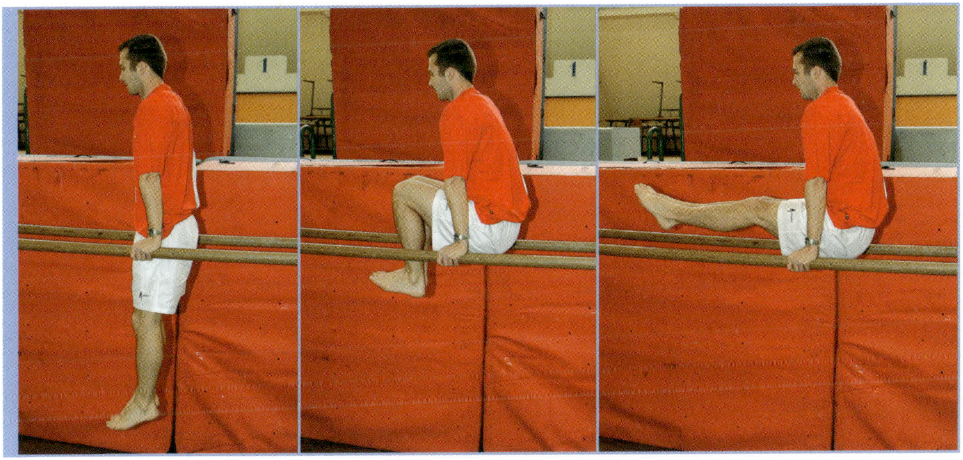

A 12.3

VARIANTE

POSITION DE DÉPART :

Idem A 12.1

EXERCICE :

Faire l'exercice A 12.2 en sens inverse : monter jambes tendues vers l'avant, grouper les genoux vers la poitrine, puis redescendre en position de départ.

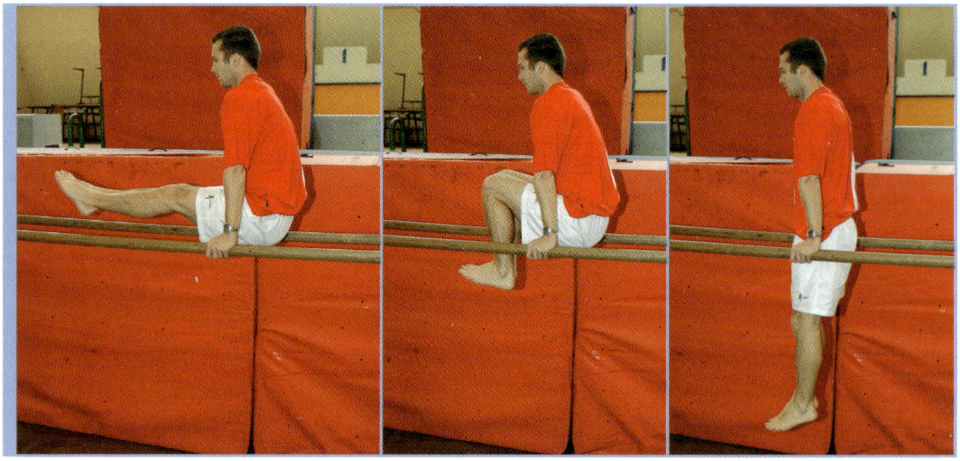

A 12.4

VARIANTE

POSITION DE DÉPART :

Idem A 12.1

EXERCICE :

Les positions "groupé" (genoux à la poitrine) ou "tendu" (équerre) peuvent être maintenues en isométrie. Dans ce cas la respiration sera essentiellement brève et buccale.

EXERCICES 13

A 13.1

POSITION DE DÉPART

Face à un mur, les mains en appui à plat sur le mur, les pieds sont éloignés afin de placer le corps incliné par rapport au mur.

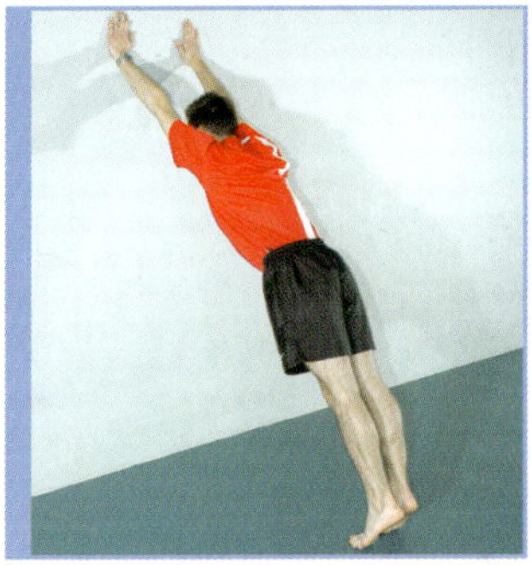

EXERCICE

Maintenir le corps aligné, bassin en rétroversion. Plus l'inclinaison sera importante et plus l'exercice sera difficile. La respiration sera bloquée le temps de l'exercice et si nécessaire on procédera à de brèves inspirations et expirations buccales.

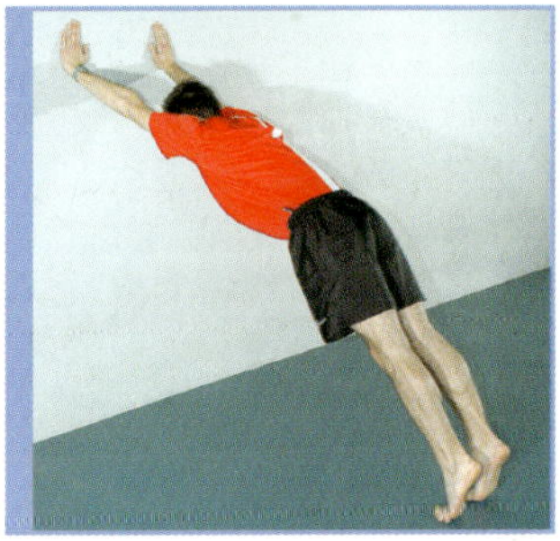

A 13.2

POSITION DE DÉPART

Il s'agit de la même position qu'en A 13.1, mais cette fois-ci au sol.

EXERCICE

Maintenir le corps aligné, bassin en rétroversion. Cet exercice est très difficile et demande une grande maîtrise. Il sollicite également beaucoup les muscles du tronc et des épaules qui permettent le gainage de la ligne d'épaules. La respiration sera bloquée le temps de l'exercice et si nécessaire on procédera à de brèves inspirations et expirations buccales.

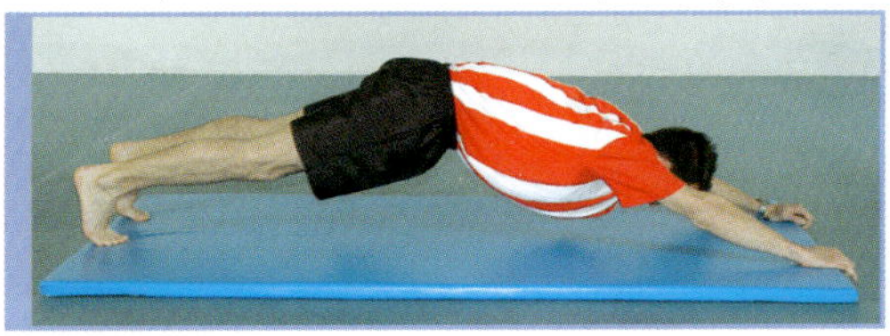

A 13.3 ✶ I

POSITION DE DÉPART

Il s'agit de la même position qu'en A 13.2, mais cette fois-ci les mains sont en appui sur une petite barre de musculation sur laquelle sont fixés des disques.

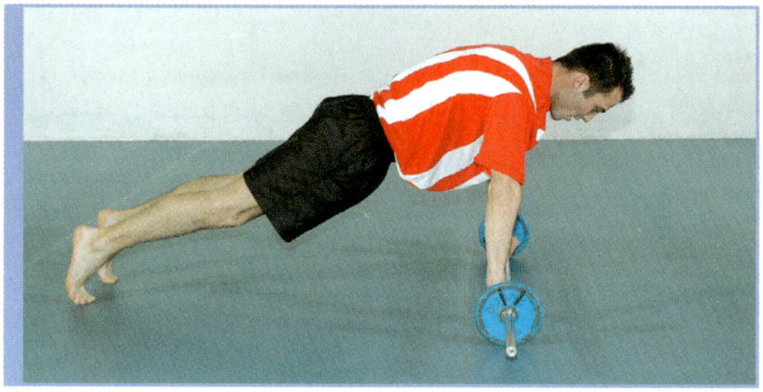

EXERCICE

Éloigner la barre de musculation en la faisant rouler vers l'avant jusqu'à obtenir une ouverture du corps, puis remonter en position de départ. Plus l'éloignement sera important et plus l'exercice sera difficile. Cet exercice demande une grande maîtrise et il sollicite également beaucoup les muscles du tronc et des épaules qui permettent le gainage de la ligne d'épaules. L'inspiration brève sera calée sur l'ouverture du corps (éloignement de la barre), et l'expiration se fera sur la remontée en position de départ.

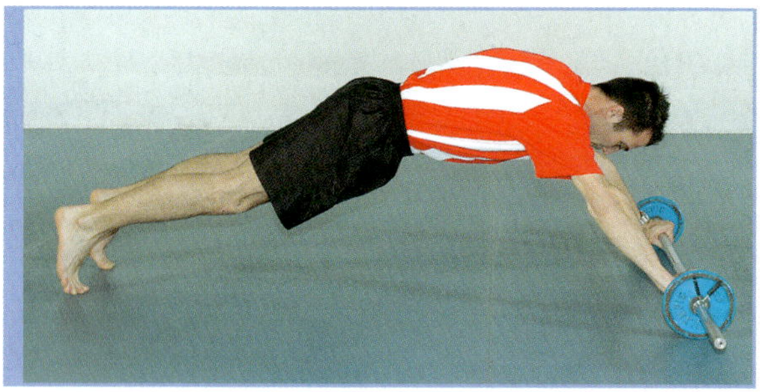

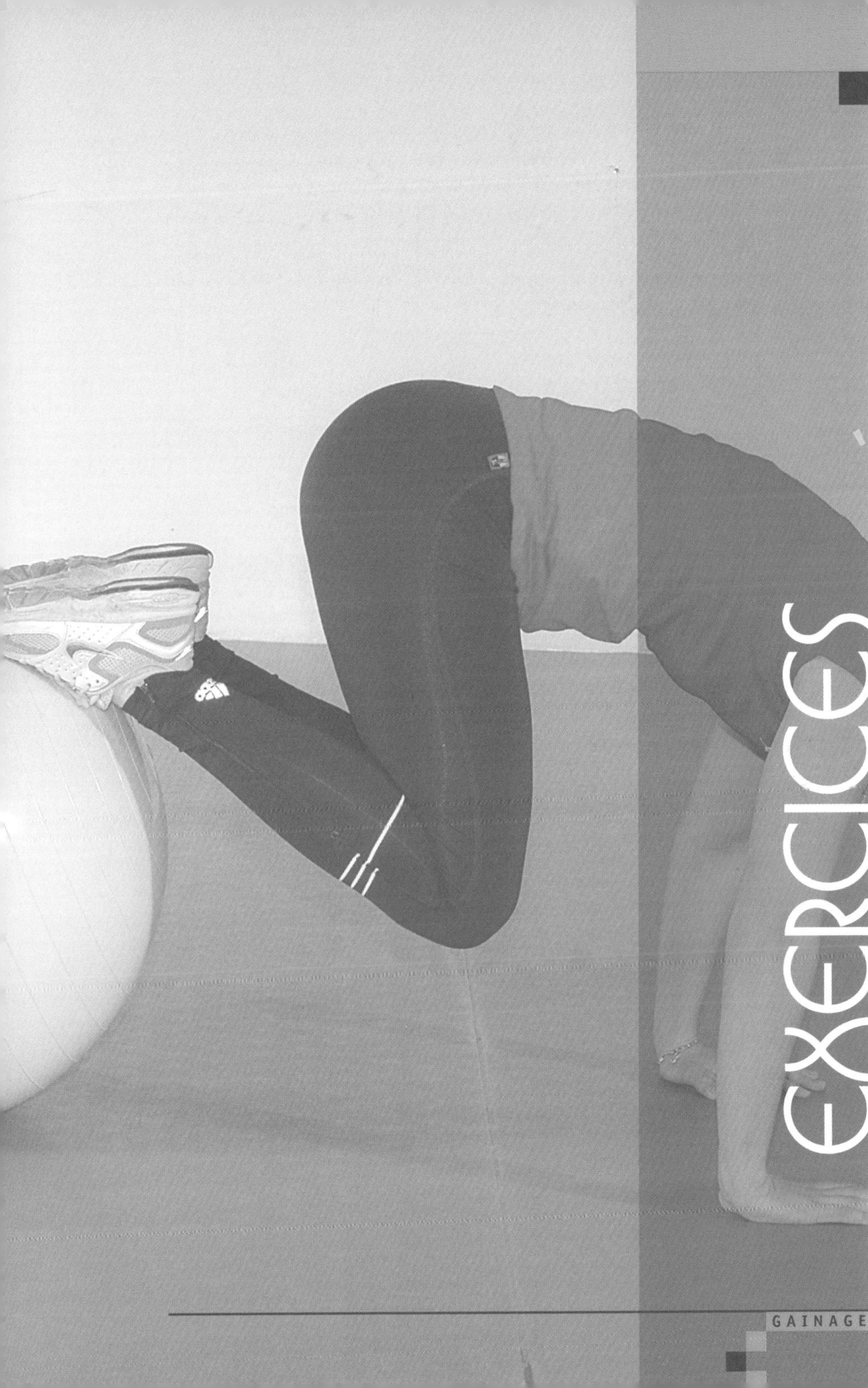

EXERCICES DE GAINAGE CHAÎNE ANTÉRIEURE AVEC FITBALL

Le Fitball, ou Exercice-ball, est un gros ballon plastifié utilisé généralement pour des exercices d'éveil ou de rééducation proprioceptive. Il peut servir de nombreux objectifs de relaxation, d'étirements, mais trouve également des applications très intéressantes dans le domaine du gainage.
(Voir présentation du matériel).

EXERCICES 1 - FITBALL

FB A1.1 I

POSITION DE DÉPART

En appui sur les mains, les cous-de-pied reposent sur le Fitball, le corps aligné, bassin en rétroversion.

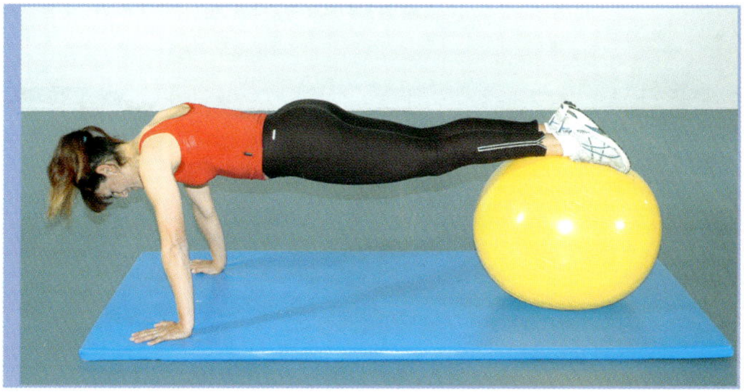

EXERCICE

Maintenir la position en isométrie, sans relâcher le placement du bassin en rétroversion. La respiration est brève et essentiellement buccale.

FB A1.2 ★ I RD

POSITION DE DÉPART

Idem FB A1.1

EXERCICE

Effectuer des petits rebonds sur le Fitball avec les pieds, tout en maintenant l'alignement. La respiration est brève et essentiellement buccale.

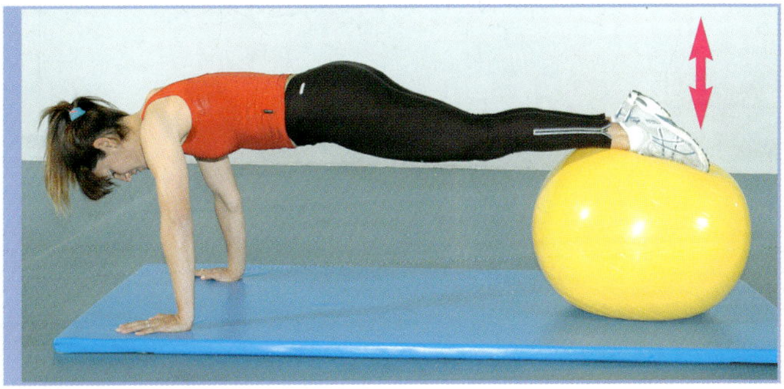

FB A1.3 ★ I RD

POSITION DE DÉPART

Idem FB A1.1

EXERCICE

Un partenaire exerce des petites pressions au niveau du bassin, et le sportif résiste aux déformations en maintenant l'alignement. La respiration est brève et essentiellement buccale.

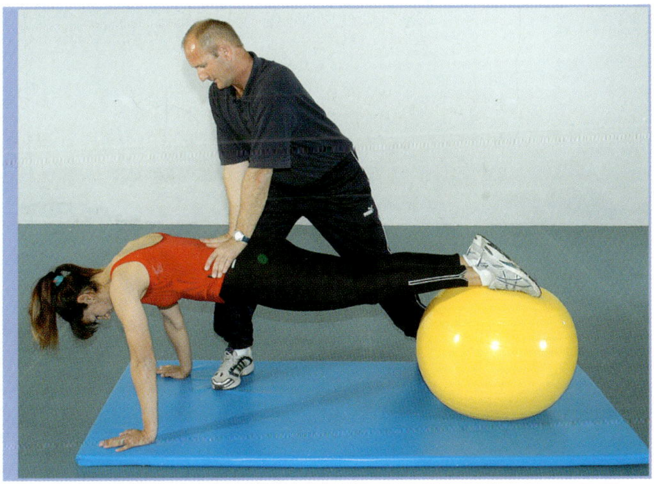

FB A1.4

POSITION DE DÉPART

Idem FB A1.1, mais en appui sur une seule jambe.

EXERCICES

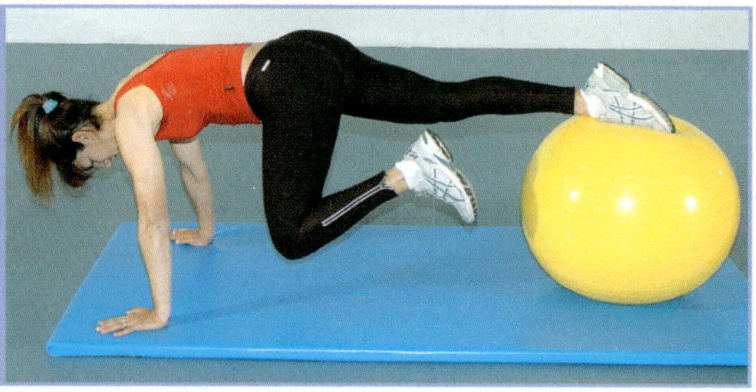

Ce sont les trois exercices précédents qui peuvent être réalisés sur une seule jambe, à savoir :

- *un maintien en isométrie sur une jambe, puis sur l'autre,*
- *des petits rebonds sur une jambe, ou bien en passant d'une jambe à l'autre,*
- *des petites pressions exercées par un partenaire, obligeant le sportif à résister aux déformations.*

FB A1.5

POSITION DE DÉPART

Idem FB A1.4

EXERCICE

La jambe libre (qui n'est pas en appui sur le ballon) peut être mobilisée dans différents plans et avec différents objectifs : flexion de la hanche jambe libre, abductions jambe tendue ou genou fléchi, rotations type jambe de retour d'un coureur de haie. La respiration est brève et essentiellement buccale.

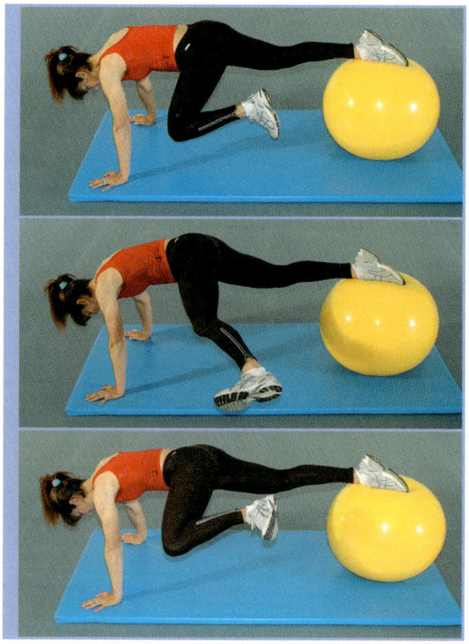

FB A1.6

POSITION DE DÉPART

Idem FB A1.1 mais avec les appuis de profil afin de placer la contrainte sur les obliques.

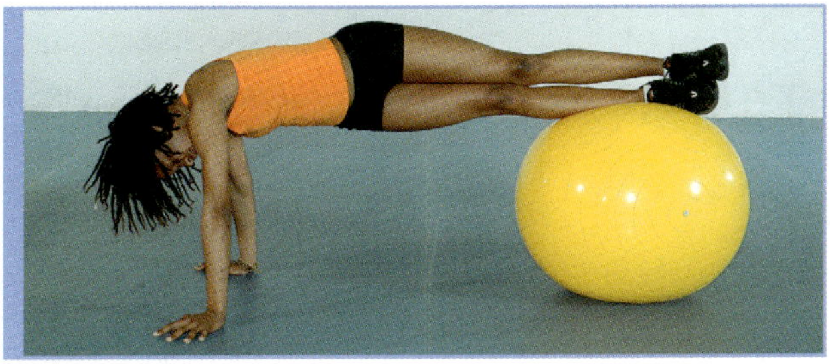

EXERCICES

Les exercices FB A1.1, FB A1.2 et FB A1.3 peuvent être réalisés dans cette position oblique.

FB A1.7

POSITION DE DÉPART

Idem FB A1.1

EXERCICE

Effectuer des rotations longitudinales sur les pieds pour passer sur le côté, revenir en position de départ, puis enchaîner sur l'autre côté. Cet exercice sollicitera de manière plus privilégiée les obliques. La respiration est brève et on essaie de la caler sur le mouvement, à savoir : inspiration lorsqu'on revient en position de départ, et expiration lorsqu'on fait la rotation.

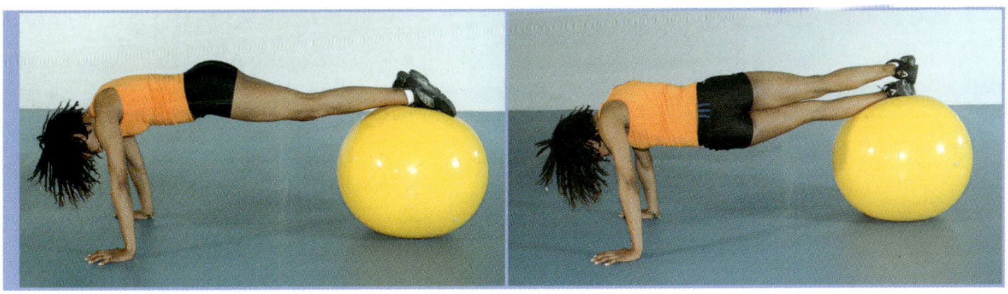

FB A1.8

VARIANTE

POSITION DE DÉPART

Idem FB A1.6

EXERCICE

Passer, en rebondissant sur le ballon, d'un appui face à un appui latéral. On peut également envisager de rebondir pour passer d'un appui latéral droit à un appui latéral gauche. La respiration est brève et calée sur l'exécution de l'exercice, les temps de rebonds se font en apnée pour augmenter la rigidité du corps.

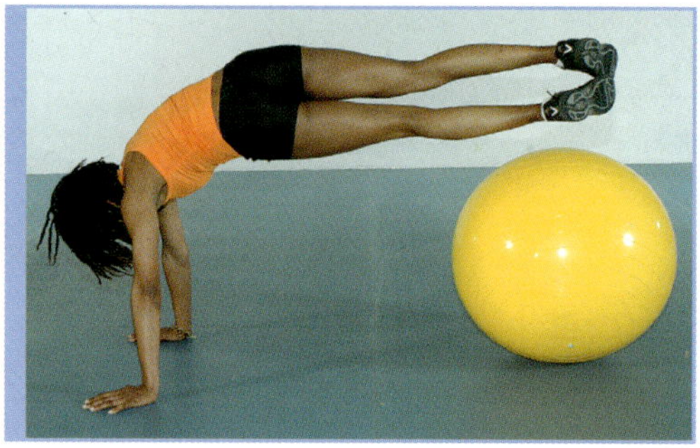

FB A1.9

POSITION DE DÉPART

Idem FB A1.1

EXERCICE

Ramener le Fitball vers l'avant par une flexion hanche et genoux, puis revenir au point de départ. L'expiration se fait lors de la flexion et l'inspiration lors du retour en position de départ.

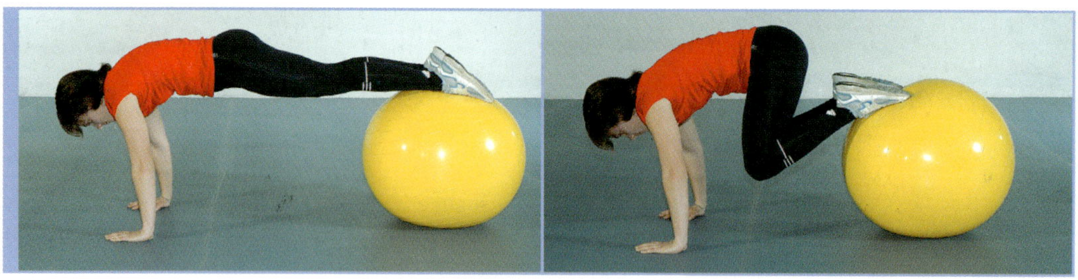

FB A1.10 ✶ I RD

VARIANTE

POSITION DE DÉPART

Idem FB A1.4

EXERCICE

Même exercice que le précédent mais en appui sur une seule jambe.

Précisons que dans cet exercice la jambe qui n'est pas en appui peut être maintenue tendue derrière...

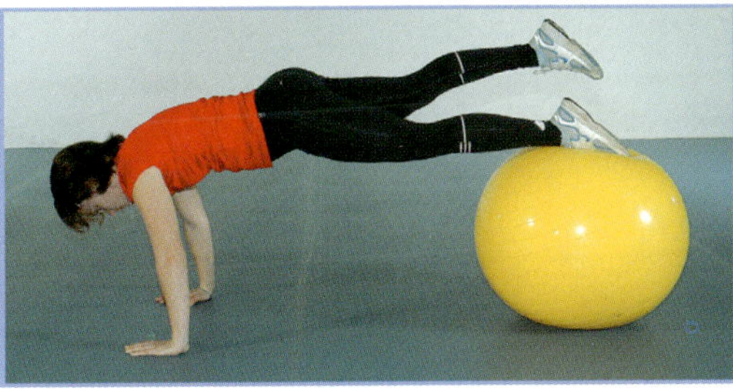

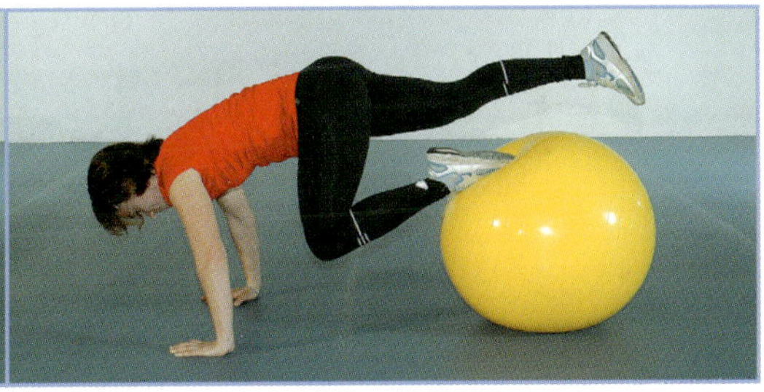

ou bien fléchie devant.

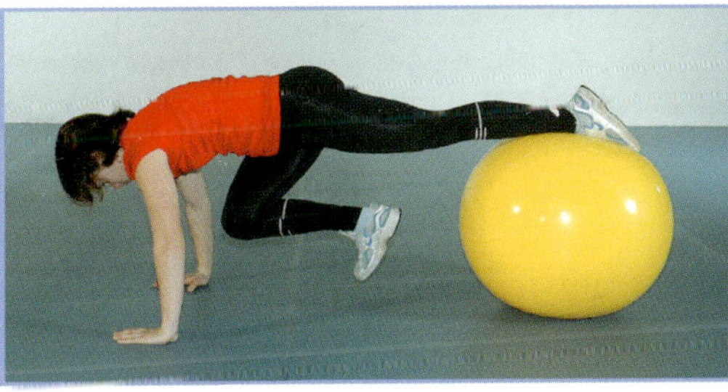

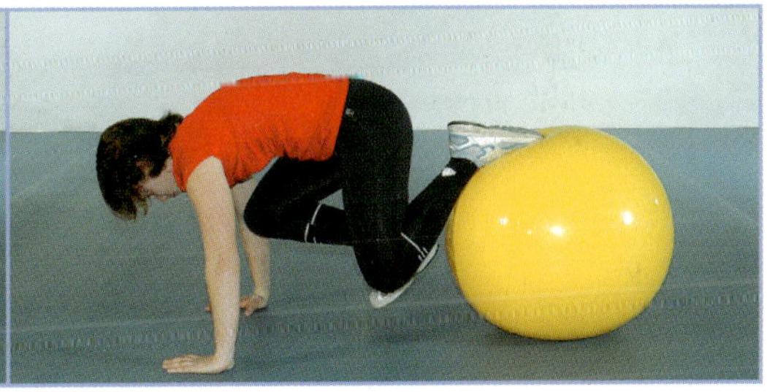

FB A1.11 ★ I RD

POSITION DE DÉPART

Idem FB A1.1

EXERCICE

Se déplacer en avant, en arrière, en tournant, en passant d'un bras à l'autre. La respiration et brève et essentiellement buccale.

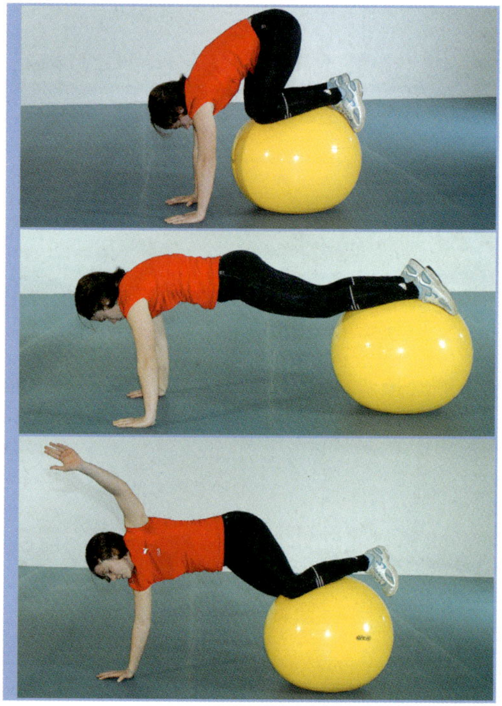

FB A1.12 ✱ P RD

POSITION DE DÉPART

Idem FB A1.1

EXERCICE

Sauter du Fitball pour venir rebondir sur deux pieds groupés au sol et revenir en sautant sur le Fitball. La respiration est ici difficile à placer : expiration sur le temps de suspension entre la position de départ pieds sur le Fitball et la réception pieds au sol, et inspiration sur le temps de suspension qui précède le retour en position pieds sur le Fitball.

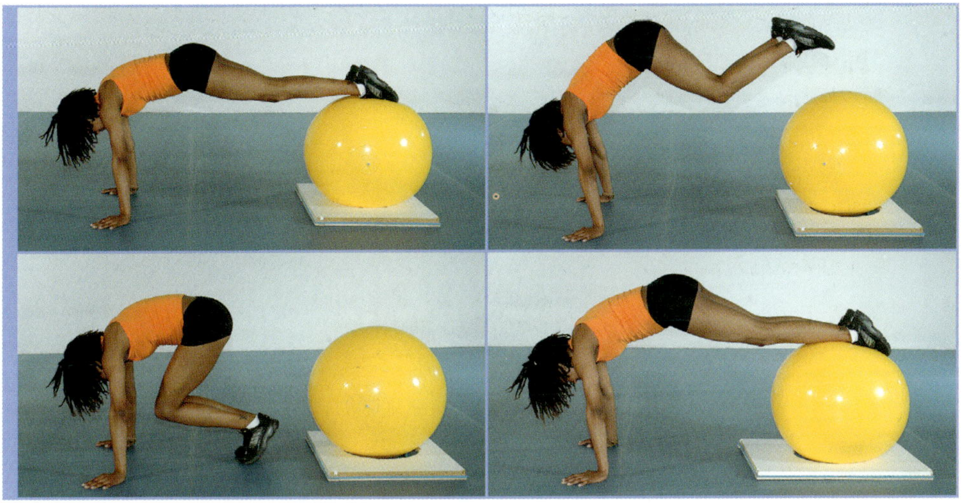

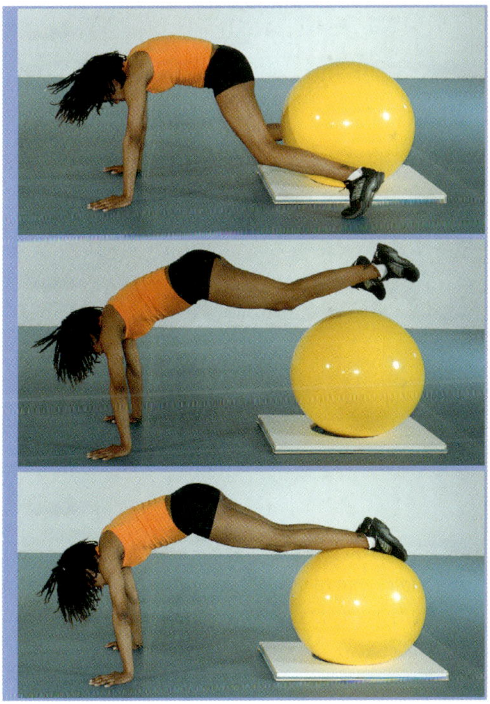

Notons que cet exercice peut être réalisé en rebondissant jambes tendues sur les côtés du Fitball.

Il est souvent nécessaire qu'un partenaire maintienne le Fitball dans sa position initiale, ou bien il faut le placer sur un support au sol qui l'empêche de rouler.

FB A1.13 ✱ P RD

VARIANTE

POSITION DE DÉPART

Idem FB A1.4

EXERCICE

Même exercice que le précédent mais sur une seule jambe.

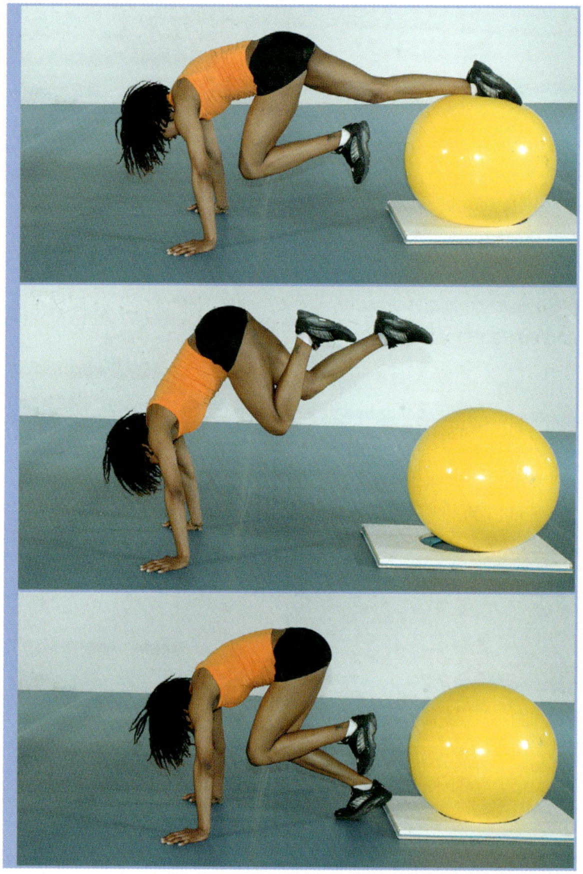

EXERCICES 2 - FITBALL

FB A2.1 C

POSITION DE DÉPART

Il s'agit de la position de référence n°7 présentée page 26. Le sujet se place le bas du dos appuyé sur le Fitball, les pieds en appui sur l'avant pied.

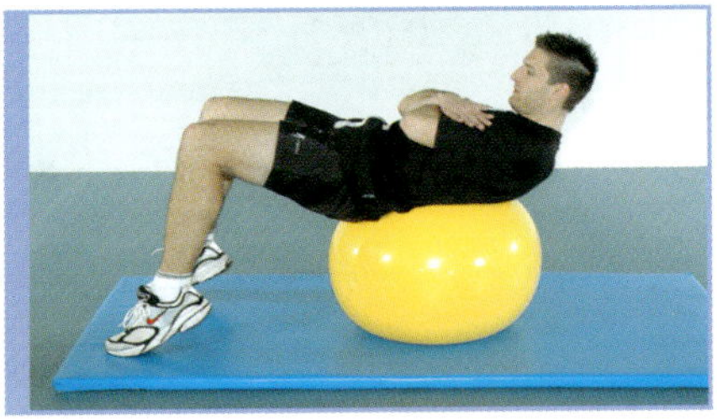

EXERCICE

Depuis cette position de départ, mains derrière la nuque ou croisées sur la poitrine, ramener le tronc en flexion vers les cuisses en expirant par la bouche. Le ballon va s'enfoncer sous la pression du bas du dos, aidant ainsi à placer le bassin dans une position correcte. Revenir en position de départ en inspirant par le nez.

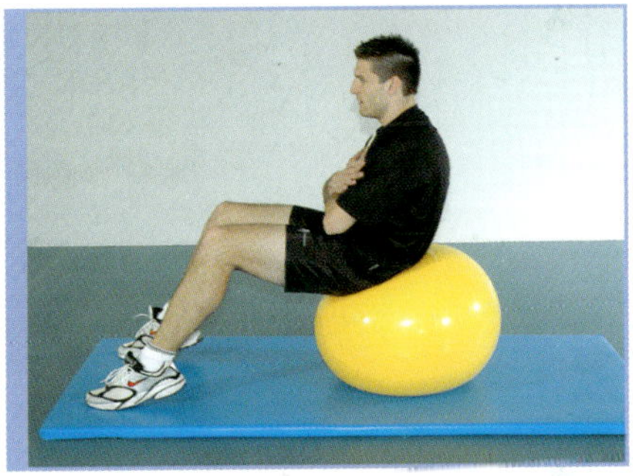

Le même exercice peut être réalisé avec une contrainte supplémentaire en tenant dans les mains un médecine-ball.

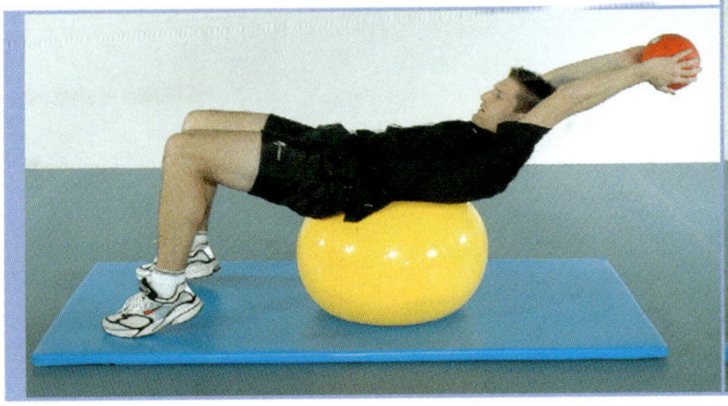

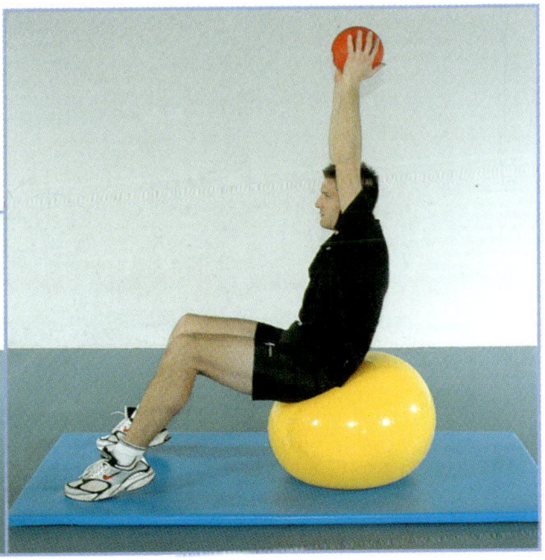

FB A2.2 E C

POSITION DE DÉPART

Position de départ de l'exercice FBA2.1, légèrement plus haut sur le Fitball. On peut aussi envisager de bloquer les pieds contre un support s'ils glissent au sol.

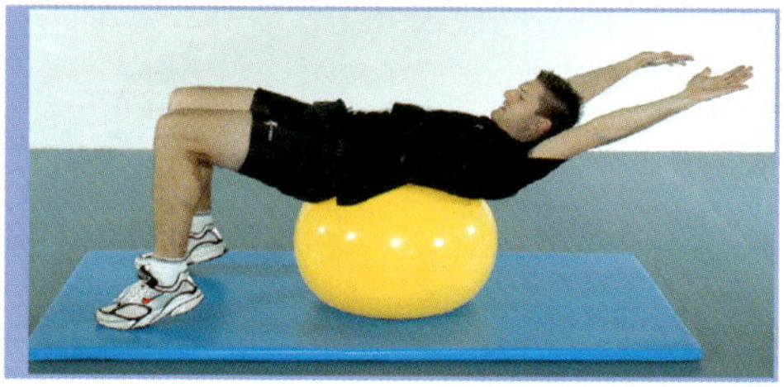

EXERCICE

Tendre les bras dans le prolongement du corps et opposer, en les croisant, le bras gauche en direction du genou droit et inversement. Cet exercice sollicite les muscles obliques en concentrique, mais il représente également une contrainte excentrique lors du retour du bras vers l'arrière et le haut. La respiration est brève et l'expiration est placée sur l'opposition de la main en direction du genou, l'inspiration sur l'ouverture.

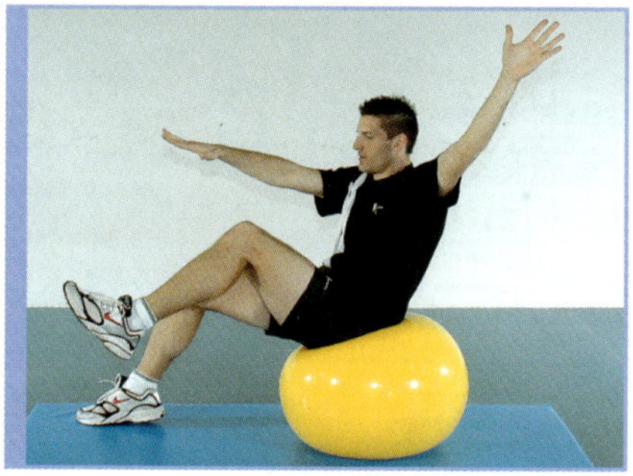

FB A2.3 I

POSITION DE DÉPART

Le Fitball est placé au niveau lombaire, bassin en rétroversion, corps aligné. Les bras sont dans le prolongement du tronc, tendus le long des oreilles.

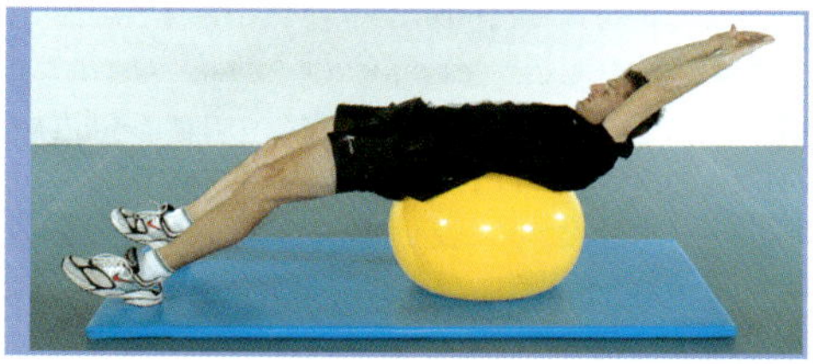

EXERCICE

La position est maintenue en isométrie. Si l'exercice est jugé facile, on peut rajouter une surcharge au niveau des mains pour augmenter le moment d'inertie et donc la contrainte musculaire. La respiration est brève et essentiellement buccale

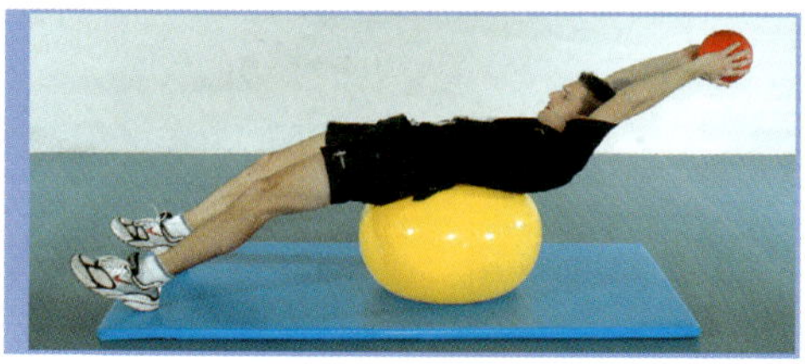

FB A2.4 ★ I RD

POSITION DE DÉPART

Idem FB A2.3.

EXERCICE

L'athlète maintient la position et initie des petits rebonds sur le Fitball tout en résistant aux déformations. La respiration est brève et essentiellement buccale.

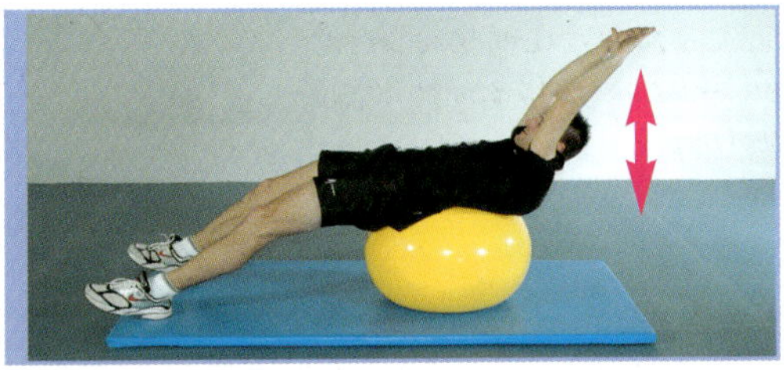

FB A2.5 ★ I E C RD

POSITION DE DÉPART

En appui les épaules sur le Fitball, tronc aligné avec les cuisses, genoux fléchis, pieds à plat au sol. En plus l'athlète tient un médecine-ball dans les mains perpendiculairement au tronc.

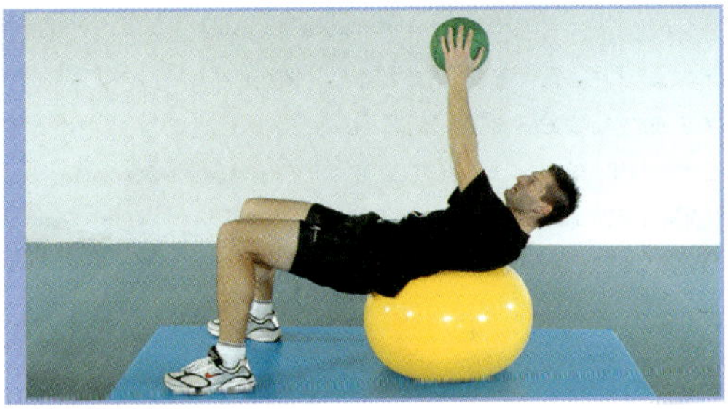

EXERCICE

Le médecine-ball est mobilisé latéralement d'un côté à l'autre tout en maintenant la position placée sur le Fitball. Les obliques travaillent alternativement selon un régime excentrique (freinateur) et concentrique (pour ramener le médecine-ball au point de départ). La position de base est maintenue par la contraction isométrique du grand droit et de la chaîne postérieure et l'athlète résiste aux déformations. La respiration est brève, l'expiration étant placée sur l'éloignement du médecine-ball sur le côté, et l'inspiration lors du retour en position neutre.

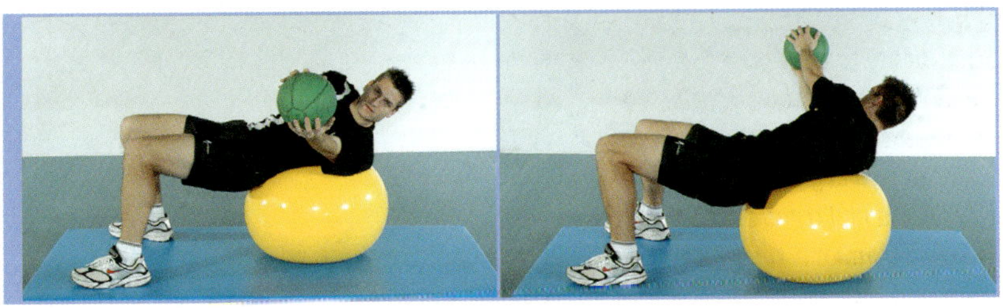

FB A2.6 ✶ I RD

POSITION DE DÉPART

L'athlète est genoux fléchis, en appui sur les pointes de pieds, le Fitball sous les omoplates. Un médecine-ball est tenu à deux mains bras devant le tronc.

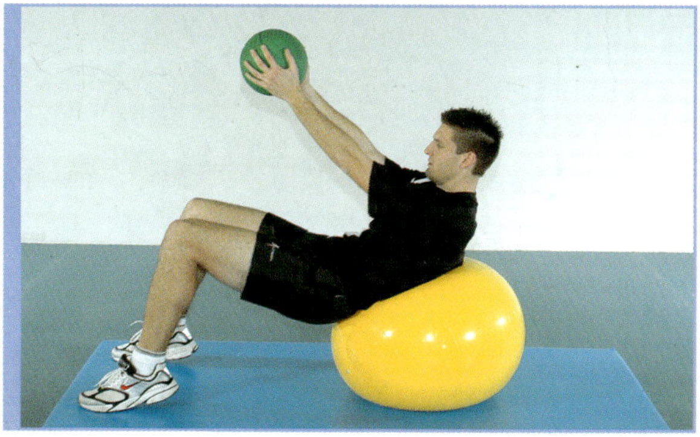

EXERCICE

En poussant sur ses pieds l'athlète recule sur le Fitball, alignant tout le corps et reculant le médecine-ball vers l'arrière, puis il revient en position de départ.

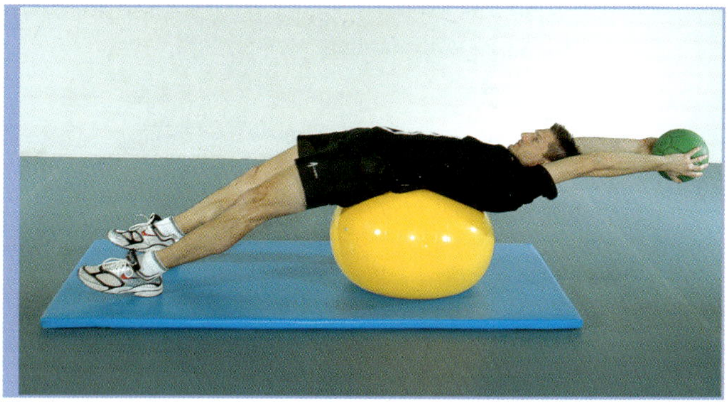

La respiration est bloquée lors de l'ouverture du corps vers l'arrière et la respiration brève est placée lors du retour en position de départ.

FB A3.1

POSITION DE DÉPART

Les coudes sont en appui sur le Fitball, les pieds en appui sur les orteils, bassin en rétroversion.

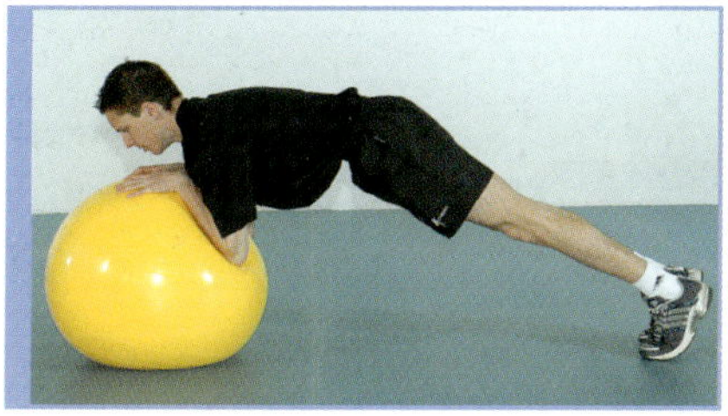

EXERCICE

Maintenir la position en isométrie sans relâcher le placement du bassin en rétroversion. Plus le Fitball est éloigné vers l'avant, et plus la position est difficile à maintenir.
La respiration est brève et essentiellement buccale.

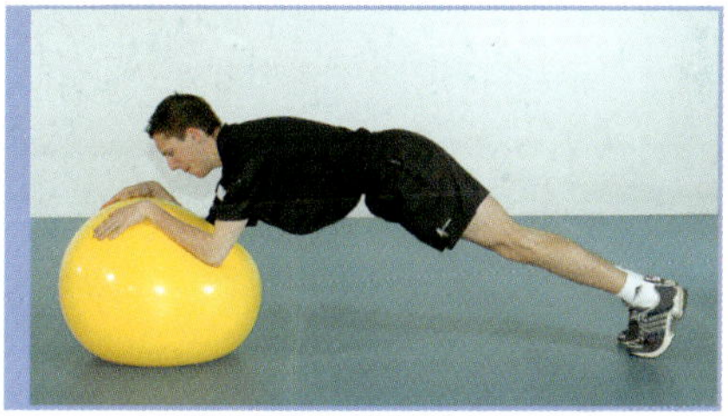

FB A3.2

RD

POSITION DE DÉPART

Idem FB A3.1

EXERCICE

Effectuer des petits rebonds sur le Fitball avec le haut du corps, tout en maintenant l'alignement. La respiration est brève et essentiellement buccale.

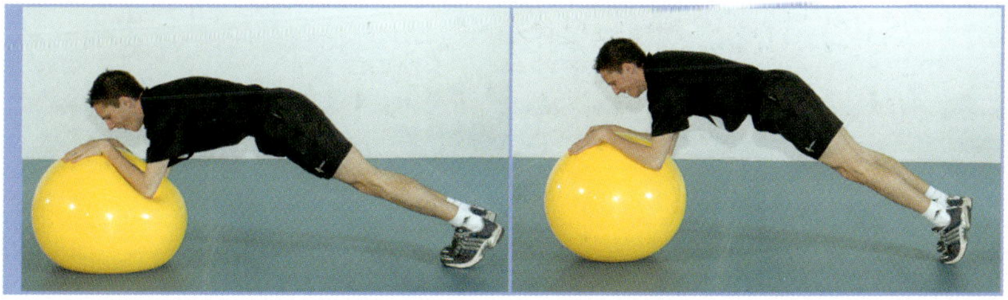

FB A3.3 ★ I RD

POSITION DE DÉPART

Idem FB A3.1

EXERCICE

Effectuer des petits rebonds sur le Fitball avec les pieds, tout en maintenant l'alignement. La respiration est brève et essentiellement buccale.

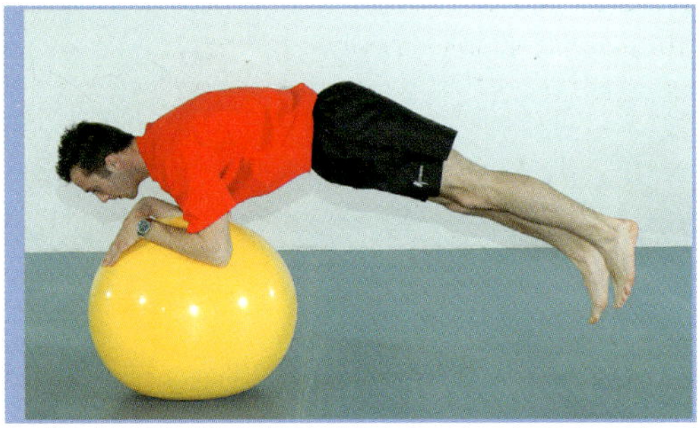

FB A3.4 ★ I RD

POSITION DE DÉPART

Idem FB A3.1

EXERCICE

Effectuer des petits rebonds sur le Fitball de tout le corps (pieds et coudes), tout en maintenant l'alignement. La respiration est brève et essentiellement buccale.

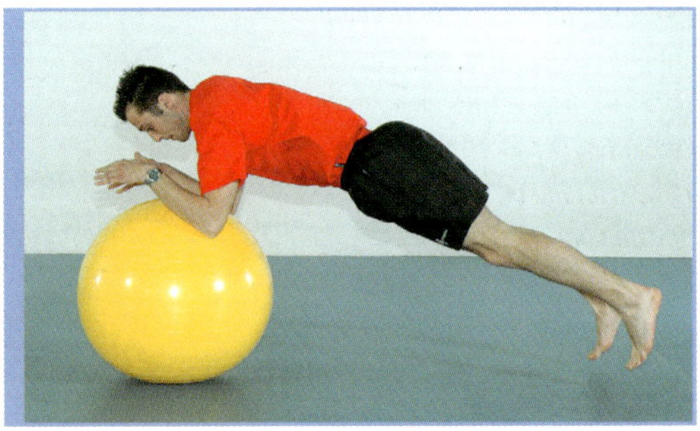

FB A3.5 ✱ I RD

Le même exercice peut être réalisé avec un partenaire qui exerce des pressions au niveau du bassin et/ou des épaules et le sujet résiste aux déformations.
La respiration est brève et essentiellement buccale

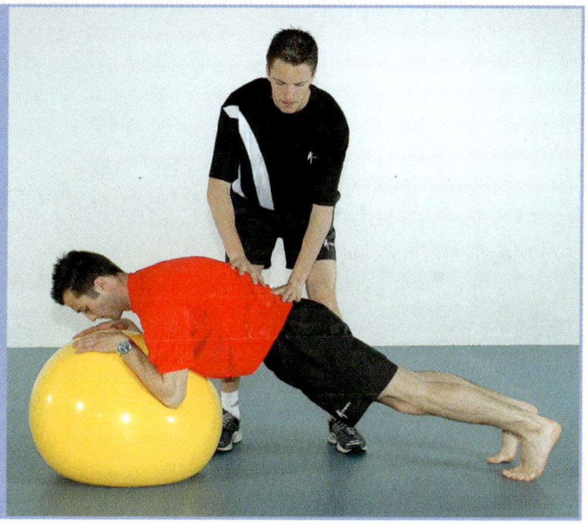

FB A3.6 ★ I

POSITION DE DÉPART :

Idem FB A3.1.

EXERCICE

Tout en maintenant le placement, éloigner les coudes vers l'avant. La respiration est bloquée lors de l'éloignement et effectuée brièvement lorsqu'on revient en position de départ.

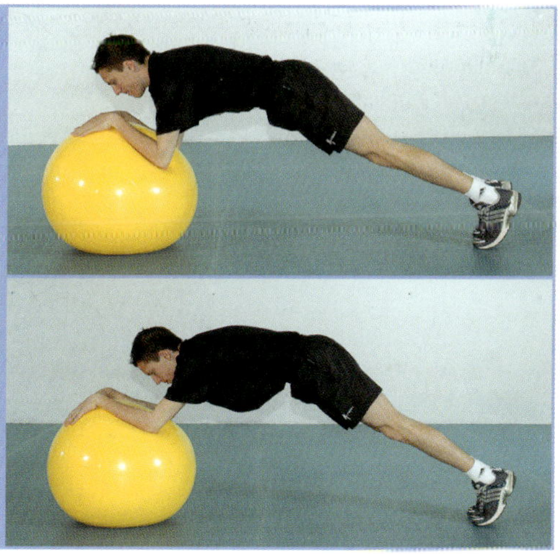

FB A3.7 ✱ I RD

POSITION DE DÉPART

Idem FB A3.1, mais sur un seul pied.

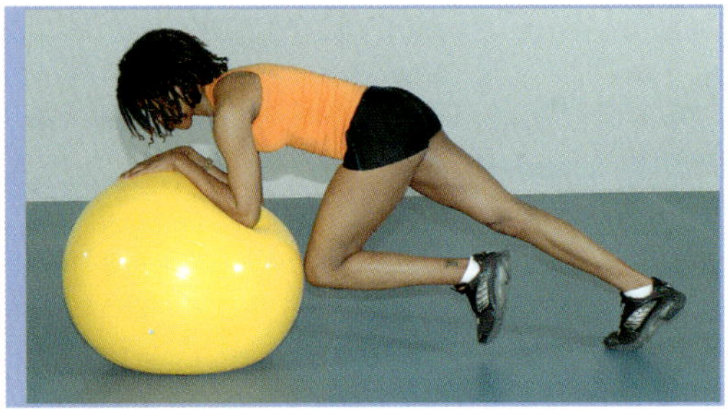

EXERCICES

Reproduire les exercices FB A3.1 à FB A3.6 mais en appui sur un seul pied.

FB A3.8 ✱ I RD

POSITION DE DÉPART

Idem FB A3.7.

EXERCICE

Passer en sautant d'un pied à l'autre, tout en respectant l'alignement du corps et le placement du bassin en rétroversion. La respiration est brève et essentiellement buccale.

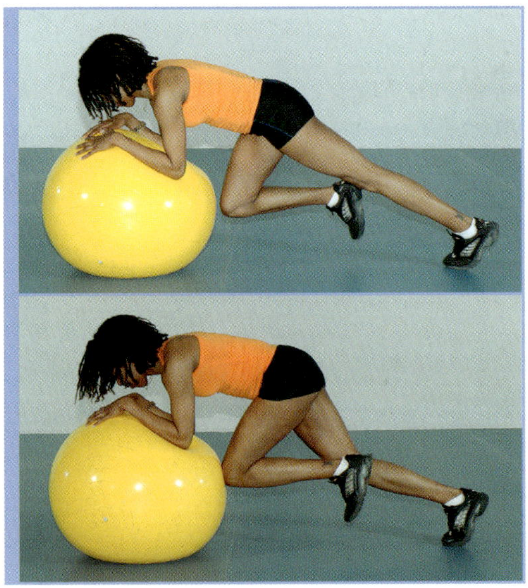

FB A3.9 I RD

POSITION DE DÉPART

Idem FB A3.7.

EXERCICE

En appui sur un seul pied, l'autre jambe est mobilisée de différentes manières : flexion, abduction, etc.
La respiration est brève et essentiellement buccale.

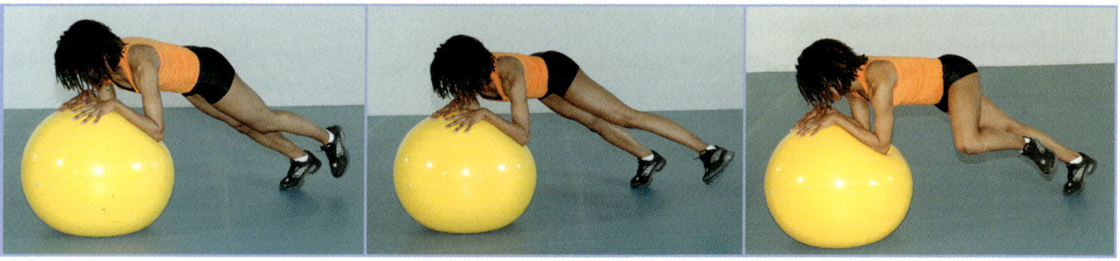

FB A3.10 I RD

POSITION DE DÉPART

Idem FB A3.1.

EXERCICE

À partir de la position de départ, aller latéralement en appui sur un coude, puis revenir et passer sur l'autre coude alternativement. Cet exercice sollicite la chaîne des obliques. La respiration est brève et essentiellement buccale.

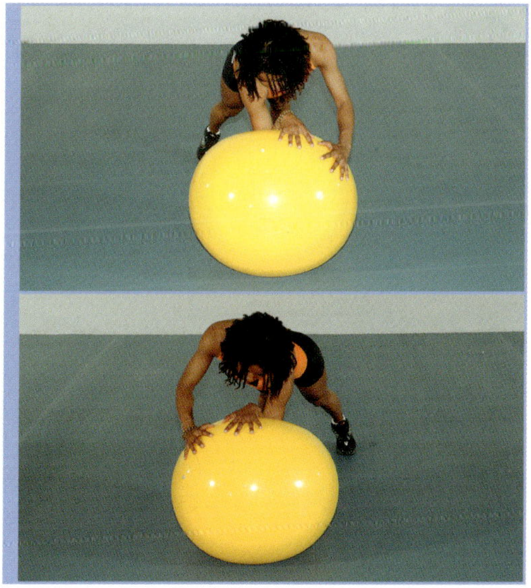

EXERCICE 4 - FITBALL

FB A4

POSITION DE DÉPART

Les mains sont en appui sur le Fitball, les pieds en appui sur les orteils, bassin en rétroversion.

EXERCICES

Tous les exercices de la rubrique FB A3 peuvent être réalisés en appui les mains sur le Fitball.

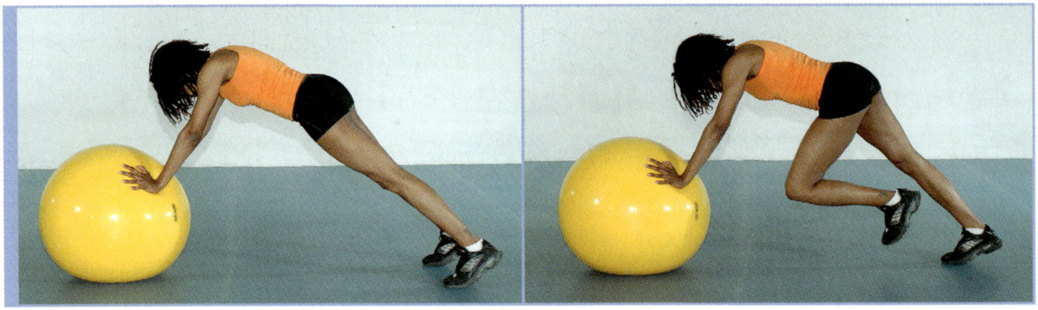

Cette position augmente la contrainte proprioceptive sur les épaules. Attention cependant à la pression qui s'exerce sur les articulations des poignets et qui nécessite de bien les échauffer. Pour les sportifs expérimentés, il est possible d'utiliser les propriétés élastiques du Fitball pour rebondir, décoller et se déplacer latéralement par exemple.

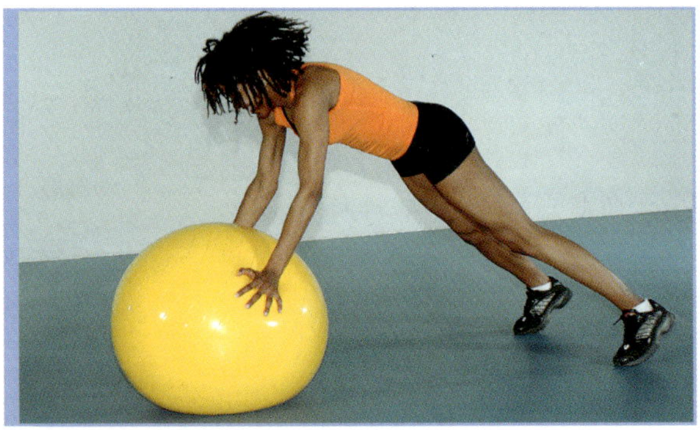

EXERCICES 5 - FITBALL

FB A5.1

POSITION DE DÉPART

L'athlète est agenouillé devant le Fitball, les coudes en appui sur celui-ci, les pieds crochetés au sol.

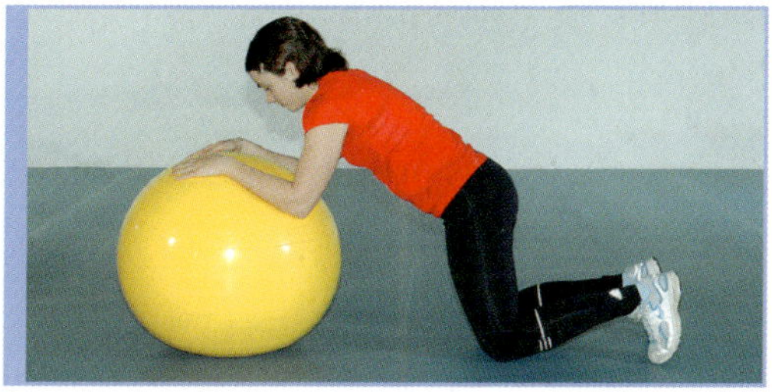

EXERCICE

Décoller les genoux du sol pour monter et retrouver la position de départ de l'exercice FB A3.1. L'exercice peut être rendu plus difficile en ouvrant les coudes vers l'avant lors de la montée. L'expiration est placée lors de la montée et l'inspiration, brève, lors du retour genoux au sol.

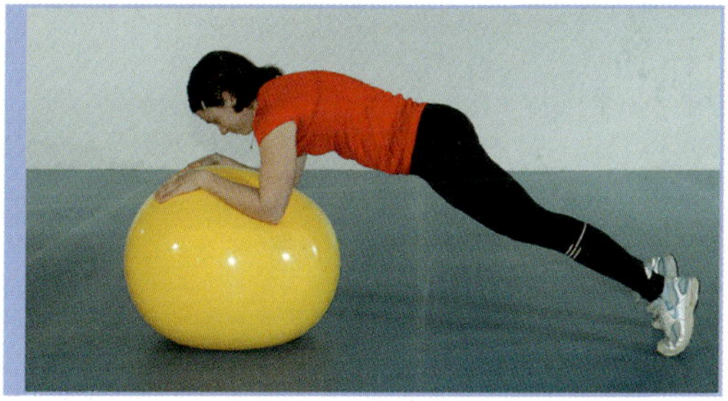

FB A5.2

POSITION DE DÉPART

Idem FB A5.1 mais sur un seul pied.

EXERCICE

Même exercice que FB A5.1, mais en appui sur un seul pied.

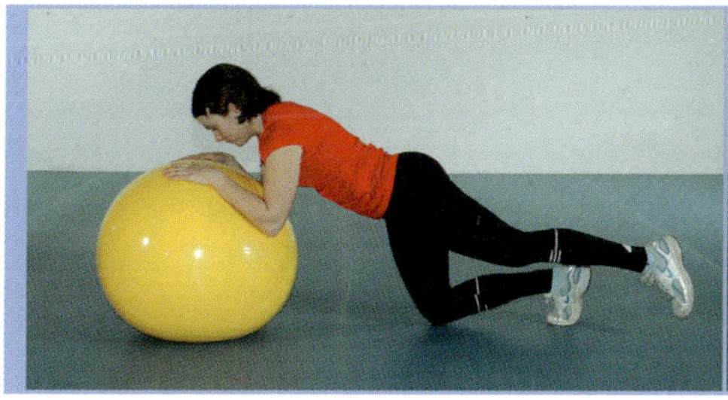

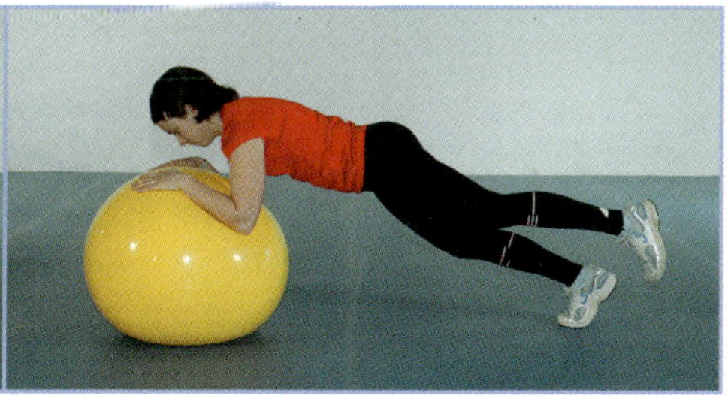

FB A5.3

POSITION DE DÉPART
Idem FB A5.1

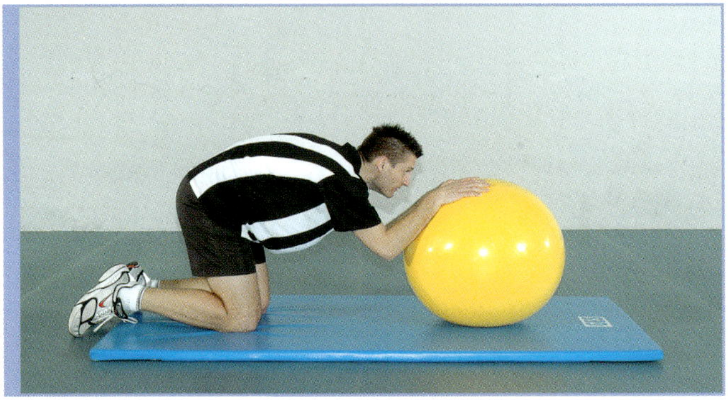

EXERCICE
Éloigner les coudes tout en restant aligné et revenir en position de départ. L'expiration est placée lors de l'éloignement des coudes et l'inspiration, brève, lors du retour.

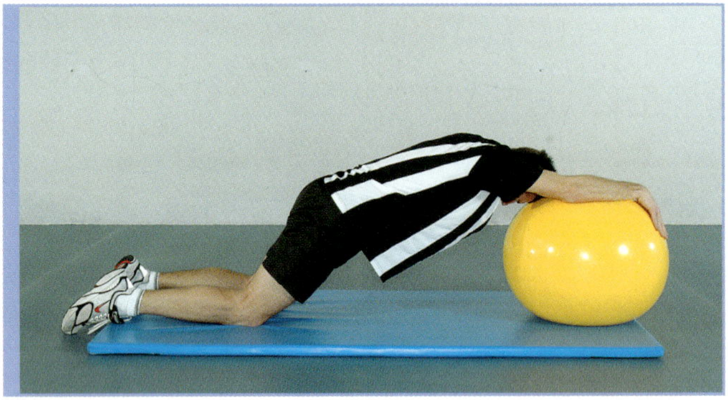

EXERCICE 6 - FITBALL

FB A6 ★ E

POSITION DE DÉPART

Les bras enserrent le Fitball, la poitrine en appui dessus, corps aligné en appui sur les pointes de pieds.

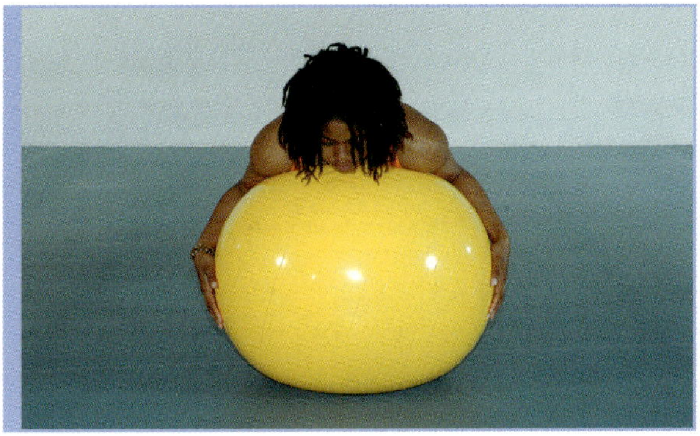

EXERCICE

Basculer lentement de droite à gauche (et inversement) en contrôlant le freinage et le changement de direction.
Cet exercice sollicite les obliques en excentrique, ainsi que toute la chaîne jusqu'à l'appui pied.
L'expiration, avec blocage respiratoire, est placée sur la bascule latérale, et l'inspiration se fait lors du retour en position neutre.

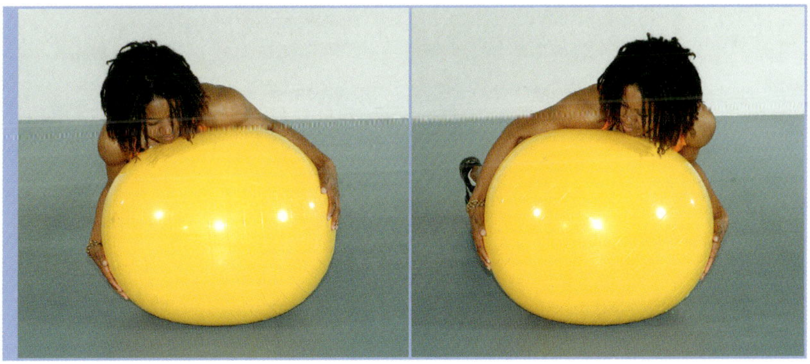

EXERCICE 7 - FITBALL

FB A7 I C RD

POSITION DE DÉPART

Debout, en appui sur une jambe, l'autre jambe tendue avec le pied engagé sous le Fitball qui est calé contre un support.

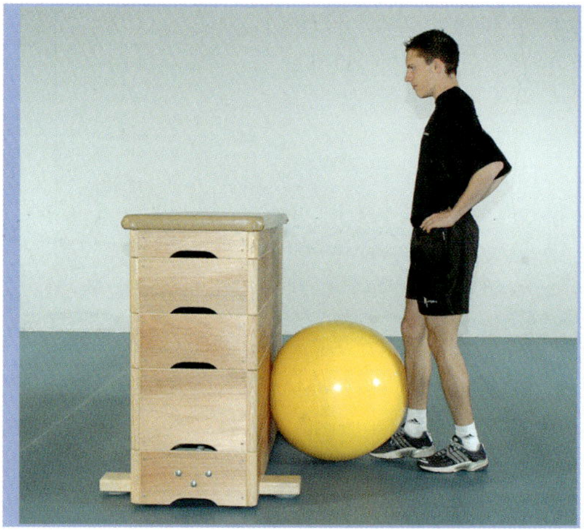

EXERCICE

Monter le genou vers le haut pour faire rouler le Fitball vers le haut contre le support, jusqu'à l'horizontale, tout en maintenant l'alignement sur l'autre jambe, puis redescendre et enchaîner. Cet exercice sollicite prioritairement le psoas sur la chaîne antérieure, ainsi que toute la chaîne postérieure de l'autre jambe pour le maintien de l'alignement. La respiration est calée sur l'exercice, expiration lors de la montée du genou et inspiration lors du retour en position de départ.

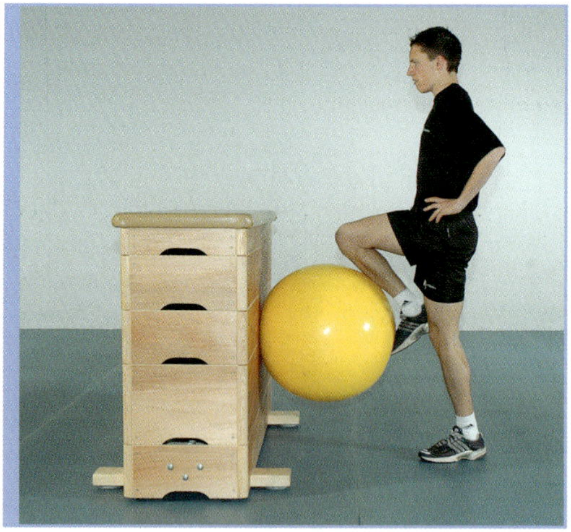

EXERCICES 8 - FITBALL

FB A8.1 ★ C

POSITION DE DÉPART

À genoux sur un Fitball, les mains en appui sur le sol ou sur un support surélevé.

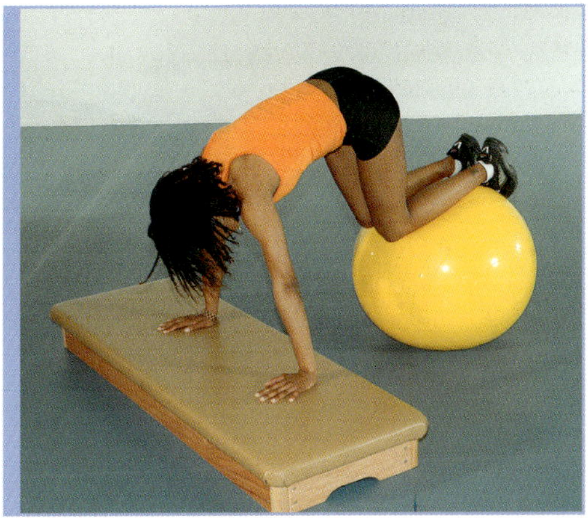

EXERCICE

Par des rotations longitudinales du bassin, venir en appui latéralement sur la face externe d'une cuisse, puis revenir à la position de départ et basculer de l'autre côté. Cet exercice sollicite principalement les muscles obliques de l'abdomen ainsi que les abducteurs (il figure aussi dans la rubrique sur les abducteurs). La respiration est calée sur l'exercice, expiration lors du passage latéral et inspiration lors du retour en position de départ.

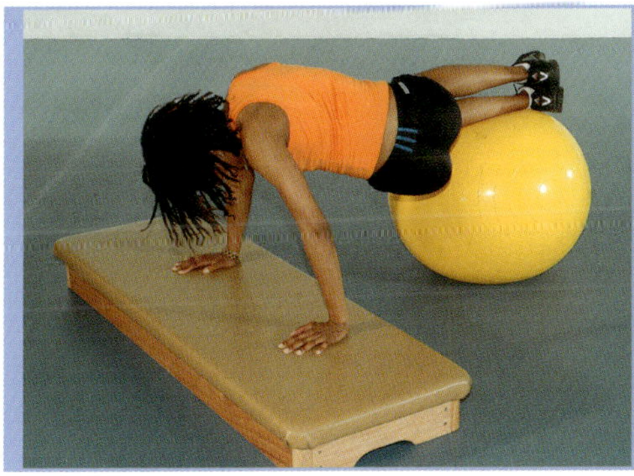

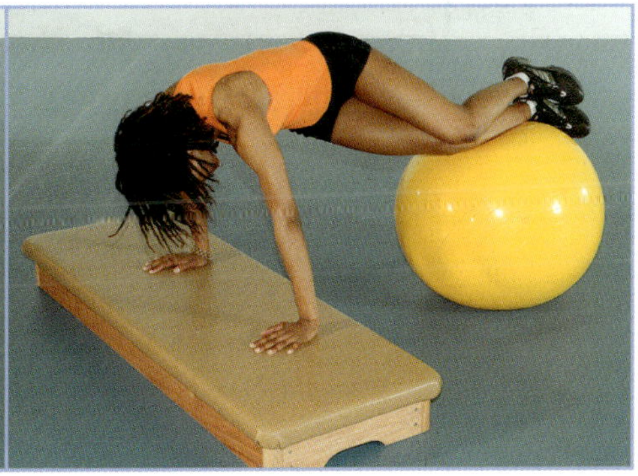

FB A8.2

POSITION DE DÉPART

Idem FB A8.1, mais en appui sur un seul genou, l'autre jambe étant tendue vers l'arrière.

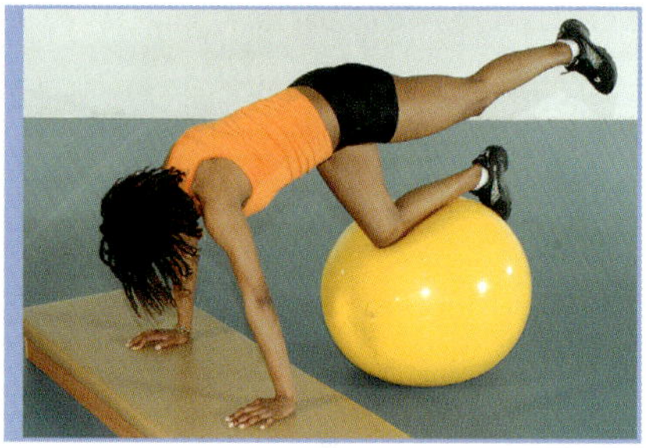

EXERCICE

Par des rotations longitudinales du bassin, venir en appui latéralement sur la face externe de la cuisse, puis revenir à la position de départ. Cet exercice sollicite principalement les muscles obliques de l'abdomen, ainsi que les abducteurs (il figure aussi dans la rubrique sur les abducteurs). La respiration est calée sur l'exercice, expiration lors du passage latéral et inspiration lors du retour en position de départ.

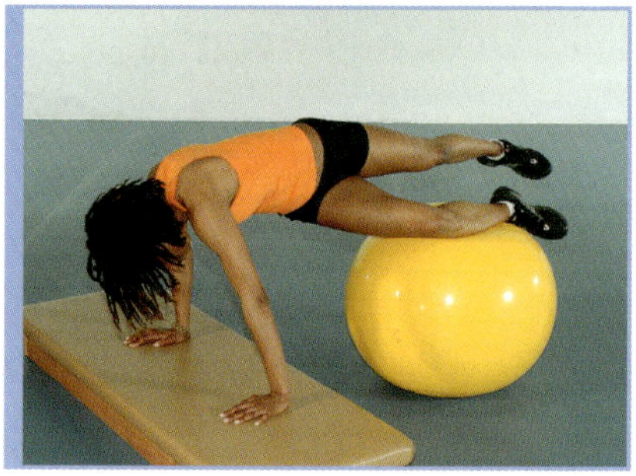

FB A8.3

POSITION DE DÉPART

Idem FB A8.2.

EXERCICE

Écarter latéralement le Fitball pour venir en appui sur la face interne du genou, puis revenir à la position de départ. Cet exercice sollicite également les muscles adducteurs, c'est pourquoi il figure également dans la rubrique sur le renforcement des adducteurs. La respiration est calée sur l'exercice, expiration lors de l'écartement du genou vers l'extérieur et inspiration lors du retour en position de départ.

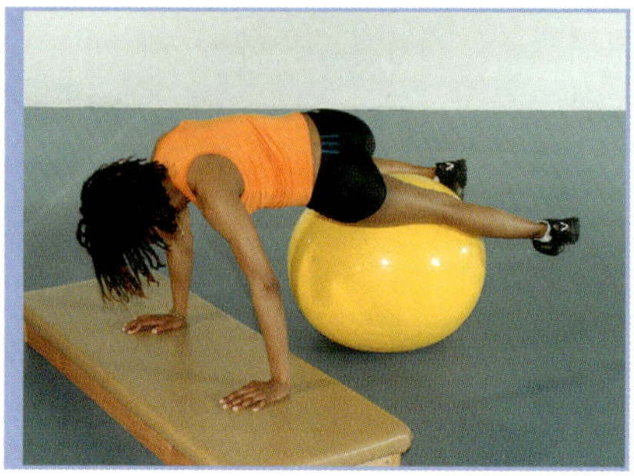

EXERCICE 9 - FITBALL

FB A9 ✱ I

POSITION DE DÉPART

En appui sur les mains, le Fitball sous les tibias, corps aligné.

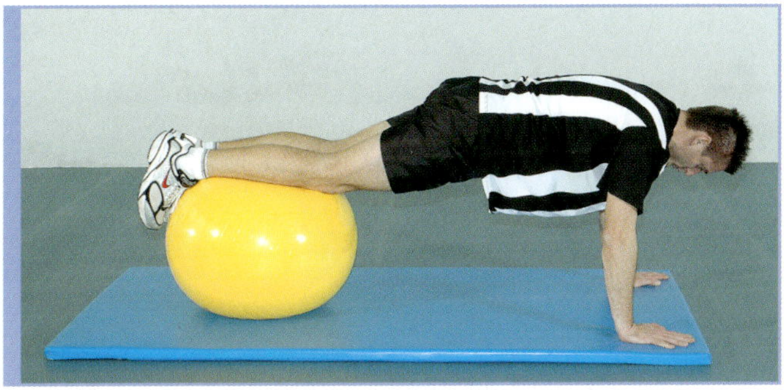

EXERCICE

Faire reculer le corps sur le Fitball en réalisant une ouverture de l'angle bras/tronc,

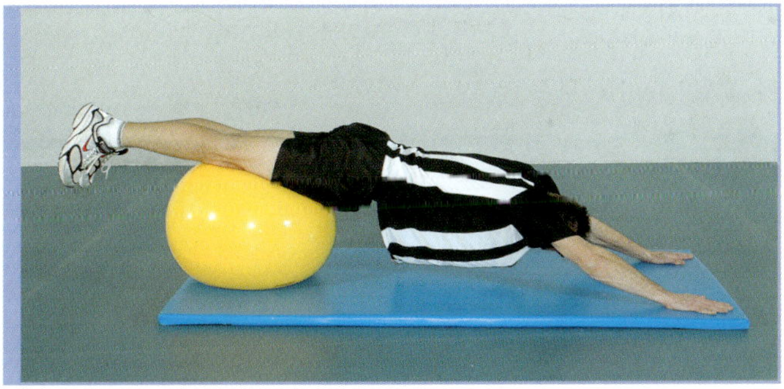

puis remonter à la position de départ. L'inspiration est placée sur l'ouverture bras/tronc, l'expiration est réalisée sur la fermeture lors du retour en position de départ. Cet exercice nécessite un maintien en isométrie de l'alignement du corps, mais il sollicite également les muscles des membres supérieurs et du tronc lors de la fermeture en concentrique de l'angle bras/tronc.

EXERCICE 10 - FITBALL

FB A10 I RD

POSITION DE DÉPART :

En appui sur les pointes de pieds, chaque coude en appui sur un Fitball, corps aligné.

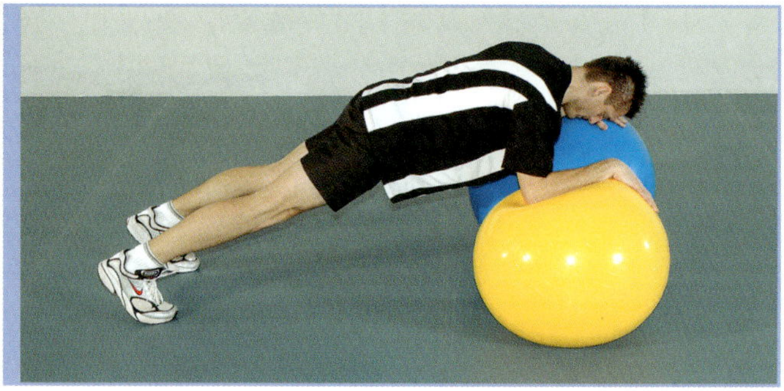

EXERCICE

Réaliser une ouverture de l'épaule droite vers l'avant, puis revenir en position de départ et ouvrir l'épaule gauche. On alterne plusieurs fois de suite droite et gauche, tout en maintenant l'alignement du corps. La respiration est brève et essentiellement buccale.

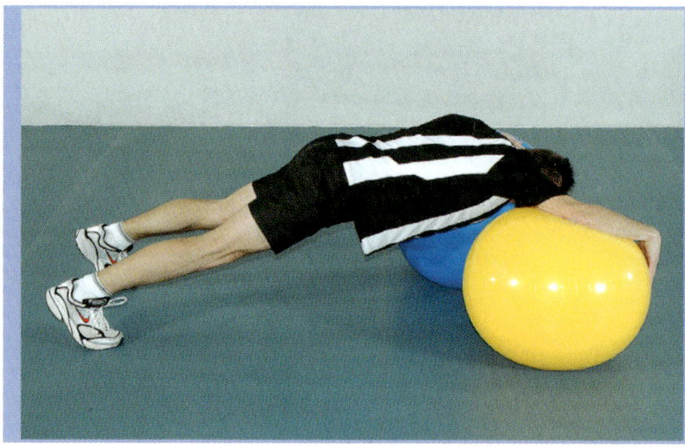

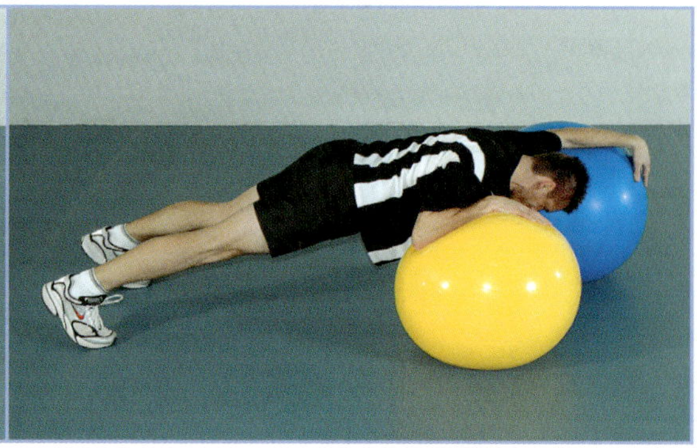

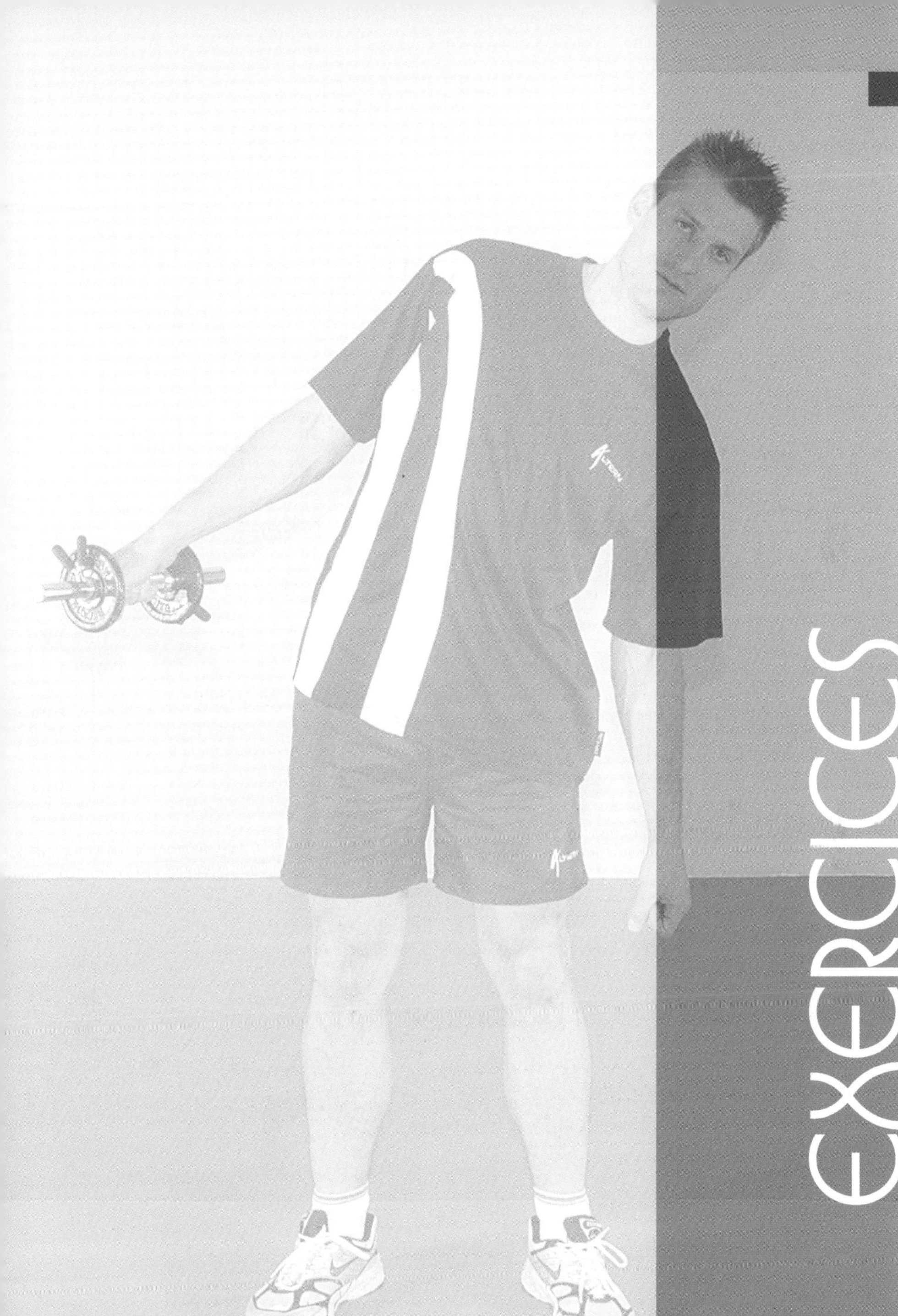

EXERCICES SUR LES MUSCLES OBLIQUES DE L'ABDOMEN

Les exercices suivants sollicitent principalement les muscles obliques (petits et grands) de l'abdomen, impliqués lors des rotations et/ou des inclinaisons latérales.

Certains exercices présentés sur la chaîne antérieure impliquent ces muscles et cela a été précisé. Les situations suivantes sont plus spécifiques du travail de ces groupes musculaires.

EXERCICE 1

OB 1 ✶ **E**

POSITION DE DÉPART

Le bas du dos sur le Fitball, les mains en appui arrière sur un support légèrement surélevé, les jambes tendues à la verticale.

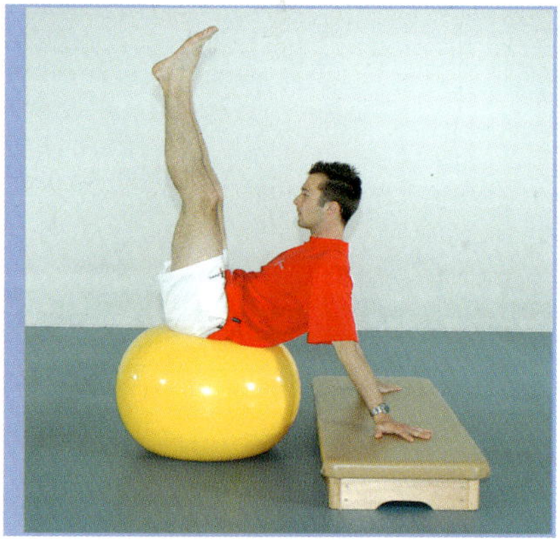

EXERCICE

Basculer les jambes tendues vers la droite et la gauche en alternance. L'expiration est placée sur la bascule latérale, l'inspiration est réalisée lors du retour en position de départ.

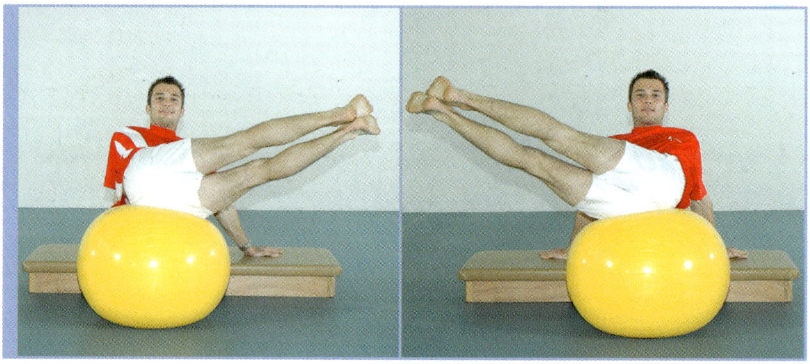

EXERCICE 2

OB 2 ★ C

POSITION DE DÉPART

Assis jambes tendues, en tenant dans les mains un objet (médecine-ball ou Aquahit).

EXERCICE

Mobiliser l'objet de gauche à droite et inversement.

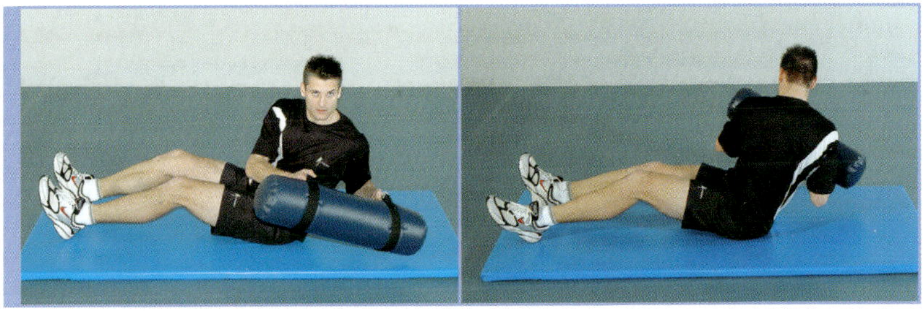

L'expiration est réalisée lors du passage d'un côté à l'autre et l'inspiration est placée lors de la pose de l'objet à gauche ou à droite.
L'utilisation de l'Aquahit à l'intérieur duquel l'eau se déplace permet de proposer l'exercice sous forme pliométrique, en particulier s'il est mobilisé d'un côté à l'autre sans être posé.

VARIANTE

Le même exercice peut être réalisé en équilibre fessiers, sans que les pieds ne touchent le sol, tel qu'il est présenté dans la rubrique sur la chaîne antérieure exercice A6.2 (page 58).

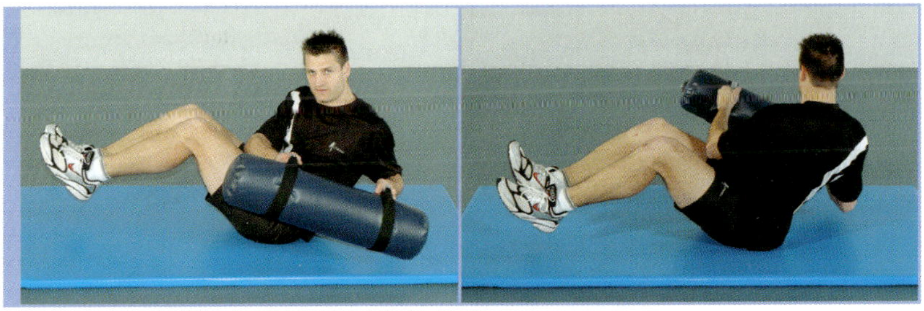

EXERCICE 3

OB 3 ✶ E

POSITION DE DÉPART

Assis ou debout, en tenant une charge bras tendus au-dessus de la tête (médecine-ball ou Aquahit).

EXERCICE

Passer l'objet d'un côté à l'autre par des petites bascules latérales lors desquelles il est nécessaire de freiner le mouvement.

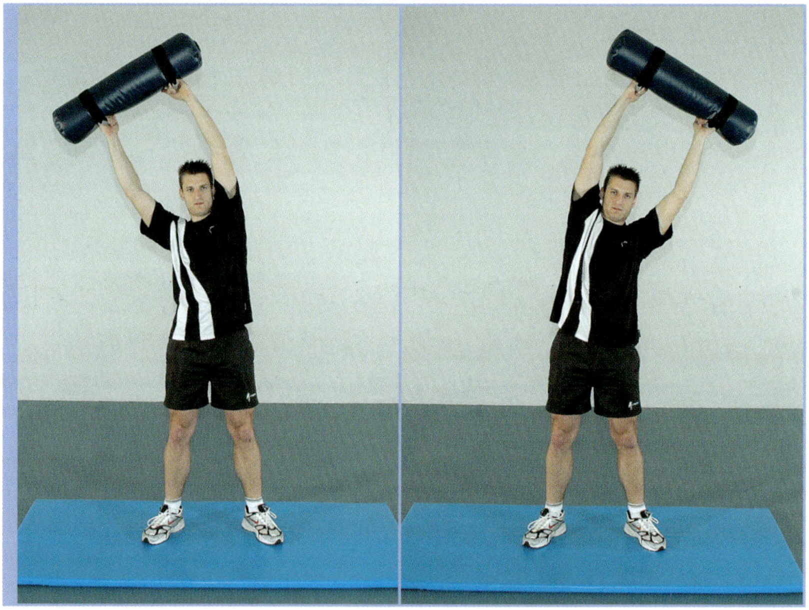

Si l'exercice est réalisé avec l'Aquahit, la contrainte est encore augmentée par le mouvement de l'eau qui se déplace à l'intérieur du cylindre.
L'expiration est réalisée lors du freinage de la charge d'un côté et l'inspiration brève est placée lorsque la charge passe au-dessus de la tête.

EXERCICE 4

OB 4 C

POSITION DE DÉPART

Debout les bras le long du corps en tenant une charge dans les mains (haltère ou Aquahit).

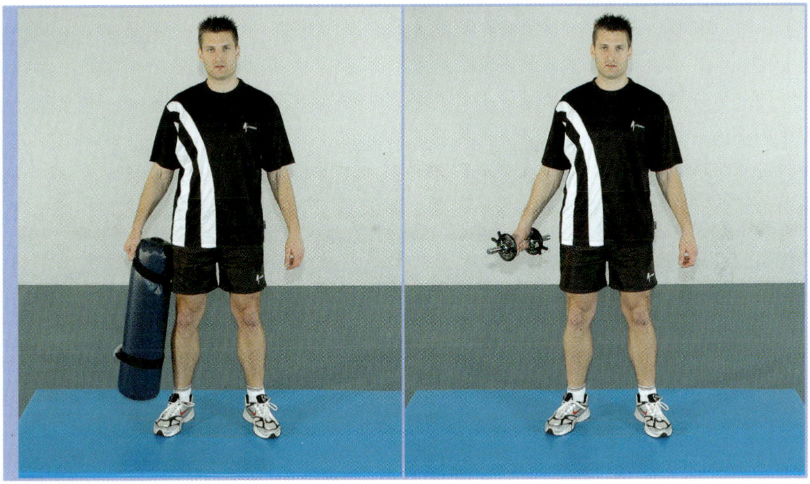

EXERCICE

Effectuer une bascule latérale du tronc en soulevant l'épaule du côté où la charge est maintenue. L'expiration est réalisée lors de la bascule latérale et l'inspiration est placée lors du retour en position de départ.

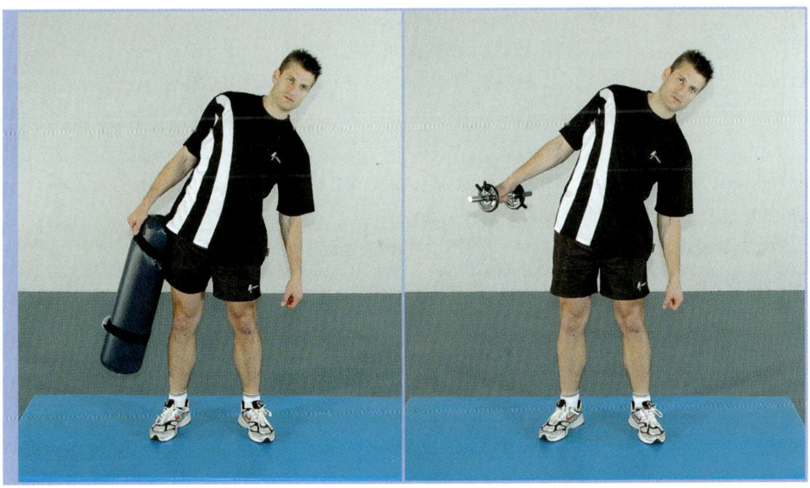

EXERCICES 5

OB 5.1 ★ P

POSITION DE DÉPART

Debout, bassin fixé en rétroversion, en maintenant une charge à deux mains devant soi. L'exercice peut être réalisé avec un médecine-ball, mais il nous semble plus intéressant de le faire avec l'Aquahit qui, grâce au mouvement de l'eau, accentue encore l'effet pliométrique.

EXERCICE

Tout en conservant les appuis fixés au sol, mobiliser la charge de droite à gauche et inversement. Plus la charge sera éloignée du corps et plus l'exercice sera difficile. L'expiration est réalisée lors du freinage de la charge d'un côté et l'inspiration brève est placée lorsque la charge passe devant le corps.

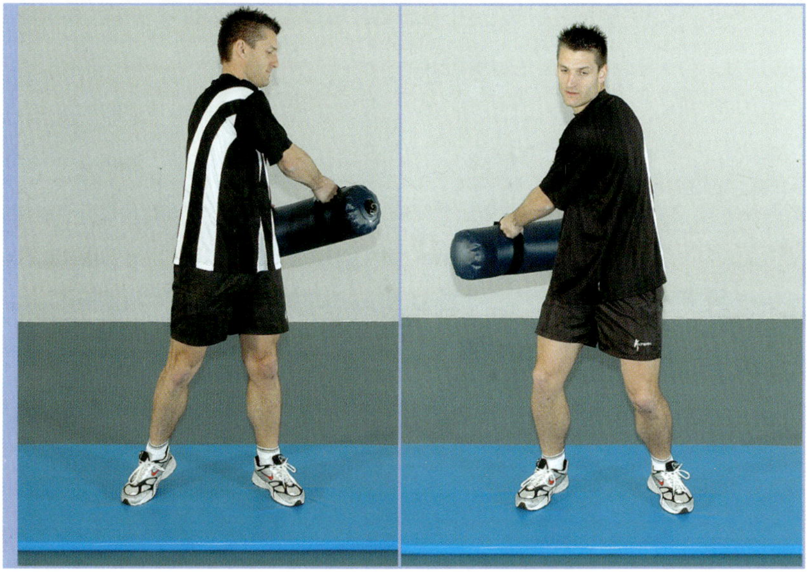

OB 5.2 ✱ P

POSITION DE DÉPART

Idem exercice OB5.1

EXERCICE

Mobiliser la charge en rotation d'un côté à l'autre tout en sautant pour effectuer un demi-tour. Plus la charge sera éloignée du corps et plus l'exercice sera difficile. L'expiration est réalisée lors du freinage de la charge d'un côté et l'inspiration brève est placée lorsque la charge passe devant le corps.

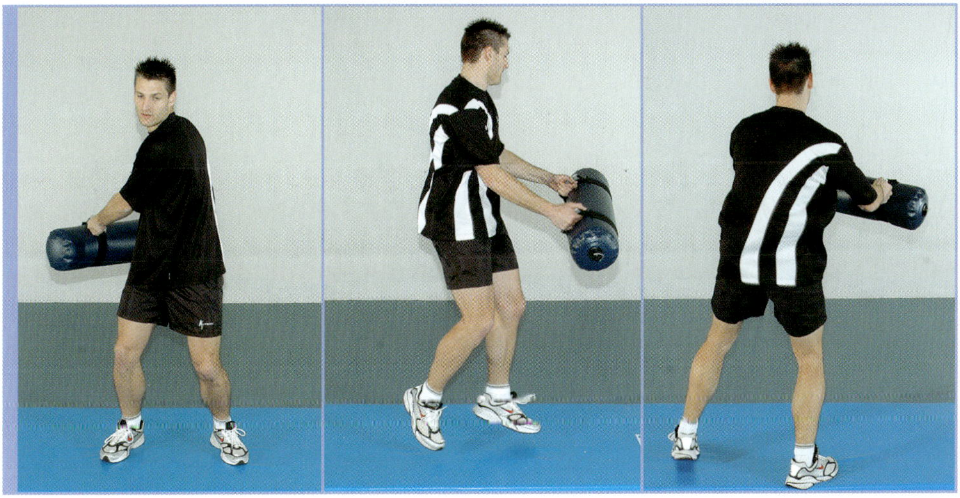

EXERCICE 6

OB 6 ✶ P

POSITION DE DÉPART

En appui sur un pied, une charge est maintenue à deux mains du côté qui correspond au pied d'appui. L'exercice peut être réalisé avec un médecine-ball ou avec l'Aquahit dont le mouvement de l'eau accentuera encore l'effet pliométrique, mais perturbera grandement la stabilité (travail de proprioception), dans ce cas on peut partir avec le pied opposé en appui au sol.

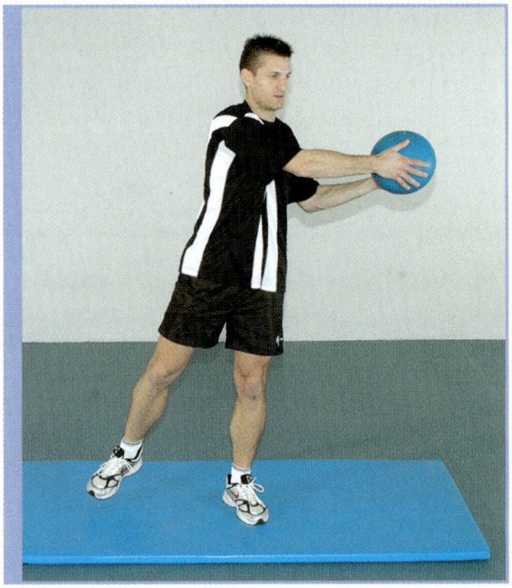

EXERCICE

Amener la charge de l'autre côté en l'opposant au genou qui monte, tout en restant en appui sur son pied. L'expiration est placée sur l'opposition genou-charge et l'inspiration est réalisée lors du retour à la position de départ.

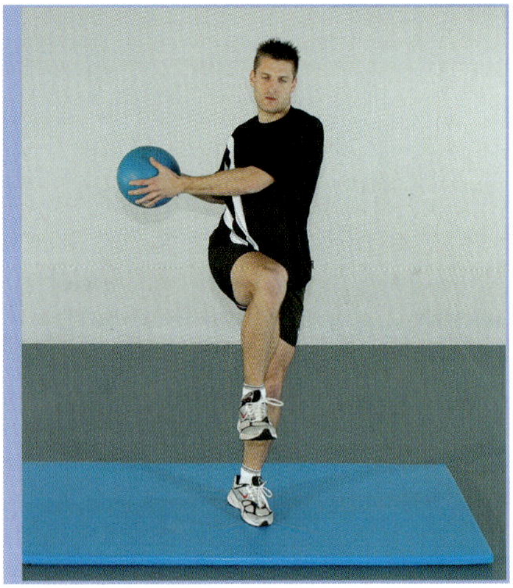

EXERCICE 7

OB 7 ★ P

POSITION DE DÉPART

En fente avant, une charge maintenue à deux mains, croisée par-dessus la jambe avant. L'exercice peut être réalisé avec un médecine-ball ou avec l'Aquahit qui, grâce au mouvement de l'eau, accentue encore l'effet pliométrique.

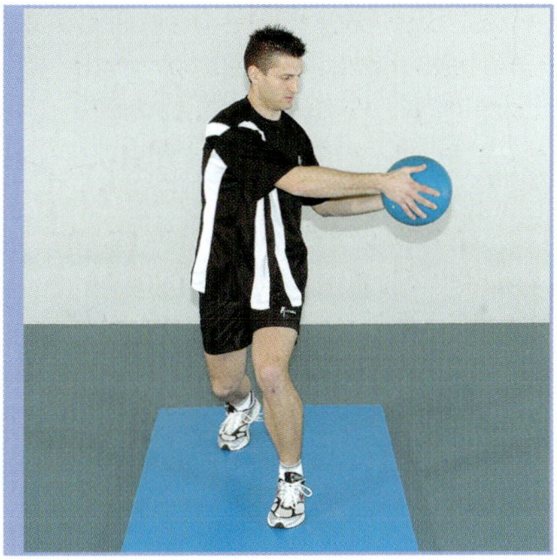

EXERCICE

Sauter en fente pour changer de jambe avant tout en mobilisant la charge de l'autre côté. Plus la charge sera éloignée du corps et plus l'exercice sera difficile. L'expiration est réalisée lors du freinage de la charge d'un côté et l'inspiration brève est placée lorsque la charge passe devant le corps.

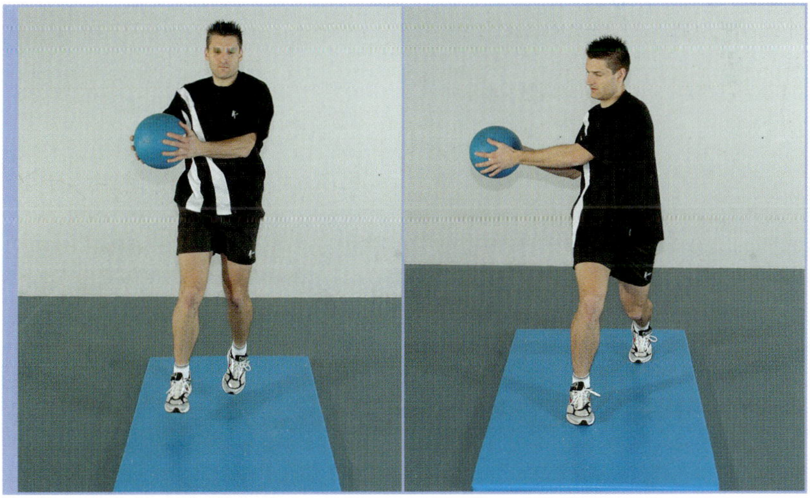

EXERCICE 8

OB 8 ★ E

POSITION DE DÉPART

Assis sur un banc, une barre de musculation posée sur les épaules. Attention, dans un premier temps la charge doit être légère et sera augmentée au fur et à mesure des progrès.

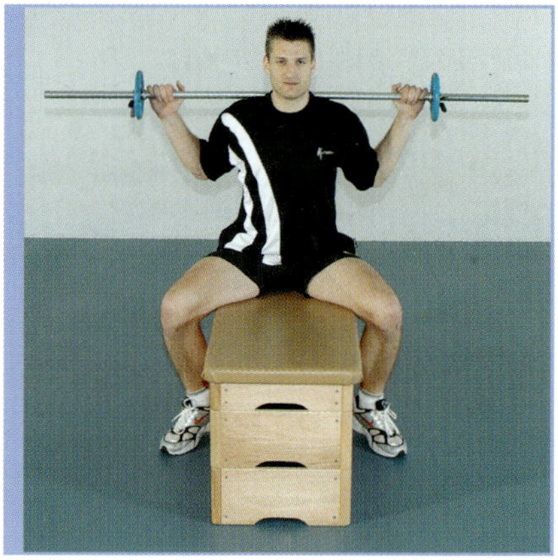

EXERCICE

Monter une jambe sur le banc tout en l'opposant à la rotation des épaules. L'exercice est réalisé en alternant côté droit et gauche. L'expiration est réalisée lors de l'opposition bras-jambe et l'inspiration brève est placée lors du retour en position de départ.

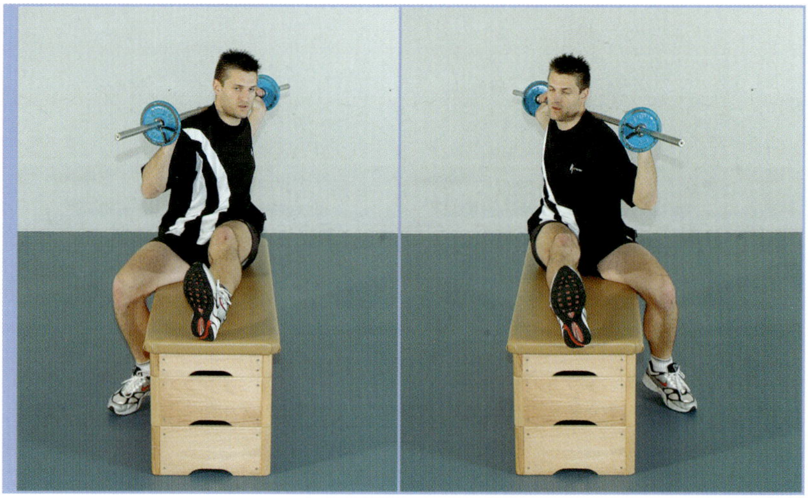

EXERCICE 9

OB 9 A C

POSITION DE DÉPART

Allongé sur le côté, mains derrière la nuque, la jambe au sol est tendue et la jambe supérieure est fléchie. Un partenaire tient les jambes.

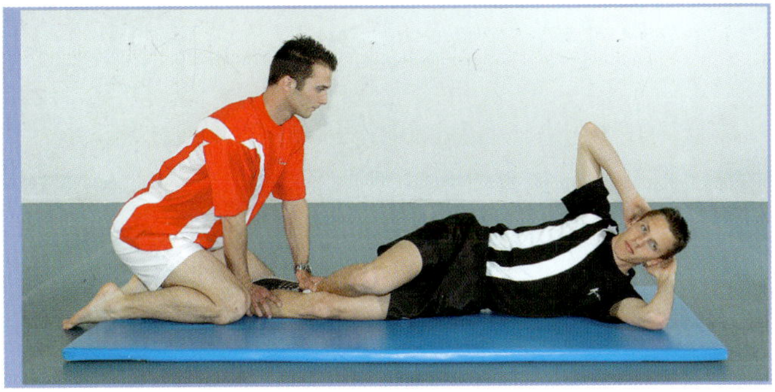

EXERCICE

Décoller le tronc par une flexion latérale, puis redescendre en position de départ. L'expiration est réalisée sur la flexion latérale et l'inspiration lors du retour en position de départ.

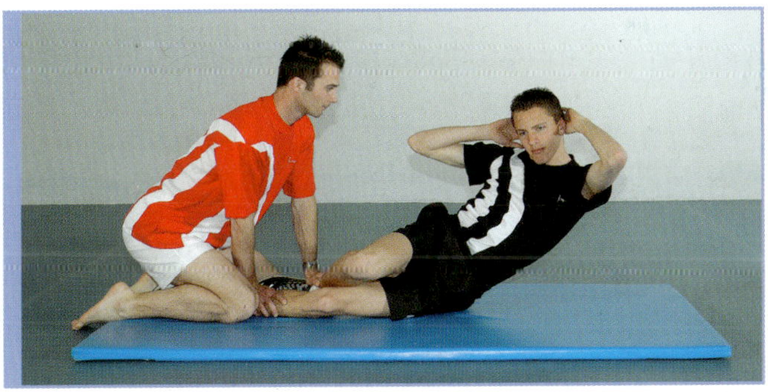

EXERCICE 10

OB 10 ★ C

POSITION DE DÉPART

Les épaules en appui sur le Fitball, pieds à plat, les genoux à 90 degrés. Le bassin est maintenu à l'horizontale en rétroversion, les bras écartés.

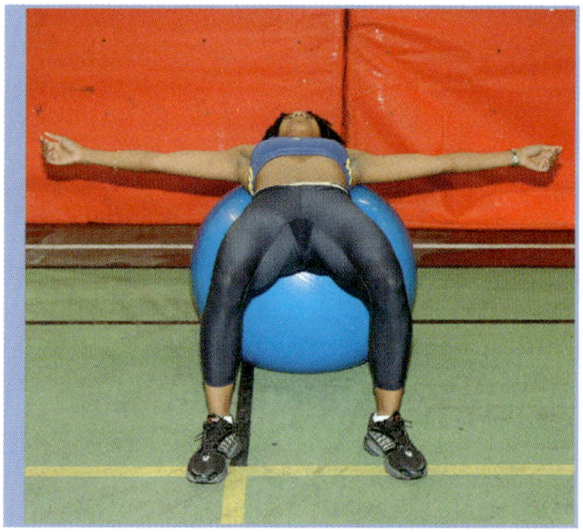

EXERCICE

Effectuer des rotations latérales pour venir en appui sur l'épaule gauche, puis sur la droite. On passe de l'une à l'autre en recherchant l'amplitude maximum. L'expiration est réalisée lorsqu'on arrive sur une épaule et l'inspiration est placée lors du passage au milieu sur le Fitball.

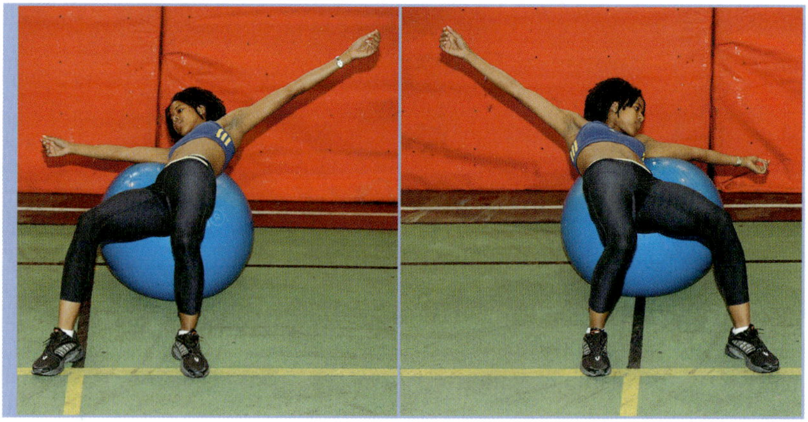

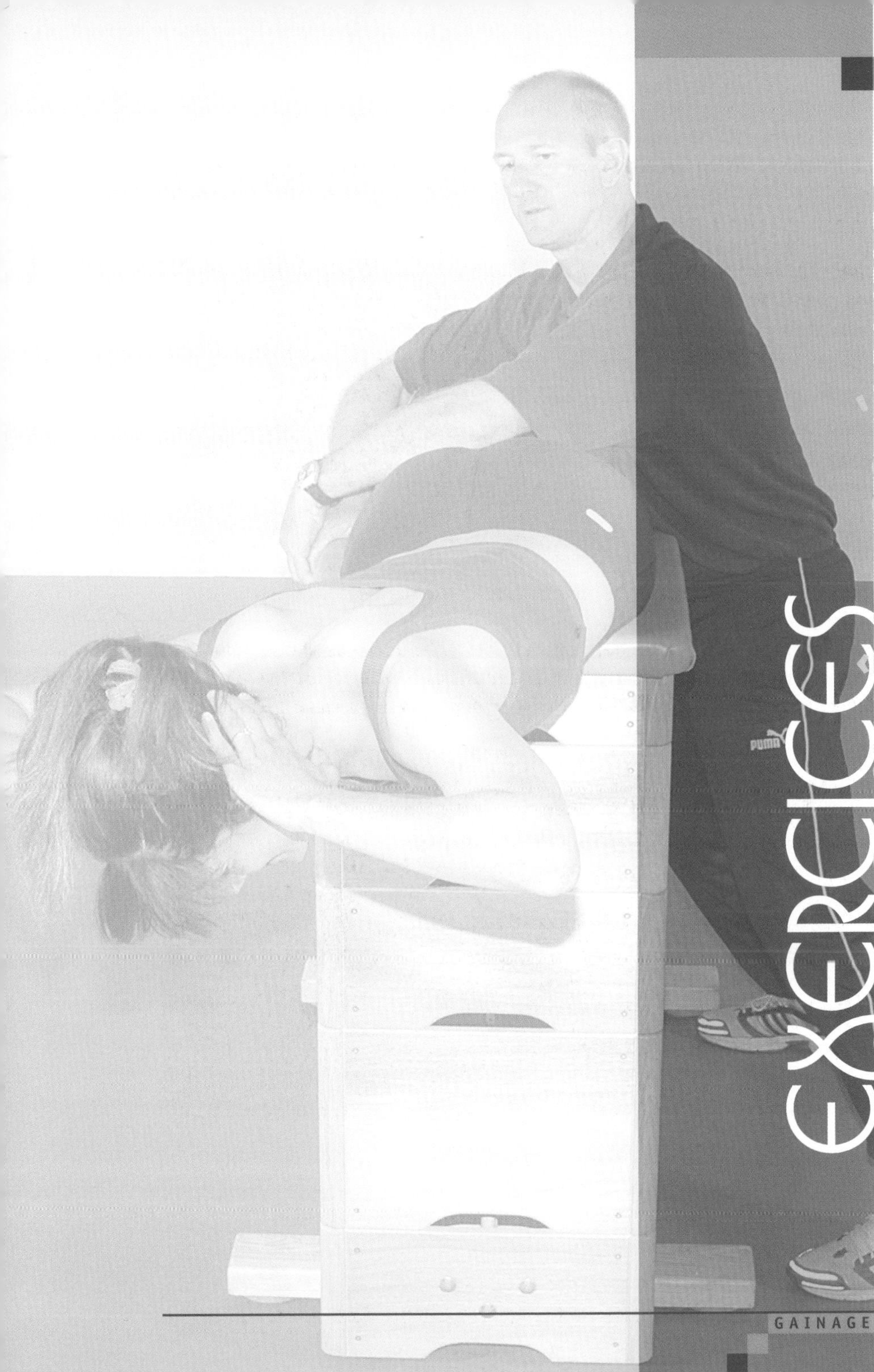

EXERCICES
DE GAINAGE CHAÎNE POSTÉRIEURE

Dans leur fonction de gainage, les muscles de la chaîne postérieure sont représentés par les muscles lombaires ainsi que tous les muscles des gouttières spinales. Beaucoup d'exercices vont également solliciter une extension des hanches et concerneront donc également les muscles fessiers (en particulier grands fessiers, mais également petits et moyens fessiers ainsi que pyramidal dans leurs rôles d'abducteurs et de rotateurs externes), ainsi que les ischio-jambiers dans leur rôle d'extenseurs de la hanche.
La démarche générale pour dégager des exercices sur la chaîne postérieure consiste, à partir de positions de référence, à envisager différents régimes de contraction (isométrique, concentrique, ou pourquoi pas dans certains cas excentrique), à alterner une ou deux jambes, à réaliser différents mouvements de flexion, extension, à passer d'une position à l'autre, à mobiliser des objets... Il est possible, dans le cas de personnes entraînées, de rajouter des lests pour augmenter la difficulté de l'exercice.

P1.1 I

POSITION DE DÉPART

Allongé à plat ventre, bras allongés dans le prolongement du tronc. Le bassin est placé en rétroversion de manière à éviter une lordose lombaire accentuée.

EXERCICE

Tout en maintenant son bassin et sans chercher à accentuer la lordose lombaire, décoller légèrement les bras et les jambes du sol. Maintenir quelques secondes en isométrie, puis reposer les membres au sol et recommencer. L'inspiration est prolongée sur la position de maintien en isométrie et l'expiration se fait lorsque les membres sont reposés sur le sol.

Attention à ne pas effectuer ce mouvement trop rapidement en accentuant la position en lordose car cela pourrait être dangereux pour l'intégrité du rachis lombaire.

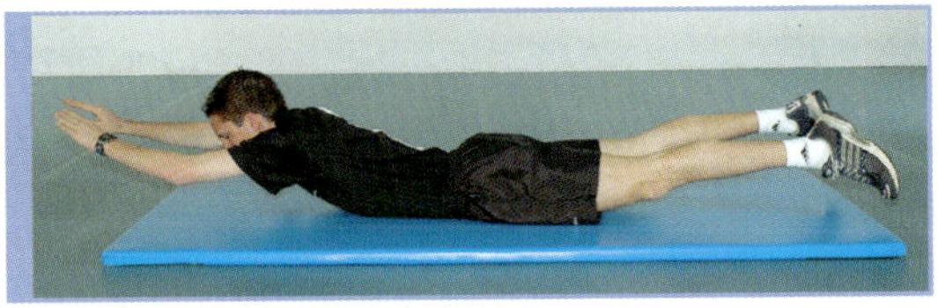

VARIANTE

Pour augmenter la contrainte, et rendre l'exercice plus difficile, on peut utiliser des lests légers sur la plupart des exercices de la série P1.

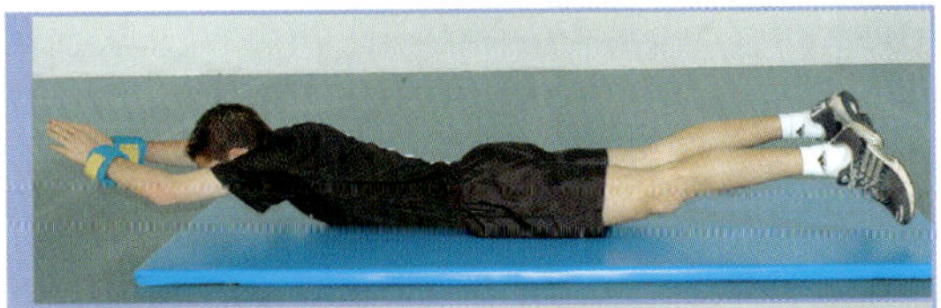

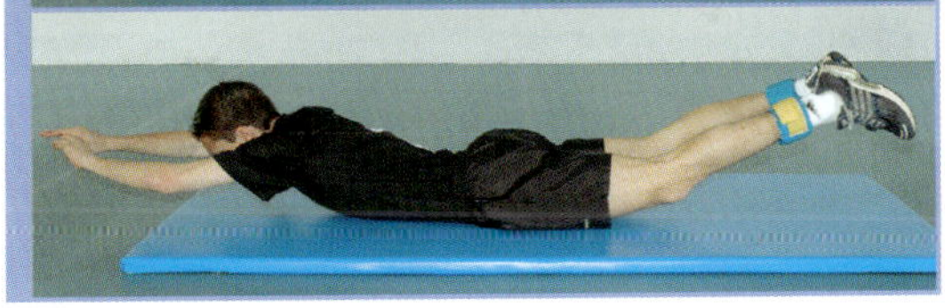

VARIANTE

En position finale maintenue en isométrie, réaliser des petites oscillations latérales du buste de droite à gauche.

P1.2

POSITION DE DÉPART

Idem P1.1

EXERCICE

Même exercice que le précédent, mais cette fois-ci c'est une diagonale qui est soulevée : bras droit – jambe gauche, puis l'autre diagonale.

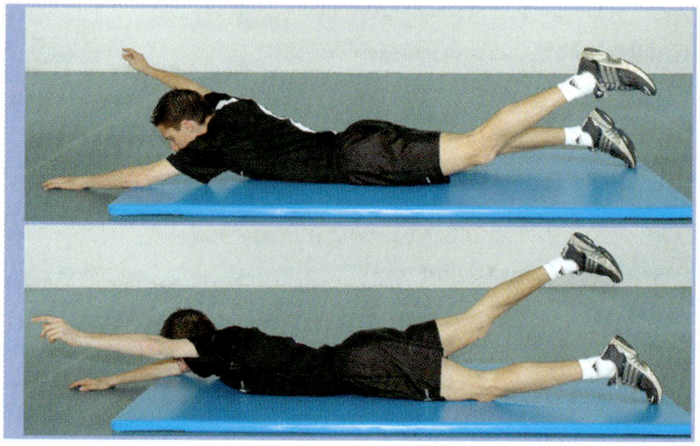

P1.3

POSITION DE DÉPART

Idem P1.1

EXERCICE

Décoller bras et jambes comme dans le premier exercice, puis ramener les bras le long du tronc en les écartant vers l'extérieur tout en inspirant, revenir en position de départ et poser les membres au sol en expirant.

Recommencer plusieurs fois successives.

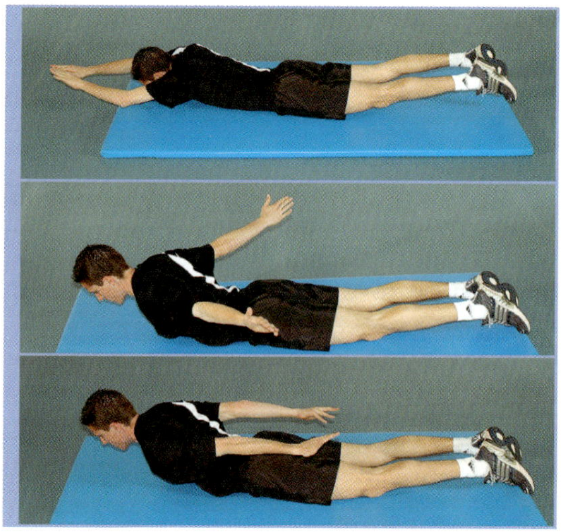

P1.4

POSITION DE DÉPART

Allongé à plat ventre, bras écartés perpendiculairement au tronc. Le bassin est maintenu en rétroversion de manière à éviter une lordose lombaire accentuée et bras et jambes sont décollés (isométrie).

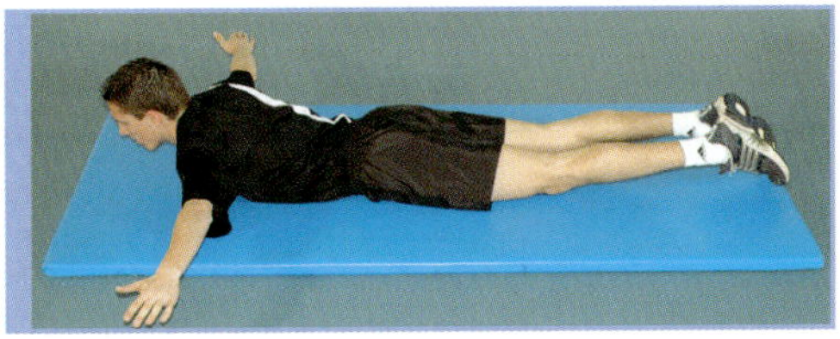

EXERCICE

Tout en maintenant son bassin et sans chercher à accentuer la lordose lombaire, rapprocher les omoplates tout en inspirant, puis revenir à la position de départ. Attention à ne pas aller trop vite. La contrainte peut être augmentée avec des lests légers tenus à la main, mais ce sont les épaules et en particulier le faisceau postérieur du deltoïde qui seront le plus sollicités.

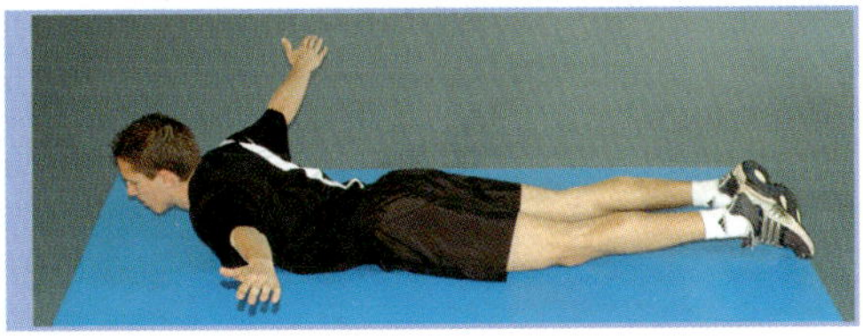

P1.5

POSITION DE DÉPART

Allongé à plat ventre, bras dans le prolongement du tronc, légèrement écartés et tenant un bâton. Le bassin est maintenu de manière à éviter une lordose lombaire accentuée et bras et jambes sont décollés (isométrie).

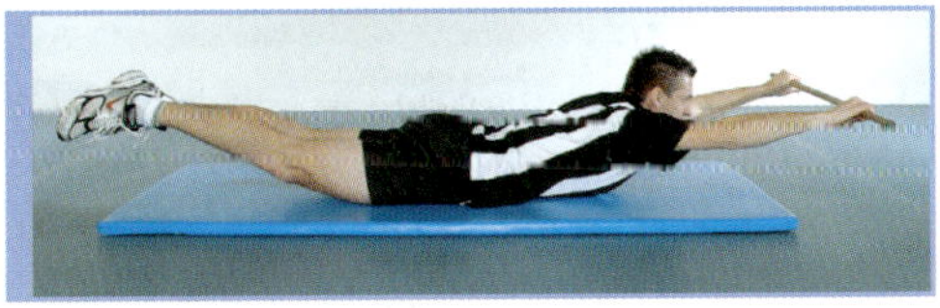

EXERCICE

Amener le bâton derrière la nuque en inspirant, puis revenir en position de départ en expirant.

Répéter plusieurs fois l'exercice. On peut envisager le même exercice sans le bâton, en rapprochant les omoplates vers la colonne vertébrale en ramenant les coudes fléchis vers l'arrière.

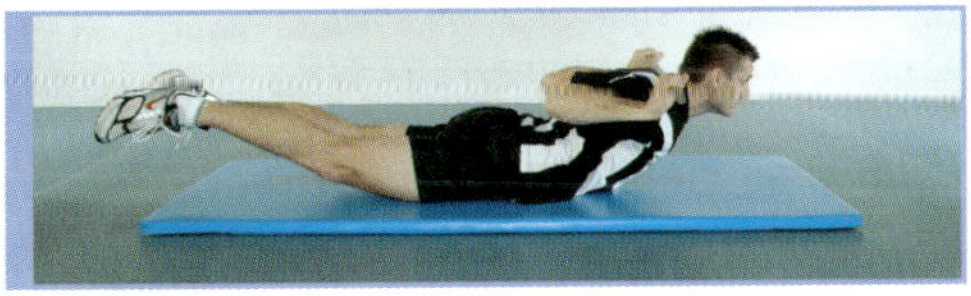

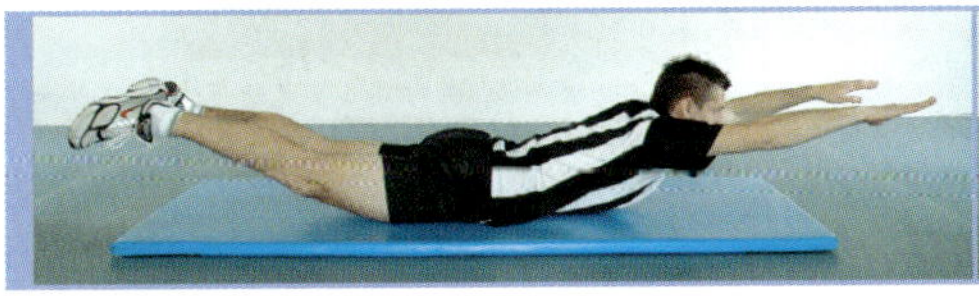

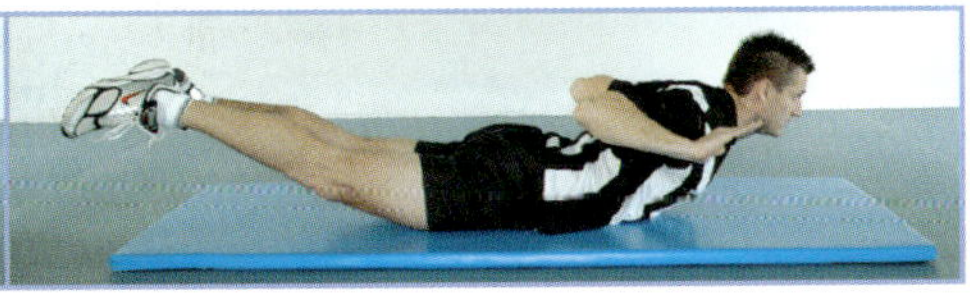

P1.6 ★ I RD

POSITION DE DÉPART

Allongé à plat ventre, bras dans le prolongement du tronc tenant un ballon ou un médecine-ball léger. Le bassin est maintenu de manière à éviter une lordose lombaire accentuée et bras et jambes sont décollés (isométrie).

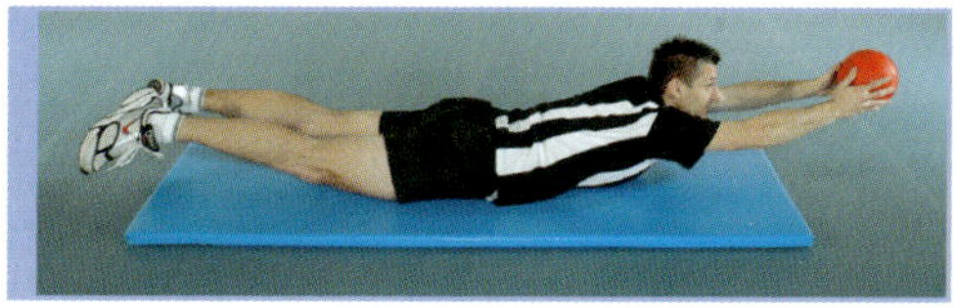

EXERCICE

Faire passer le médecine-ball d'une main à l'autre tout en restant bien gainé. La respiration est essentiellement brève et buccale.

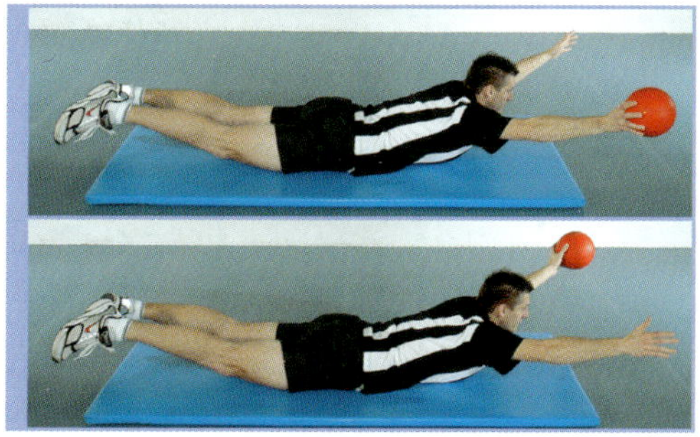

P1.7 ★ E

POSITION DE DÉPART

Idem P1.1

EXERCICE

Maintenir la position isométrique de l'exercice P1.1 pendant qu'un partenaire exerce des petites pressions vers le bas sur les épaules et les jambes.

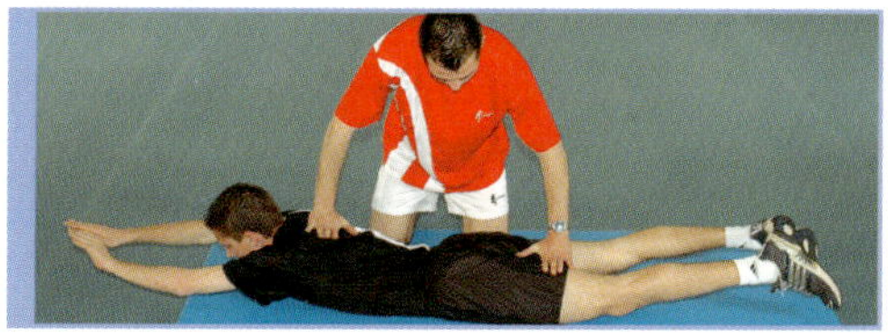

Il est possible d'exercer les pressions selon une diagonale (bras et jambe opposés).
La respiration est essentiellement brève et buccale.
La contrainte sera ici de type excentrique post-isométrique.

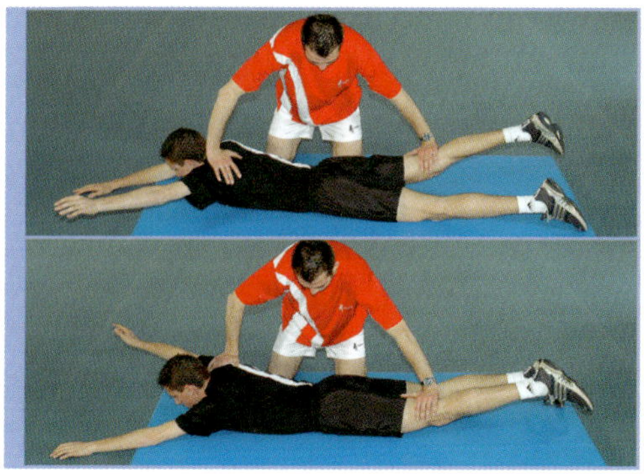

EXERCICES 2

P2.1

POSITION DE DÉPART

À quatre pattes, en appui genoux et mains.

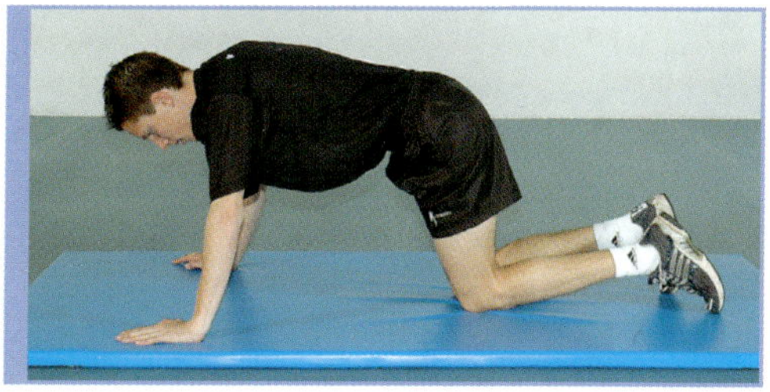

EXERCICE

Décoller une jambe vers l'arrière en maintenant le genou fléchi et l'amener jusqu'à l'horizontale, puis redescendre et répéter l'enchaînement.
Inspirer sur la montée et expirer sur le retour en position de départ.

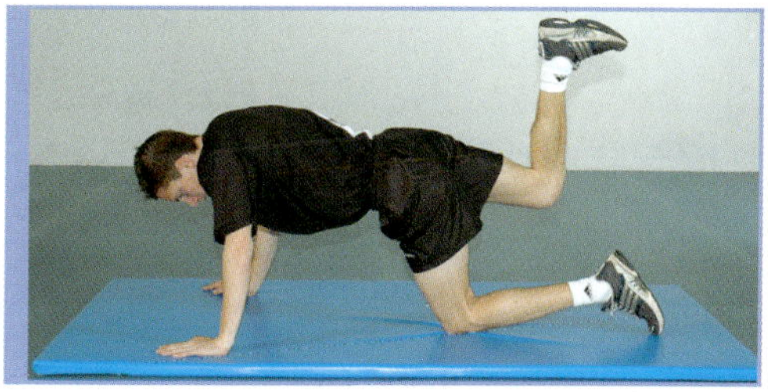

P2.2

POSITION DE DÉPART

Idem P2.1

EXERCICE

Décoller une jambe tendue et le bras opposé (diagonale) jusqu'à l'horizontale, marquer la position terminale puis refermer la diagonale en opposant coude – genou et recommencer. Inspirer sur la montée et expirer sur le retour en position de départ.

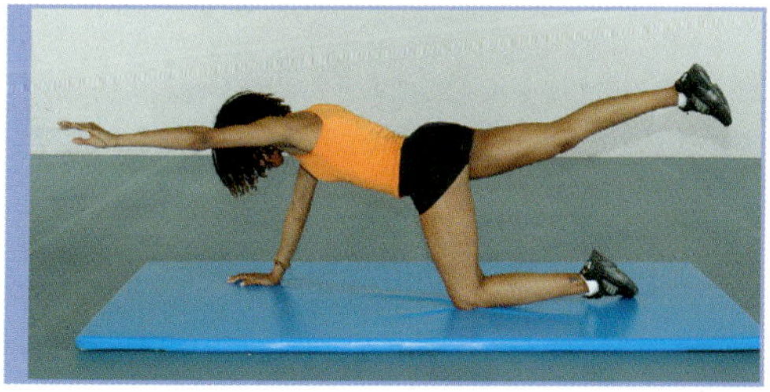

P2.3 ★ E RD

POSITION DE DÉPART

Idem position terminale de P2.2 (un bras et la jambe opposée fixés à l'horizontale).

EXERCICE

Tout en conservant le bras et la jambe à l'horizontale, un partenaire exerce des petites pressions vers le bas sur ces segments. La respiration est essentiellement brève et buccale. La contrainte est de type excentrique post-isométrique.

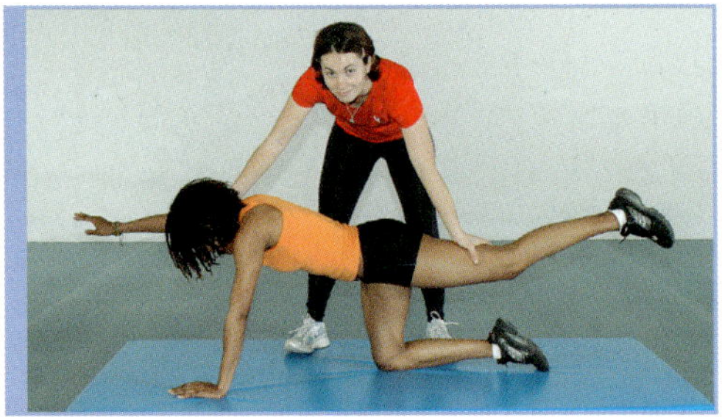

P2.4 ★ I

POSITION DE DÉPART

Idem position terminale de P2.2 (un bras et la jambe opposée fixés à l'horizontale).

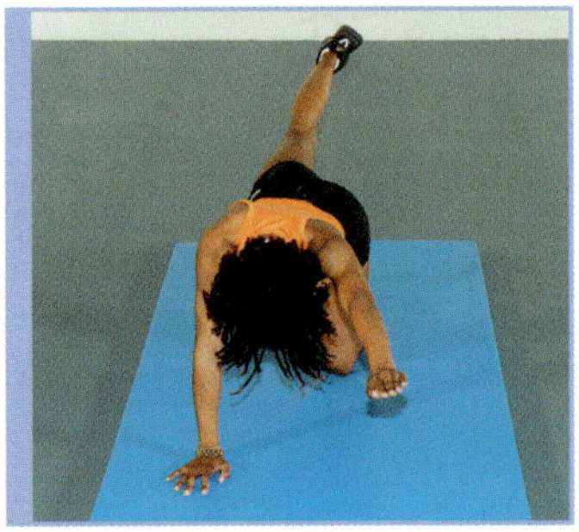

EXERCICE

Tout en conservant le bras et la jambe à l'horizontale, amener le bras perpendiculairement au tronc pendant que la jambe est écartée vers l'extérieure perpendiculairement au tronc en expirant. Revenir à la position de départ en inspirant et recommencer.

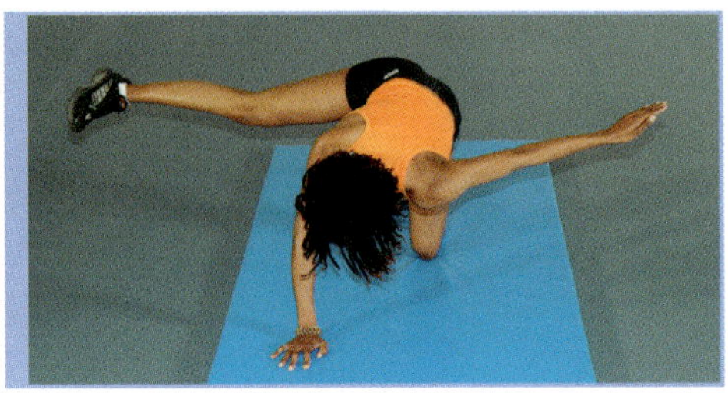

EXERCICES 3

P3.1

POSITION DE DÉPART

Allongé à plat dos, jambes serrées, bras croisés sur la poitrine.

EXERCICE

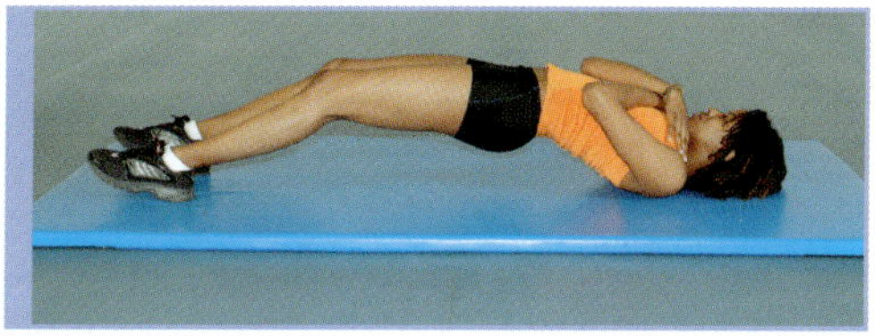

Placer le bassin en rétroversion et le décoller afin d'être en appui seulement sur les épaules et les talons. Maintenir la position en isométrie. Si les pieds sont placés en rotation externe (en appui sur le bord externe), la contraction isométrique concernera davantage les moyens fessiers dans leur rôle de rotateurs externes et d'abducteurs. La respiration est essentiellement brève et buccale.

P.3.2

VARIANTE

POSITION DE DÉPART

Idem P3.1

EXERCICE

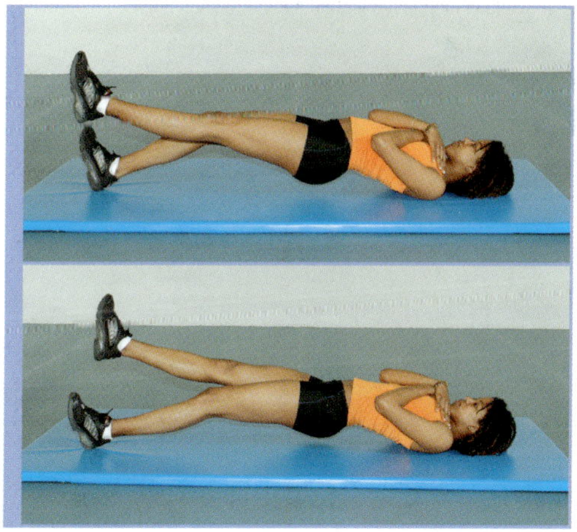

Même exercice mais on décolle légèrement un talon pour être en appui sur une seule jambe, on maintient la position une à deux secondes et on change de jambe.

P.3.3 ★ I RD

POSITION DE DÉPART

Idem P3.1 mais en tenant un médecine-ball léger bras tendus perpendiculairement au tronc.

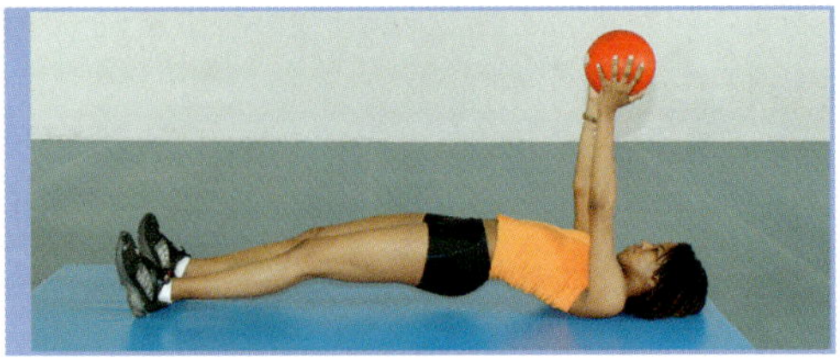

EXERCICE

Idem exercice P3.1 mais le médecine-ball est mobilisé avec des fermetures et ouvertures bras – tronc. La respiration est essentiellement brève et buccale.

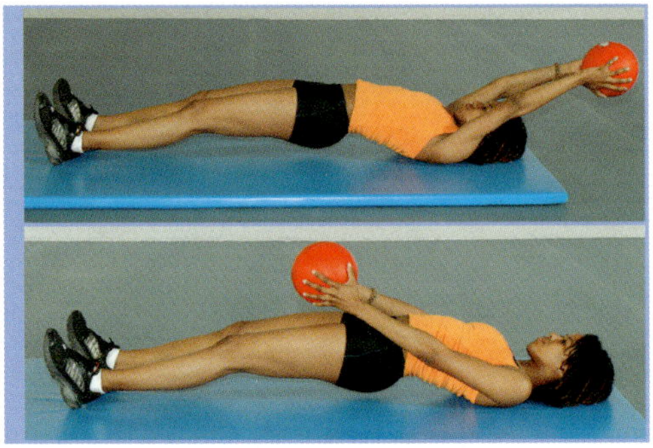

P.3.4 ★ I RD

POSITION DE DÉPART

Idem P3.1 mais en tenant un médecine-ball léger bras tendus perpendiculairement au tronc.

EXERCICE

Idem exercice P3.1 mais le médecine-ball est mobilisé vers l'extérieur de droite à gauche. L'expiration se fait sur l'éloignement du médecine-ball vers l'extérieur et l'inspiration au moment du passage face au tronc.

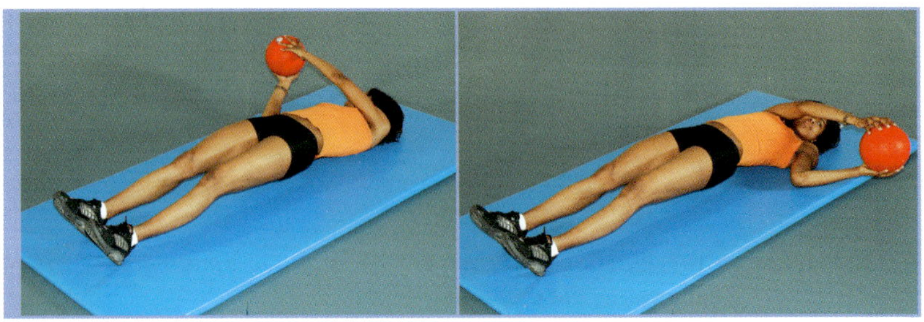

P3.5 ✶ E RD

POSITION DE DÉPART

Allongé à plat dos, jambes serrées, bras croisés sur la poitrine.

EXERCICE

Placer le bassin en rétroversion et le décoller afin d'être en appui seulement sur les épaules et les talons. Maintenir la position en isométrie pendant qu'un partenaire exerce des petites pressions vers le bas au niveau des hanches. La respiration est essentiellement brève et buccale. La contrainte est donc ici de type excentrique post-isométrique.

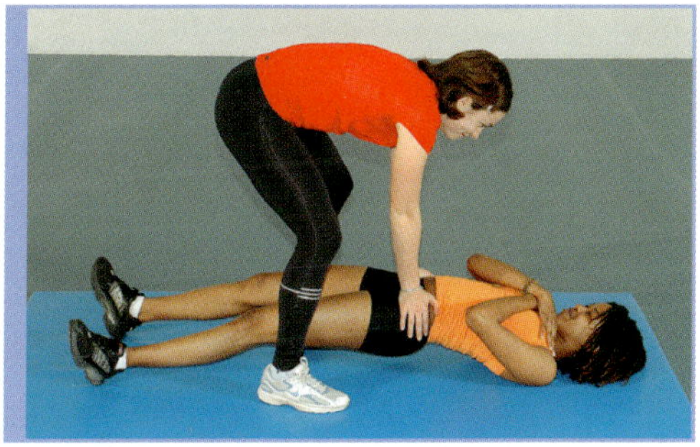

P3.6 ★ I RD

DÉRIVÉ

POSITION DE DÉPART

Allongé à plat dos, jambes serrées, bras tendus perpendiculairement au tronc.

EXERCICE

Placer le bassin en rétroversion et le décoller afin d'être en appui seulement sur les épaules et les talons. Maintenir la position en isométrie pendant qu'un partenaire exerce des contraintes avant - arrière ou droite - gauche, au niveau des bras tendus. La respiration est essentiellement brève et buccale.

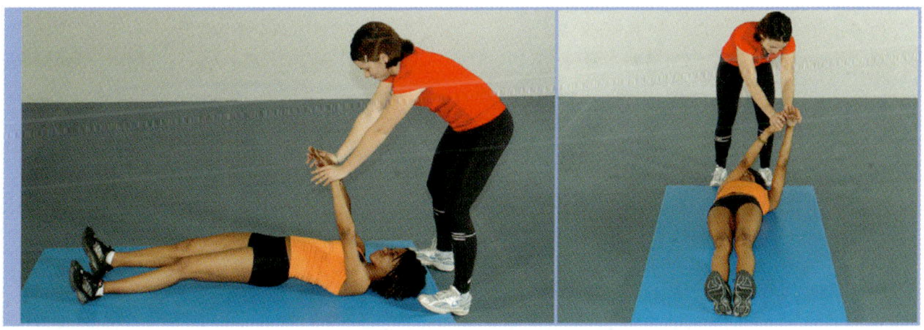

REMARQUE

Afin de rendre les exercices de cette série plus exigeants sur le plan de la proprioception, on peut également placer les talons sur un médecine-ball.

EXERCICES 4

P4.1 C

POSITION DE DÉPART

Assis, pieds à plat, genoux fléchis, en appui arrière sur les bras tendus.

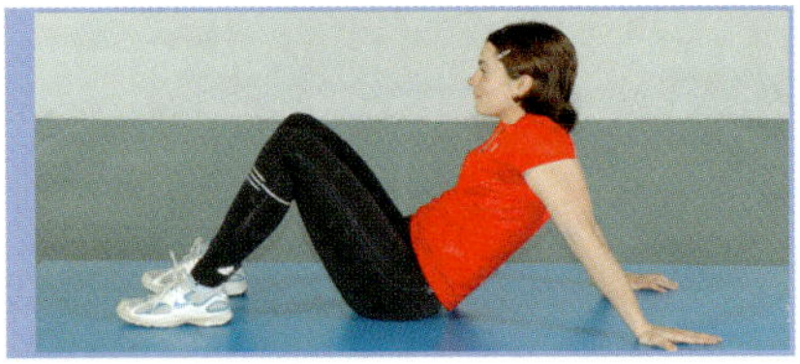

EXERCICE

Monter le bassin pour venir aligner genoux, bassin et épaules. Expirer sur la montée du bassin et inspirer sur la descente.

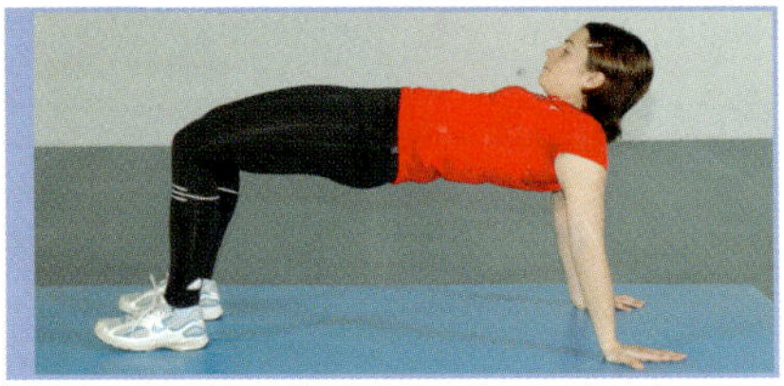

P4.2 C

VARIANTE

POSITION DE DÉPART

Idem P4.1 mais une jambe est maintenue tendue au-dessus du sol.

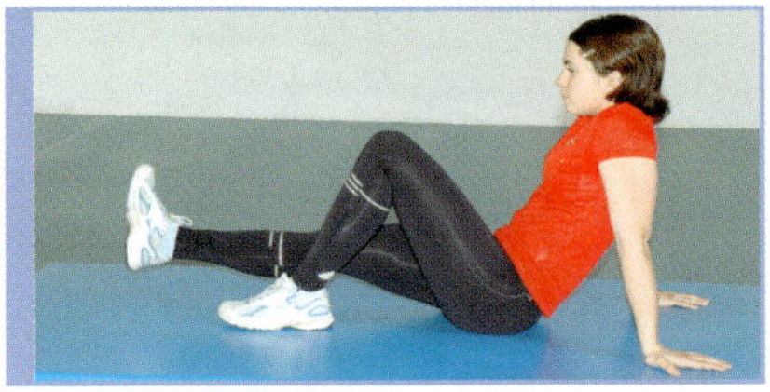

EXERCICE

Monter le bassin en prenant appui sur une seule jambe pour venir aligner genoux, bassin et épaules. L'autre jambe est placée tendue à l'horizontale.

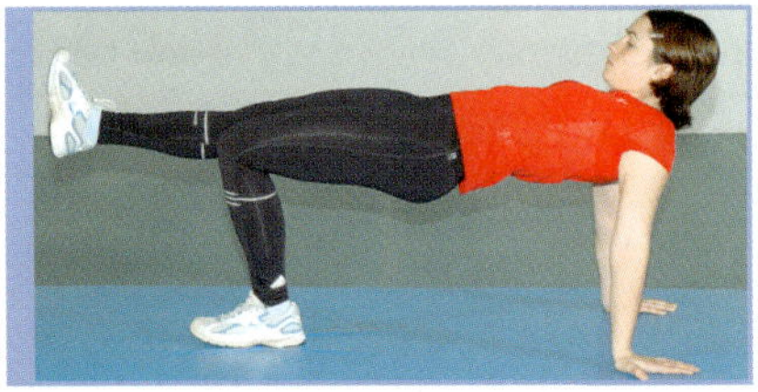

P4.3 I

VARIANTE

POSITION DE DÉPART

Idem position finale de P4.1 ou P4.2

EXERCICE

La position finale de l'exercice P4.1 ou P4.2 est maintenue en isométrie. La respiration est brève et essentiellement buccale.

P4.4 ★ I RD

POSITION DE DÉPART

Idem position finale de P4.2

EXERCICE

La position finale de l'exercice P4.2 est maintenue en isométrie et un partenaire exerce des petites pressions vers le bas sur le pied de la jambe qui est maintenue à l'horizontale. La respiration est brève et essentiellement buccale.

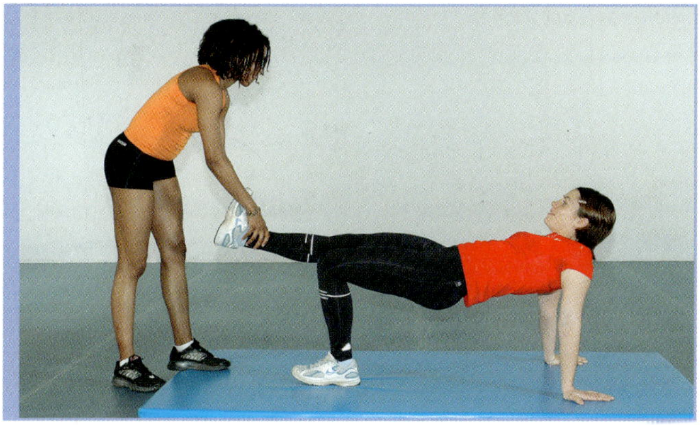

P4.5 ★ P RD

POSITION DE DÉPART

Idem position finale de P4.2

EXERCICE

Le sujet saute pour changer de jambe et retrouver sa position de départ sur l'autre jambe, en essayant de ne pas laisser tomber son bassin. L'inspiration est placée sur le changement de jambe et l'expiration sur le contact du pied.

EXERCICE 5

Tous les exercices évoqués dans la rubrique précédente (P4.1 à P4.5) peuvent être réalisés à partir d'une position de départ : allongé sur le dos, pieds à plat, genoux fléchis.

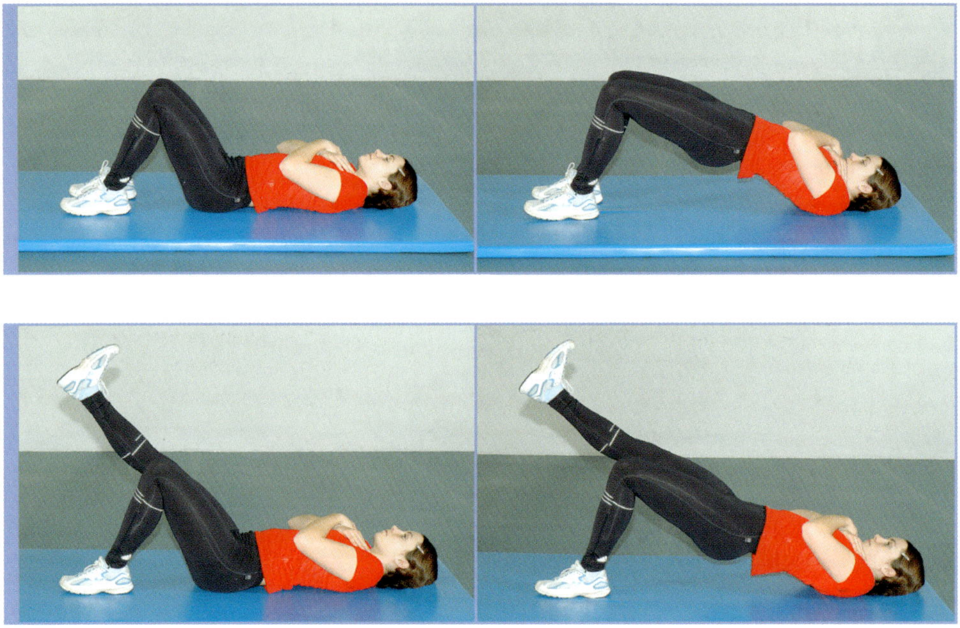

EXERCICES 6

P6.1 I

POSITION DE DÉPART

Sur le dos, en appui sur les coudes et sur les talons, bassin aligné entre les chevilles et les épaules.

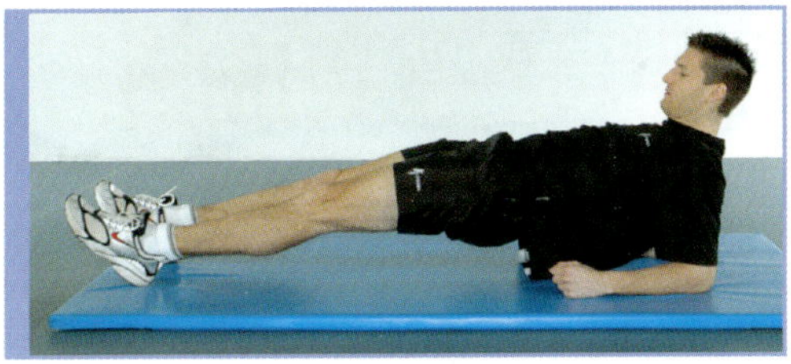

EXERCICE

Maintenir le placement en isométrie. La respiration est brève et essentiellement buccale.

P6.2 C

POSITION DE DÉPART

Idem P6.1

EXERCICE

Réaliser une flexion des hanches pour descendre le bassin jusqu'au sol puis remonter. L'inspiration est placée sur la descente et l'expiration sur la montée.

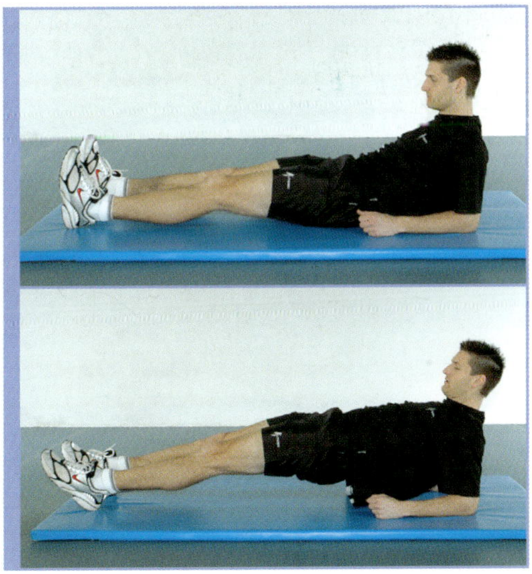

P6.3

VARIANTE

POSITION DE DÉPART

Idem P6.1

EXERCICE

Il s'agit des exercices P6.1 et P6.2 réalisés en appui sur une seule jambe.

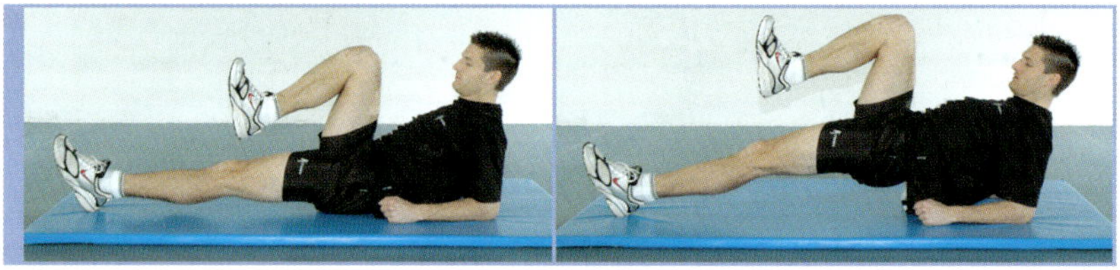

P6.4

POSITION DE DÉPART

Idem P6.1

EXERCICE

À partir de la position P6.1 maintenue en isométrie, fléchir un genou pour l'amener vers la poitrine, puis redescendre et recommencer.

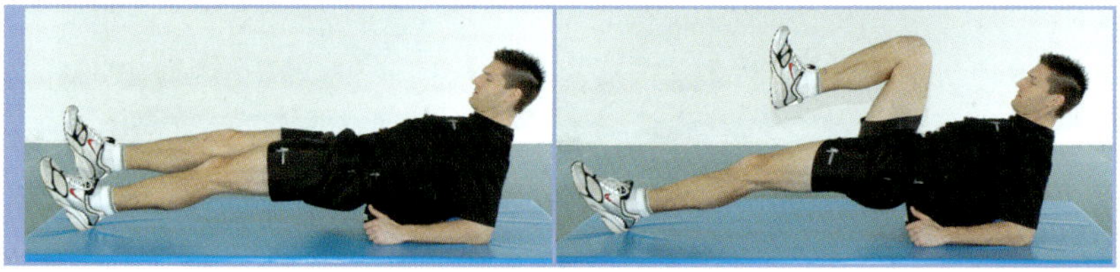

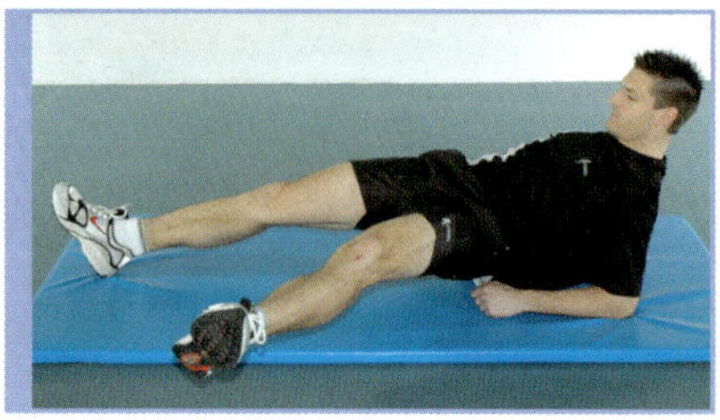

On peut noter que, selon le même modèle, on peut réaliser différentes mobilisations sur la jambe qui n'est plus en appui : abductions genou fléchi, abductions jambe tendue, cycle de jambe... La respiration est brève et essentiellement buccale.

P6.5 ✱ E RD

POSITION DE DÉPART

Idem P6.1

EXERCICE

À partir de la position P6.1 maintenue en isométrie, un partenaire effectue de légères pressions vers le bas en prenant appui sur les hanches. La contrainte sera ici de type excentrique post-isométrique. La respiration est brève et essentiellement buccale.

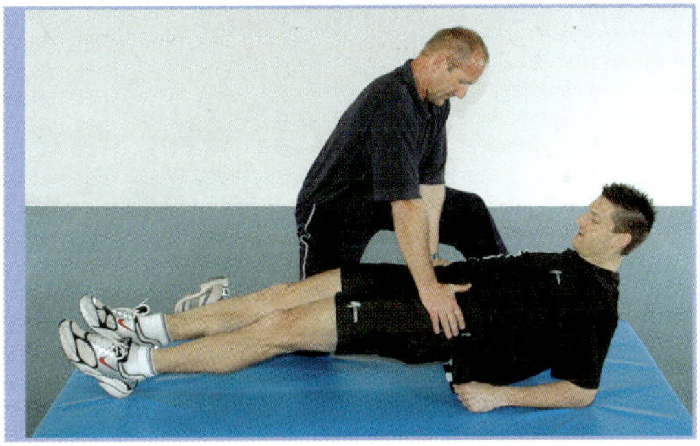

P6.6 ✱ I

POSITION DE DÉPART

Idem P6.1

EXERCICE

À partir de la position P6.1 maintenue en isométrie, décoller un bras et la jambe opposée. La respiration est brève et essentiellement buccale.

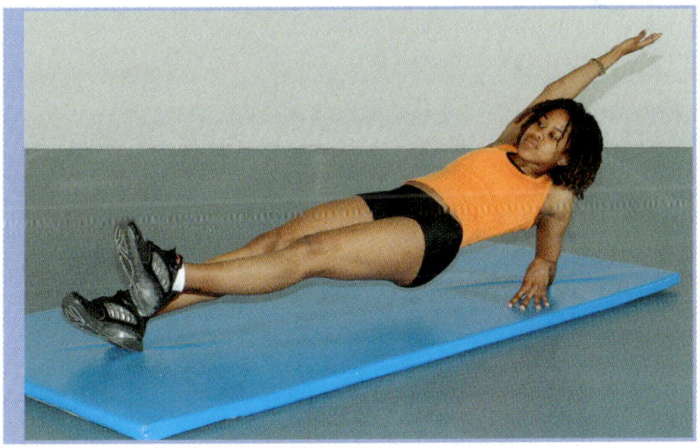

P6.7

POSITION DE DÉPART

Tous les exercices évoqués dans la rubrique P6 (de P6.1 à P6.6) peuvent également être réalisés en partant en appui sur les mains, bras tendus.

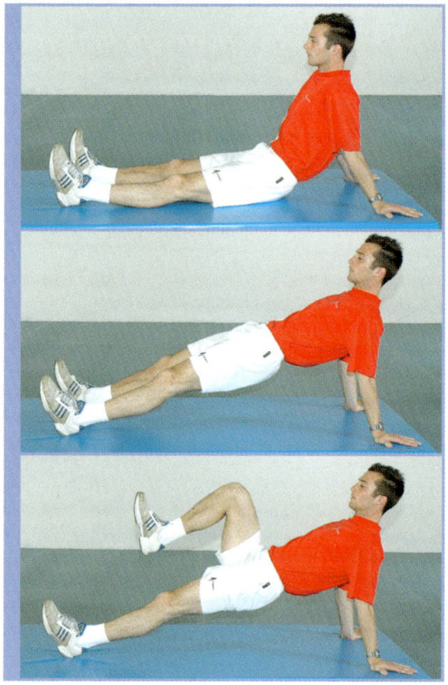

REMARQUE

Afin de rendre les exercices de cette série plus exigeants sur le plan de la proprioception on peut également placer les talons sur un médecine-ball.

P6.8 P RD

POSITION DE DÉPART

En appui dorsal, talons – mains (bras tendus), bassin aligné entre les chevilles et les épaules.

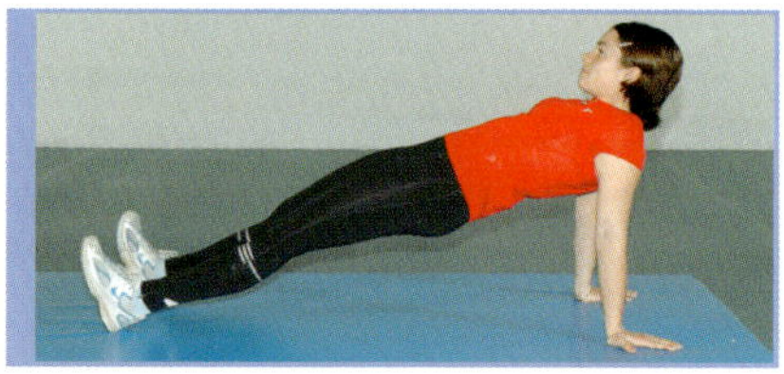

EXERCICE

Ramener les deux talons sous les fesses en effectuant un rebond, puis revenir en position de départ corps aligné. L'expiration est placée sur la flexion des jambes et l'inspiration brève sur la phase aérienne qui précède le rebond du corps aligné qui se fait en blocage respiratoire.

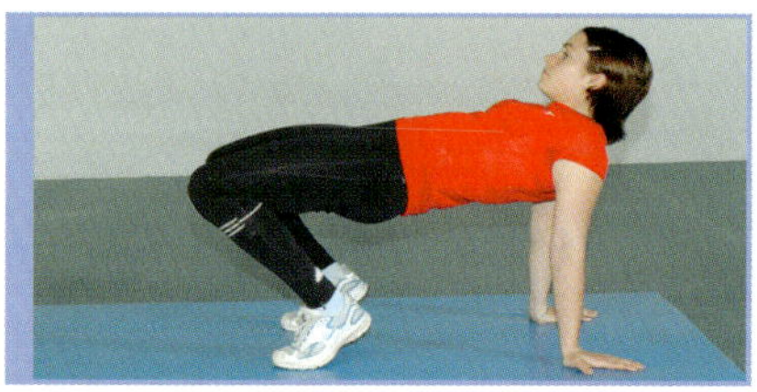

EXERCICES 7

P7.1 ★ C I

POSITION DE DÉPART

Sur un plinth (ou un support quelconque), le sujet est en appui facial, les cuisses reposent sur le support, les pieds sont calés à l'arrière ou bien un partenaire tient les jambes, le tronc dans le vide. Les bras sont croisés devant la poitrine ou bien derrière la nuque.

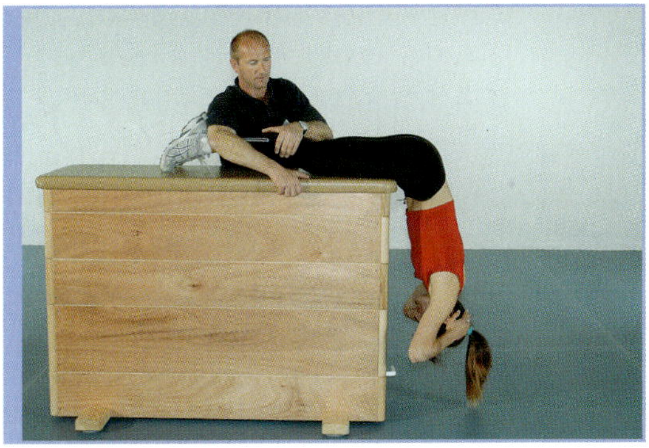

EXERCICE

Remonter le tronc jusqu'à l'horizontale, maintenir la position en isométrie quelques secondes puis redescendre. Cet exercice peut être réalisé en complète isométrie, ou bien on enchaîne plusieurs répétitions. L'expiration est réalisée lors de la descente du tronc, l'inspiration lors de la montée avec un blocage respiratoire sur le temps d'isométrie. S'il est réalisé en isométrie pendant un temps plus long, la respiration est brève et essentiellement buccale.

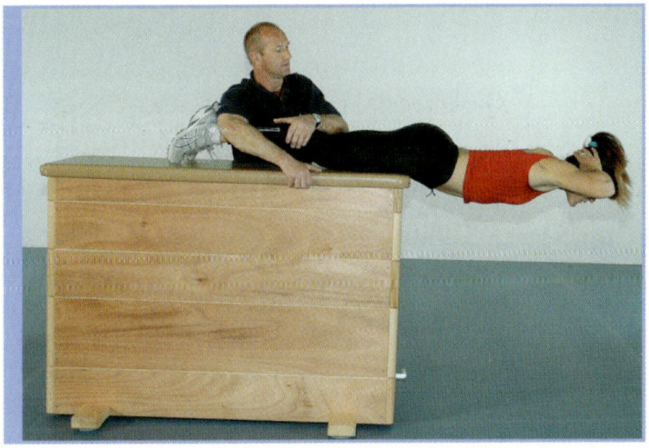

P7.2

POSITION DE DÉPART

Idem position finale de P7.1

EXERCICE

Réaliser de petites oscillations latérales du tronc tout en maintenant la position en isométrie. La respiration est brève et essentiellement buccale.

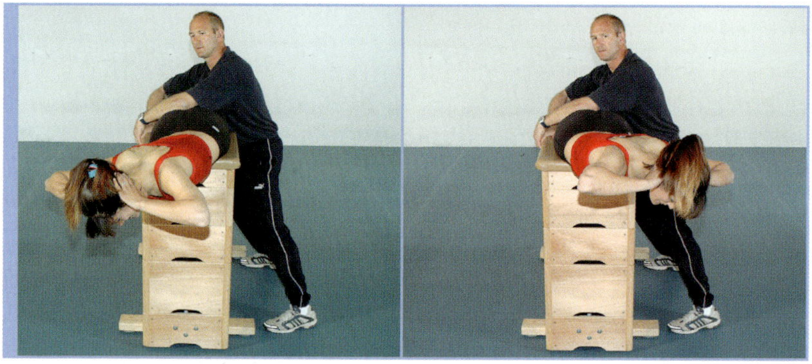

P7.3

RD

POSITION DE DÉPART

Idem position finale de P7.1

EXERCICE

À partir de la position maintenue en isométrie, échanger avec un partenaire un ballon ou un médecine-ball. La respiration est brève et essentiellement buccale.

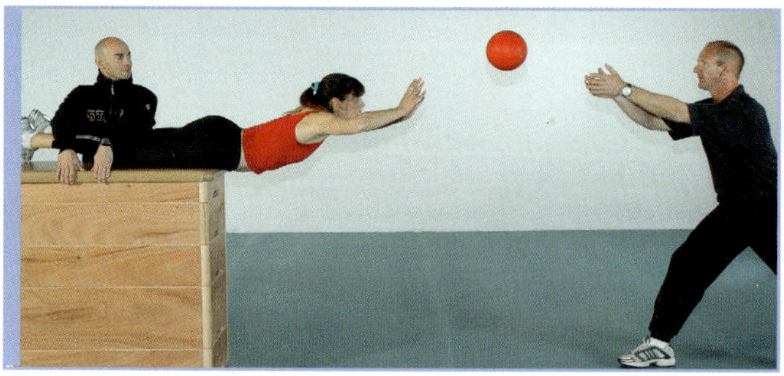

P7.4 E RD

POSITION DE DÉPART

Idem position finale de P7.1

EXERCICE

À partir de la position maintenue en isométrie, un partenaire effectue des petites pressions vers le bas sur le tronc auxquelles le sujet doit résister. La contrainte est ici de type excentrique post-isométrique et cet exercice est réservé à des sportifs entraînés. La respiration est brève et essentiellement buccale.

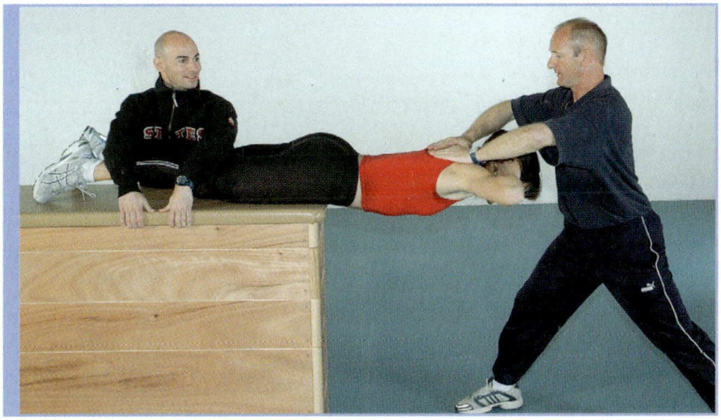

EXERCICES 8

P8 ★ C I

POSITION DE DÉPART

Sur un plinth (ou un support quelconque), le sujet est en appui facial, le tronc repose sur le support, les mains prenant appui, les jambes sont dans le vide.

EXERCICE

Remonter les jambes jusqu'à l'horizontale, maintenir la position en isométrie quelques secondes puis redescendre. Cet exercice peut être réalisé en complète isométrie, ou bien on enchaîne plusieurs répétitions. L'expiration est réalisée lors de la montée des jambes, l'inspiration lors de la descente. S'il est réalisé en isométrie, la respiration est brève et essentiellement buccale.

Le même exercice peut être réalisé avec des lests aux pieds pour augmenter la difficulté.

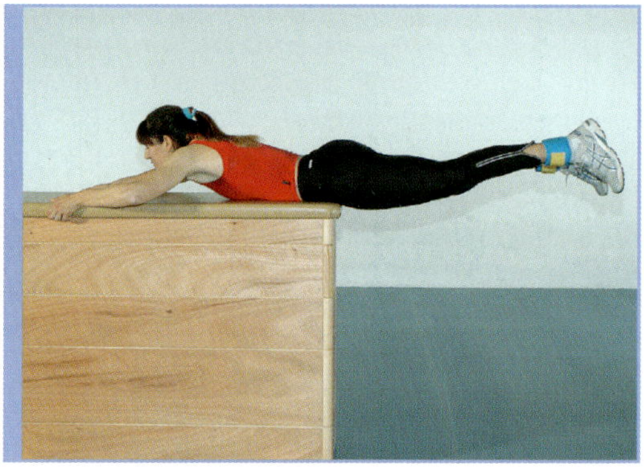

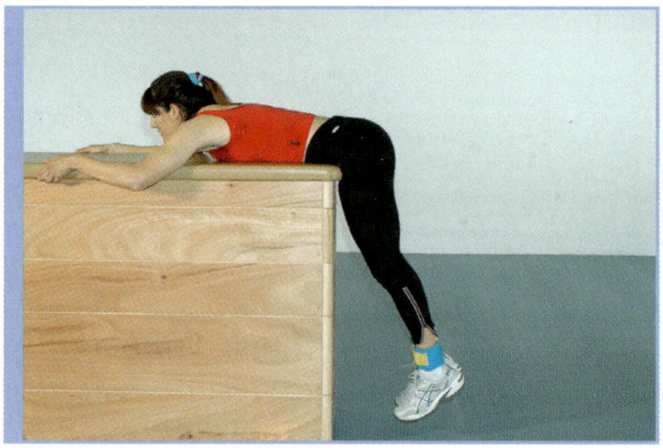

VARIANTE

Le même exercice peut être réalisé en alternant une jambe puis l'autre.

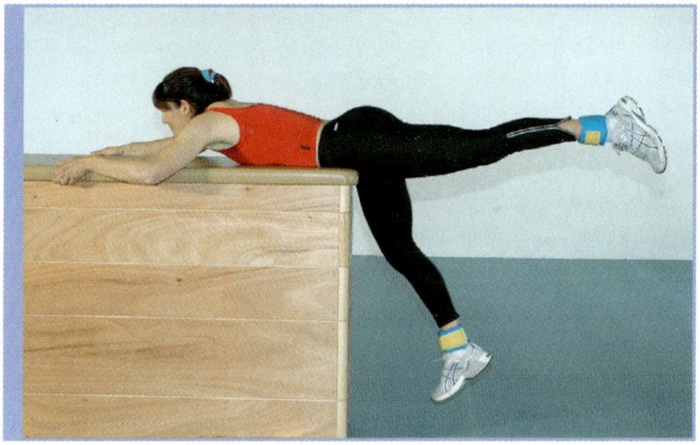

REMARQUE

Les exercices A9.1, A9.2, A9.7 (en appui sur les coudes ou sur les mains) ainsi que l'exercice A9.9 de la rubrique concernant la chaîne antérieure sollicitent également la chaîne postérieure et peuvent à ce titre figurer dans cette liste.

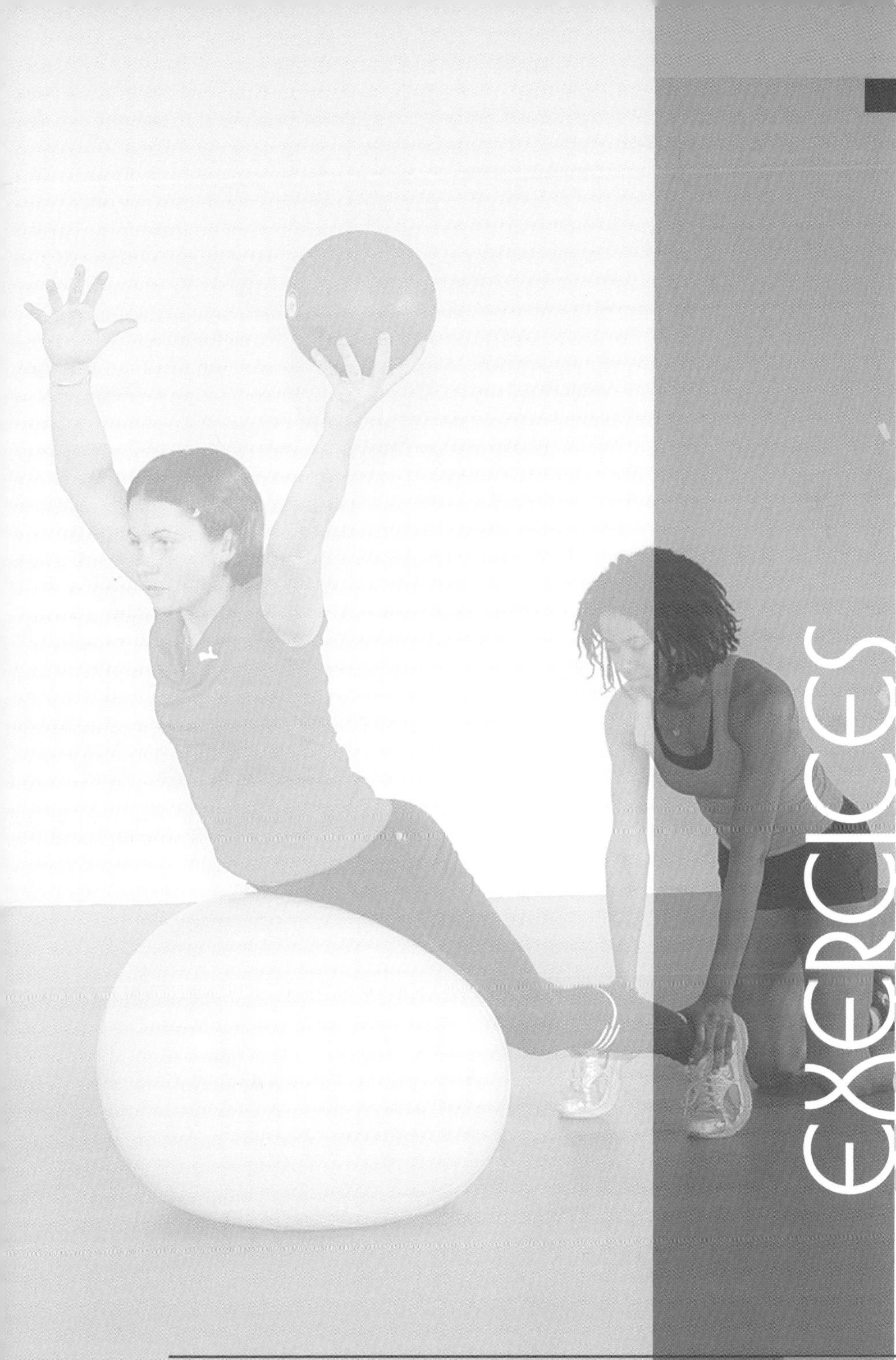

EXERCICES DE GAINAGE CHAÎNE POSTÉRIEURE AVEC FITBALL

EXERCICES 1 - FITBALL

FB P1.1 ★ I

POSITION DE DÉPART

Les épaules en appui sur le Fitball, contact au sol avec les talons, corps aligné, bassin en rétroversion.

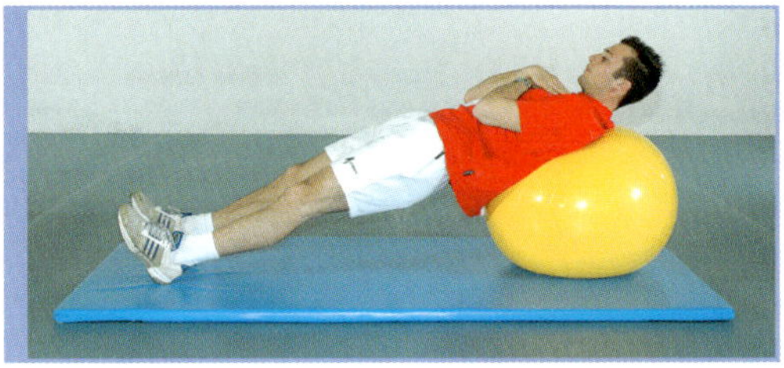

EXERCICE

Maintenir la position en isométrie, sans relâcher le placement du bassin en rétroversion. L'exercice peut être complexifié en tendant les bras dans le prolongement du tronc afin d'augmenter le moment d'inertie. La respiration est brève et essentiellement buccale.

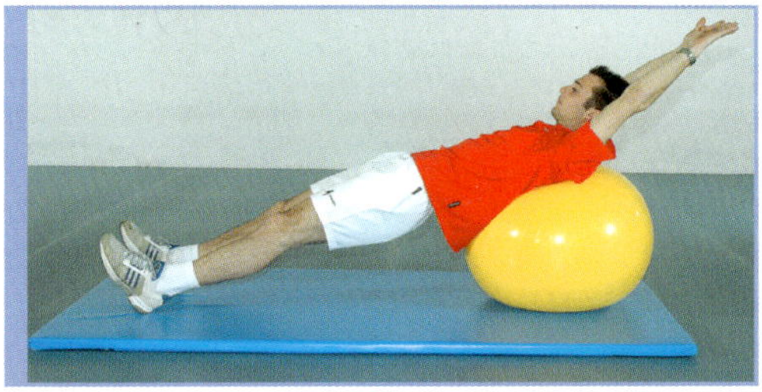

FB P1.2 ★ I RD

POSITION DE DÉPART

Idem FB P1.1

EXERCICE

Effectuer des petits rebonds sur le Fitball avec les épaules, tout en maintenant l'alignement. L'exercice peut être complexifié en tendant les bras dans le prolongement du tronc afin d'augmenter le moment d'inertie. La respiration est brève et essentiellement buccale.

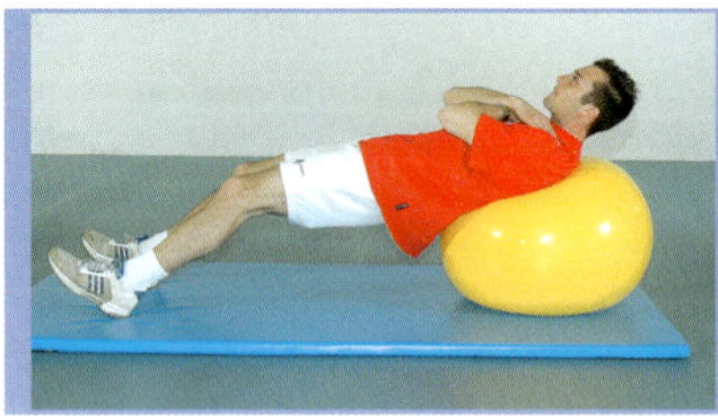

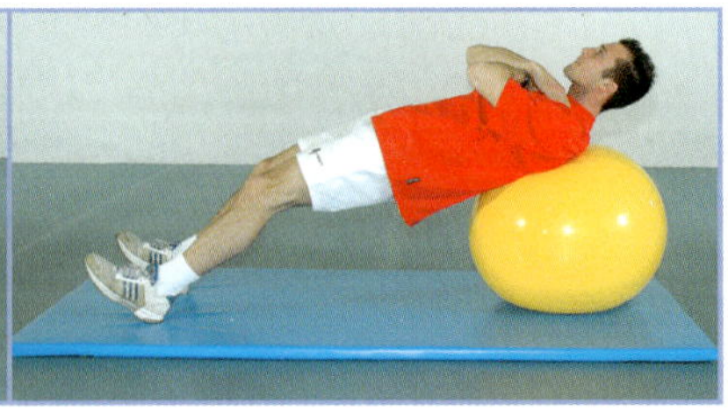

FB P1.3 ✱ I RD

POSITION DE DÉPART

Idem FB P1.1

EXERCICE

Un partenaire exerce des petites pressions au niveau du bassin, et le sportif résiste aux déformations en maintenant l'alignement. La respiration est brève et essentiellement buccale.

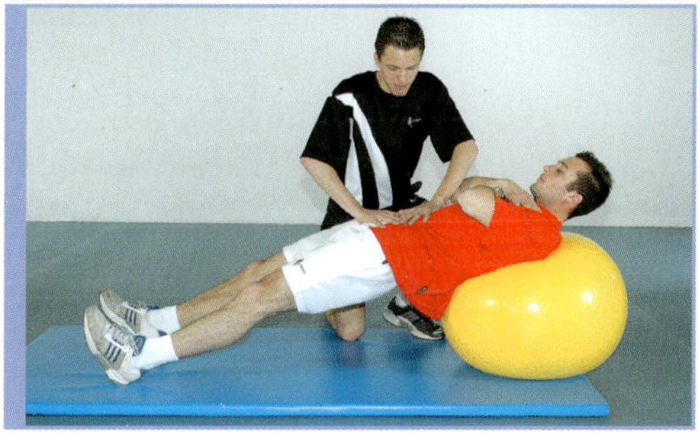

FB P1.4 ✱ I RD

VARIANTE

POSITION DE DÉPART

Idem FB P1.1, mais en appui sur une seule jambe.

EXERCICES

Ce sont les trois exercices précédents qui peuvent être réalisés sur une seule jambe, à savoir :

- un maintien en isométrie sur une jambe, puis sur l'autre,

- des petits rebonds en appui sur une jambe, ou bien en passant d'une jambe à l'autre,

- des petites pressions exercées par un partenaire, obligeant le sportif à résister aux déformations.

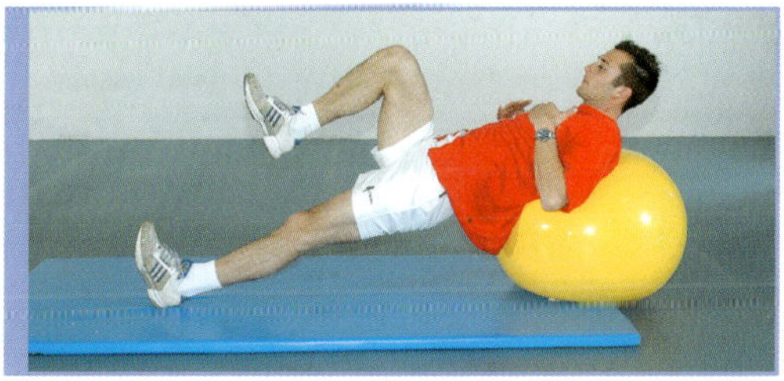

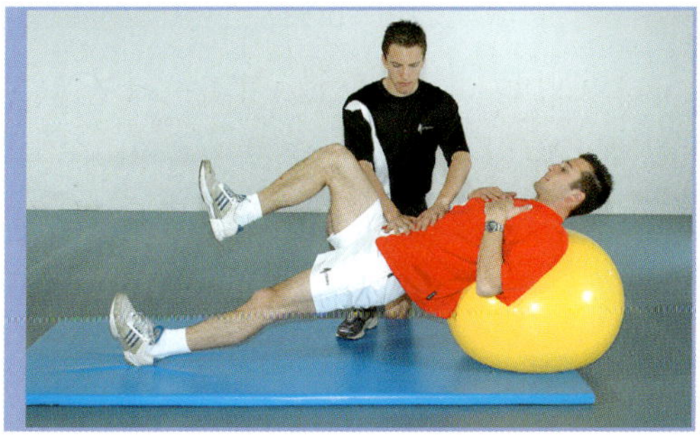

FB P1.5

POSITION DE DÉPART

Idem FB P1.4

EXERCICE

La jambe libre (qui n'est pas en appui au sol) peut être mobilisée dans différents plans et avec différents objectifs : flexion de la hanche jambe libre,

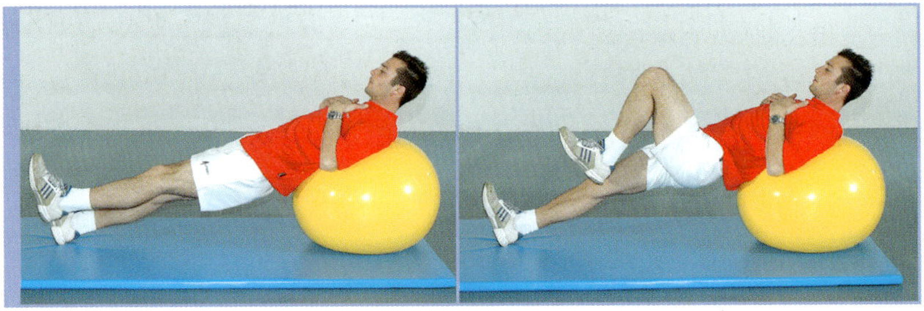

abductions jambe tendue ou genou fléchi,

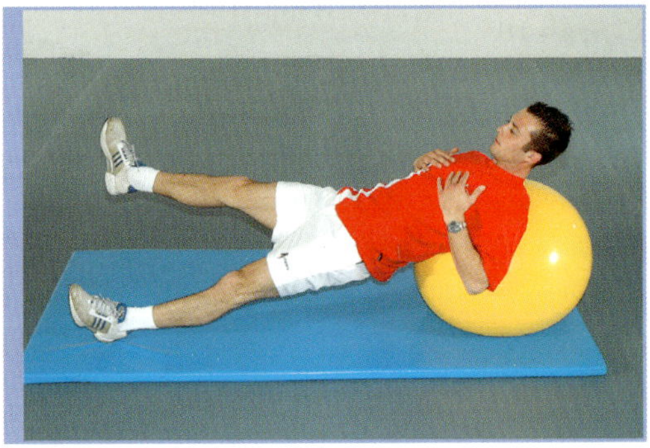

rotations type jambe de retour d'un coureur de haie mais en sens inverse. La respiration est brève et essentiellement buccale.

FB P1.6 I RD

POSITION DE DÉPART

Idem FB P1.1

EXERCICE

Les bras sont mobilisés de différentes façons, avant – arrière,

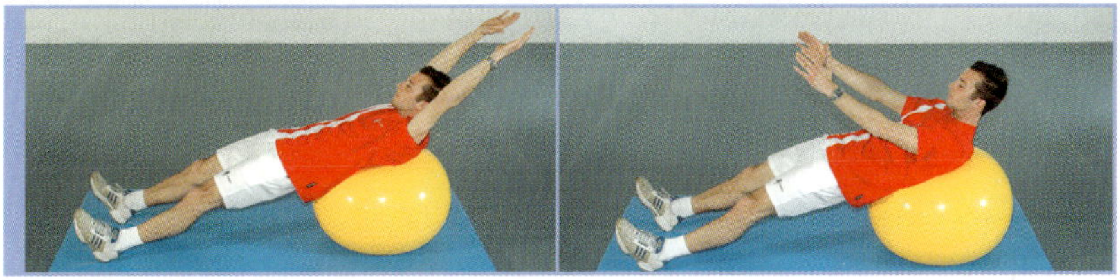

latéralement.

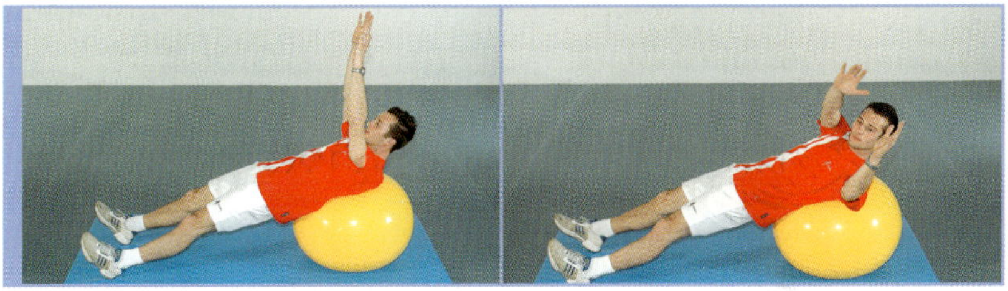

Ces mobilisations perturbent l'équilibre et augmentent la contrainte proprioceptive. La respiration est brève et essentiellement buccale.
Il est possible de mobiliser un médecine-ball pour augmenter encore la difficulté,

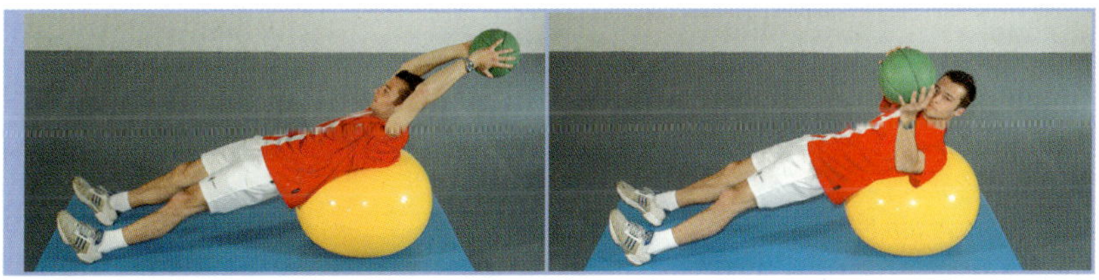

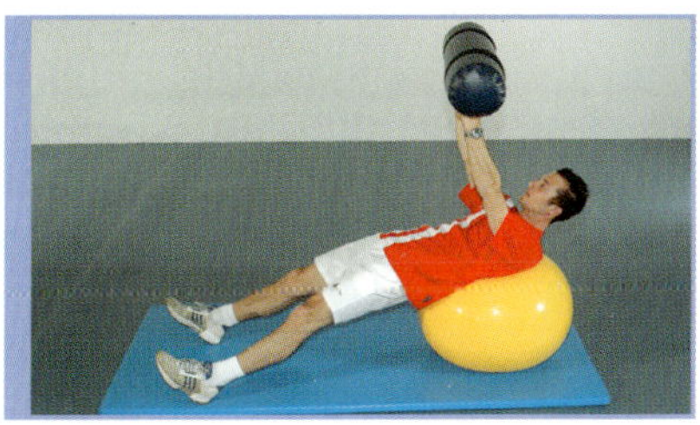

ou bien un Aquahit dont le mouvement de l'eau à l'intérieur crée une grande contrainte de proprioception, en particulier sur les épaules.

EXERCICES 2 - FITBALL

FB P2.1

POSITION DE DÉPART

Les épaules en appui sur le Fitball, contact au sol pieds à plat et genoux fléchis, cuisses et tronc alignés, bassin en rétroversion. Les bras peuvent être croisés sur la poitrine ou bien tendus dans le prolongement du tronc.

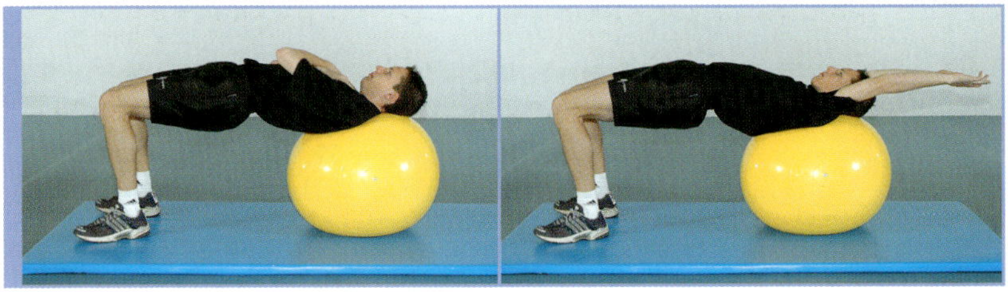

EXERCICE

Maintenir la position en isométrie, sans relâcher le placement du bassin en rétroversion. La respiration est brève et essentiellement buccale.

FB P2.2 RD

POSITION DE DÉPART

Idem FB P2.1

EXERCICE

Effectuer des petits rebonds sur le Fitball avec les épaules, tout en maintenant l'alignement. La respiration est brève et essentiellement buccale.

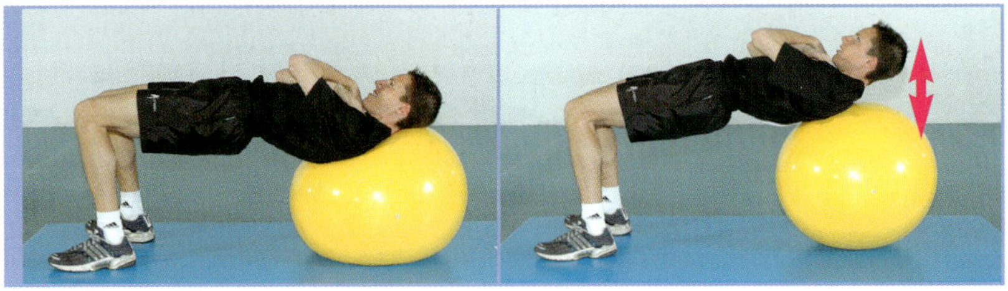

FB P2.3 ✱ I RD

POSITION DE DÉPART

Idem FB P2.1

EXERCICE

Un partenaire exerce des petites pressions au niveau du bassin, et le sportif résiste aux déformations en maintenant l'alignement. La respiration est brève et essentiellement buccale.

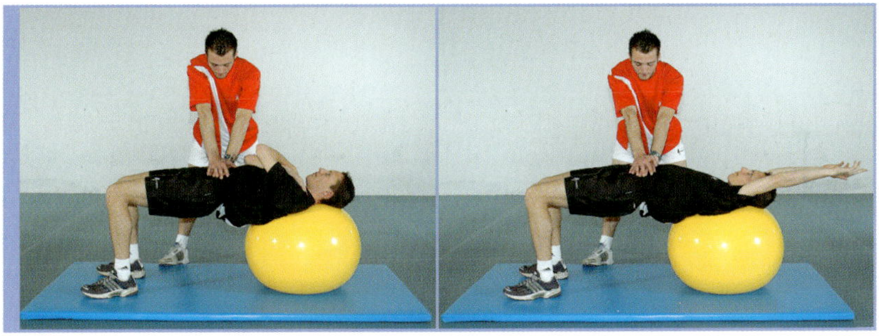

FB P2.4 ✱ I RD

VARIANTE

POSITION DE DÉPART

Idem FB P2.1, mais en appui sur une seule jambe.

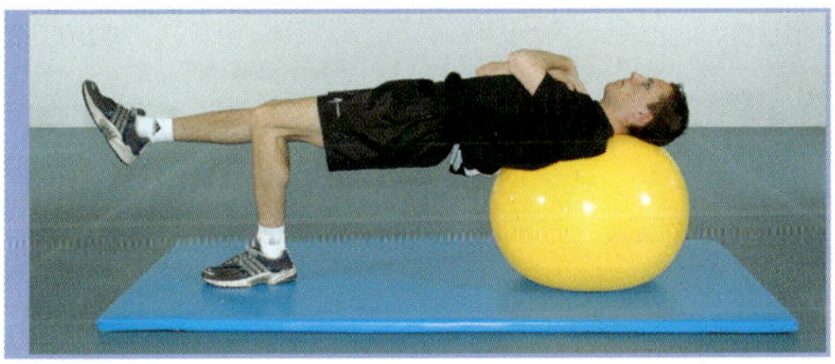

EXERCICES

Ce sont les trois exercices précédents qui peuvent être réalisés sur une seule jambe, à savoir :

- un maintien en isométrie sur une jambe, puis sur l'autre,

- des petits rebonds en appui sur une jambe, ou bien en passant d'une jambe à l'autre,

- des petites pressions exercées par un partenaire, obligeant le sportif à résister aux déformations.

FB P2.5 I RD

POSITION DE DÉPART

Idem FB P2.4

EXERCICE

La jambe libre (qui n'est pas en appui au sol) peut être mobilisée dans différents plans et avec différents objectifs : flexion de la hanche jambe libre,

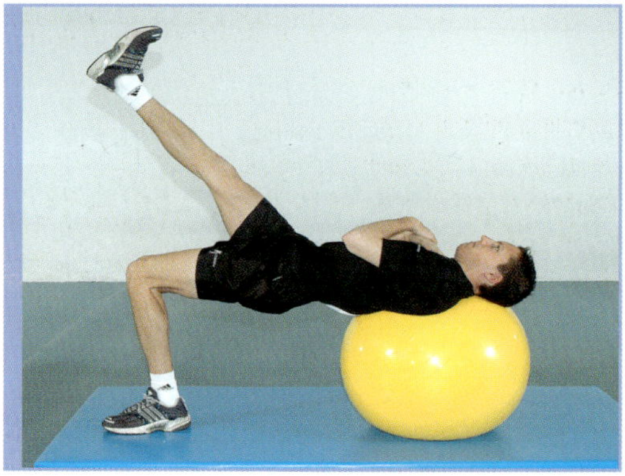

abductions jambe tendue.

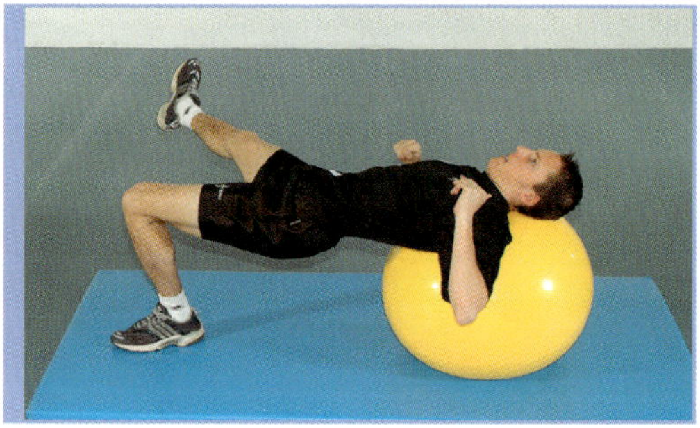

La respiration est brève et essentiellement buccale.

EXERCICES 3 - FITBALL

FB P3.1

POSITION DE DÉPART

Le haut des épaules en appui sur le Fitball, les pointes de pieds en appui au sol, les genoux au-dessus des pieds.

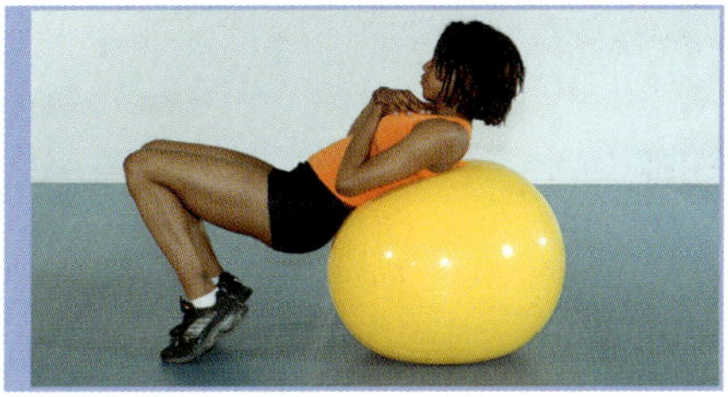

EXERCICE

Réaliser une extension complète de la chaîne postérieure pour venir aligné, corps tendu en appui sur le Fitball avec le milieu du dos. L'inspiration est placée lors de l'extension du corps et l'expiration lors du retour en position de départ.

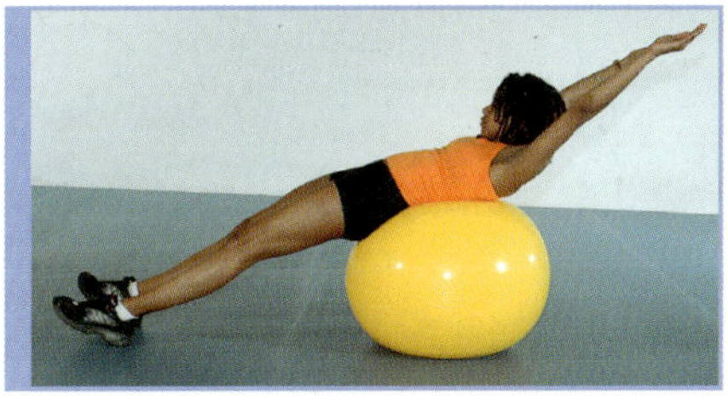

FB P3.2

VARIANTE

POSITION DE DÉPART

Idem FB P3.1 mais en appui sur un seul pied.

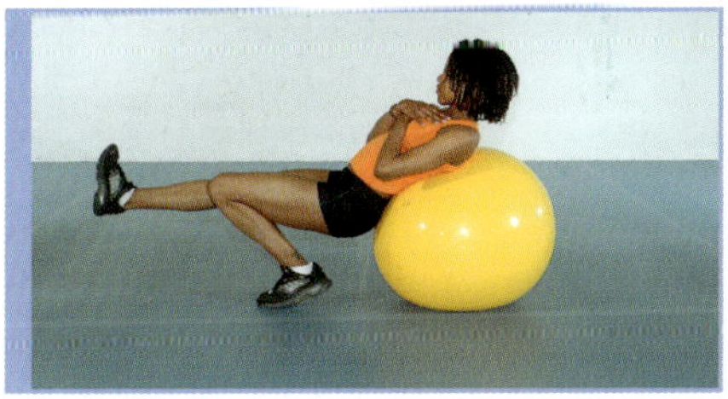

EXERCICE

Réaliser une extension complète de la chaîne postérieure pour venir aligné, corps tendu en appui sur le Fitball avec le milieu du dos. L'inspiration est placée lors de l'extension du corps et l'expiration lors du retour en position de départ.

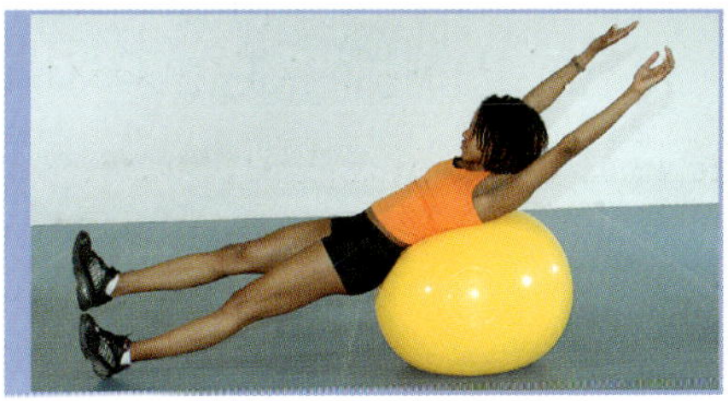

EXERCICES 4 - FITBALL

FB P4.1 C

POSITION DE DÉPART

Le haut des épaules en appui sur le Fitball, l'athlète est accroupi devant. Les bras sont croisés sur la poitrine ou bien tendus dans le prolongement du tronc.

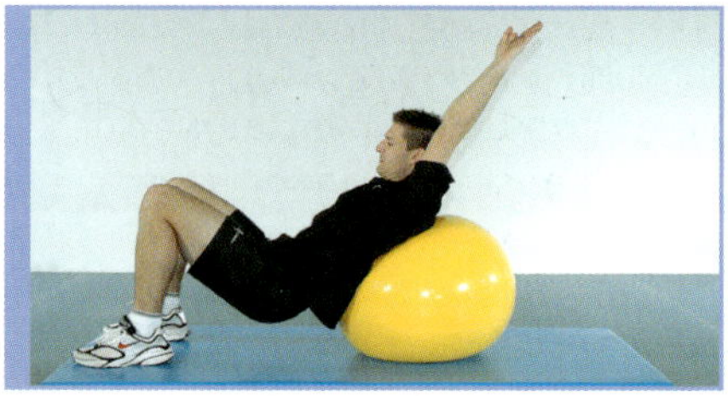

EXERCICE

Monter par une extension de toute la chaîne postérieure pour venir aligner les cuisses et le tronc à l'horizontale. L'expiration est placée lors de l'extension du corps et l'inspiration lors du retour en position de départ.

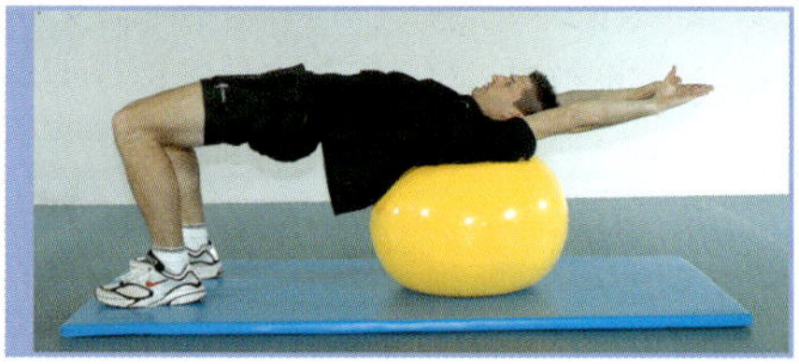

FB P4.2 C

VARIANTE

POSITION DE DÉPART

Idem FB P4.1 mais sur une seule jambe,

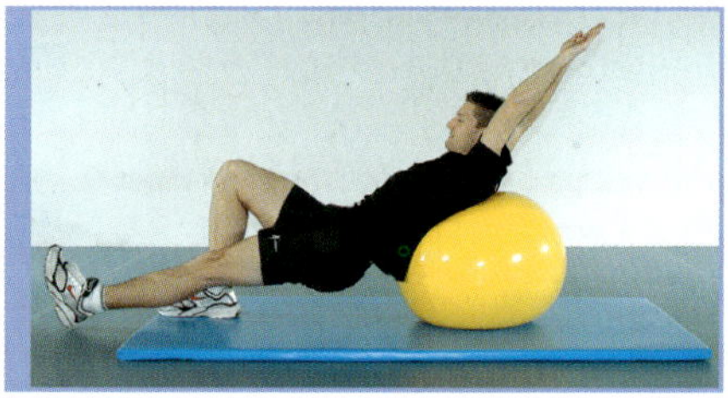

EXERCICE

Monter par une extension de toute la chaîne postérieure pour venir aligner les cuisses et le tronc à l'horizontale. L'expiration est placée lors de l'extension du corps et l'inspiration lors du retour en position de départ.

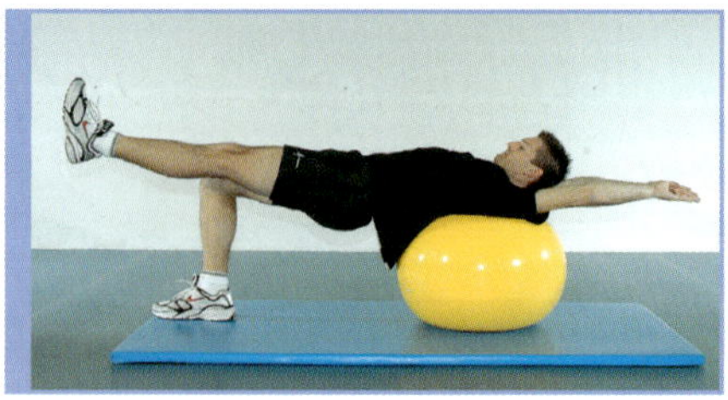

EXERCICES 5 - FITBALL

FB P5.1 ★ I

POSITION DE DÉPART

Les pieds fixés contre un support ou tenus par un partenaire, le corps aligné en appui sur le Fitball au niveau de la face avant du bassin. La position des bras peut varier :

- Si les bras sont tendus en avant dans le prolongement du tronc, le levier est important et la contrainte est grande.

- Si on souhaite faciliter l'exercice, on peut réduire le levier en croisant les bras derrière la nuque par exemple.

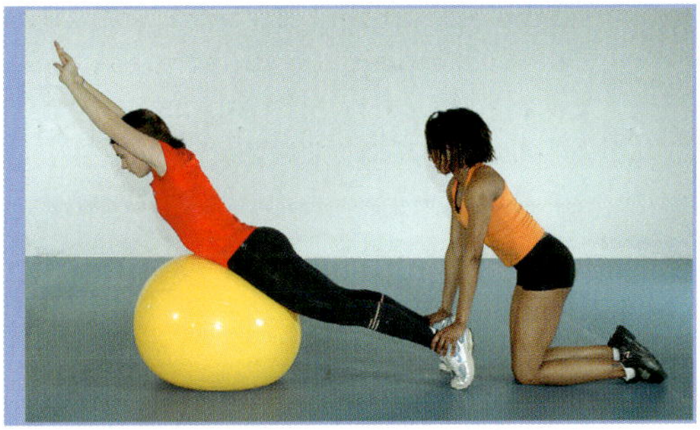

EXERCICE

Maintenir la position en isométrie. La respiration est brève et essentiellement buccale.

FB P5.2 ★ C

POSITION DE DÉPART

Idem FB P5.1

EXERCICE

Depuis la position de départ, réaliser une flexion du tronc vers le bas et revenir en position de départ.

L'expiration est placée lors de la flexion du tronc vers le bas et l'inspiration est placée lors de l'extension.

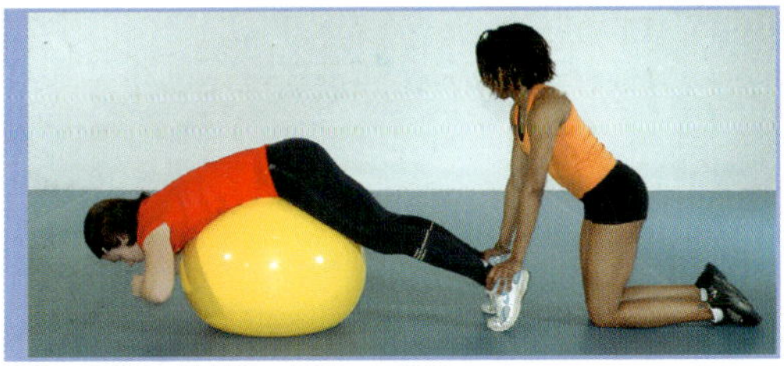

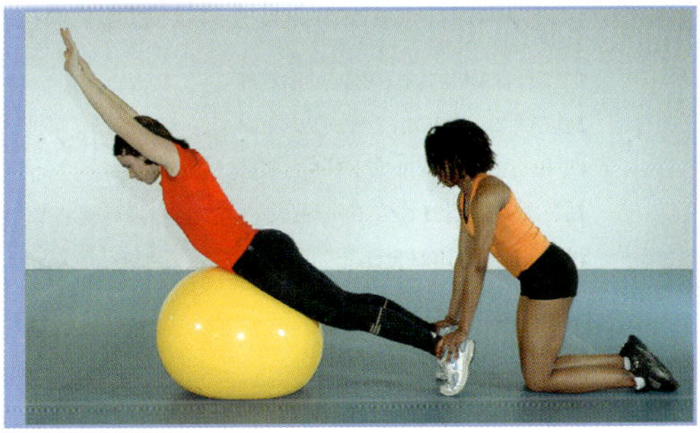

FB P5.3 ★ I

POSITION DE DÉPART

Idem FB P5.1

EXERCICE

Mobiliser les bras de différentes façons (voir exercices P1.3 à P1.5), sans ou avec objets variés. La respiration est brève et essentiellement buccale.

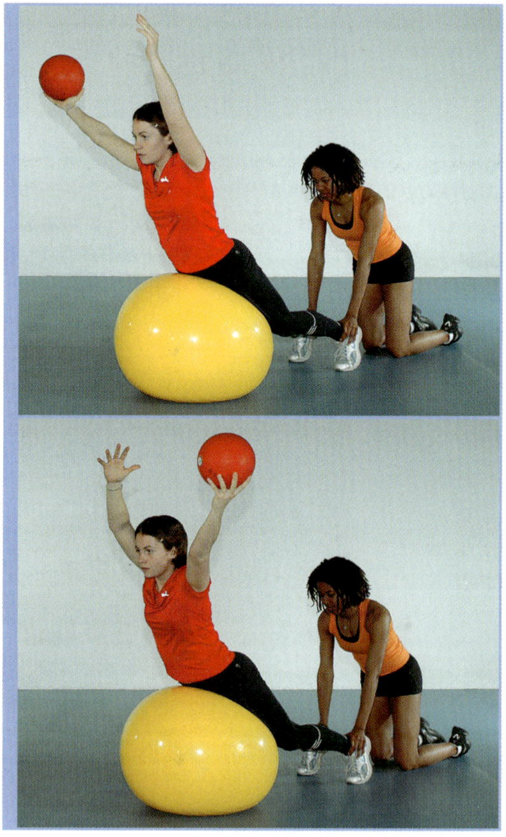

EXERCICES 6 - FITBALL

FB P6.1 C

POSITION DE DÉPART

De face, en appui sur les mains ou sur les coudes, le Fitball est placé sous le ventre.

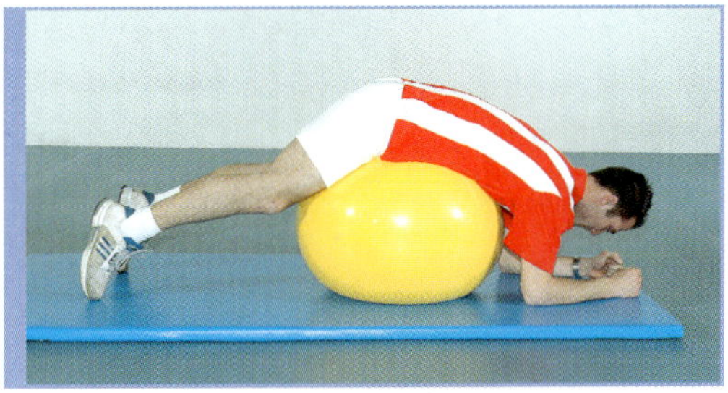

EXERCICE

Monter les jambes pour les aligner avec le tronc, puis redescendre et enchaîner à nouveau.
L'inspiration est placée sur l'ouverture des jambes et l'expiration sur le retour en position de départ.

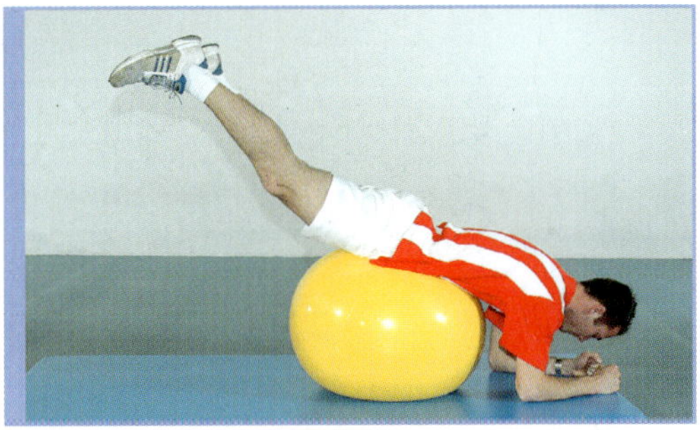

Le même exercice peut être réalisé avec des lests aux pieds pour augmenter la contrainte.

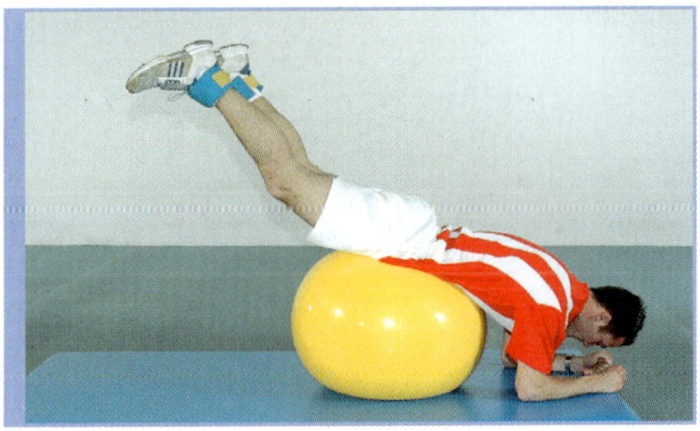

FB P6.2 ★ I RD

POSITION DE DÉPART

Partir de la position finale de l'exercice précédent, les jambes alignées dans le prolongement du tronc.

EXERCICE

Effectuer des rebonds sur le Fitball dans cette position tout en maintenant l'alignement. La respiration est brève et essentiellement buccale.

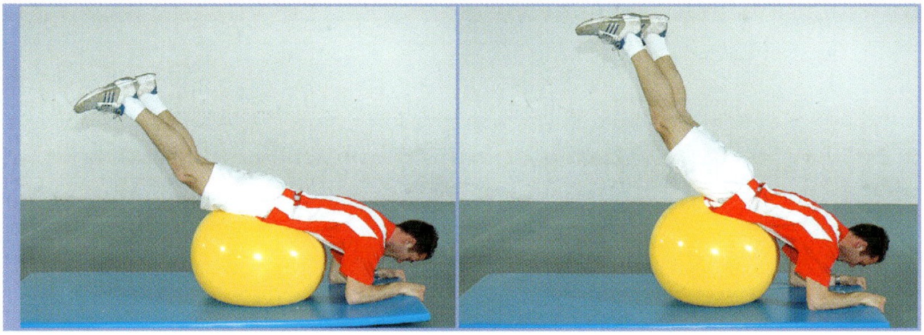

FB P6.3 ★ I

POSITION DE DÉPART

Idem exercice précédent.

EXERCICE

Effectuer des petits battements de jambes (ciseaux) alternés en appui sur le Fitball tout en maintenant l'alignement. La respiration est brève et essentiellement buccale.

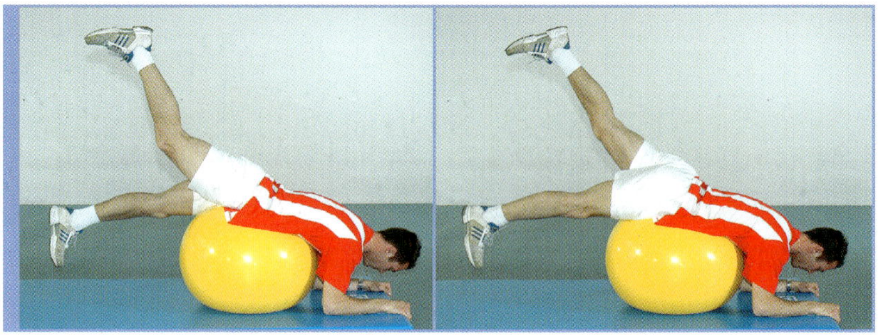

EXERCICES 7 - FITBALL

FB P7.1 I

POSITION DE DÉPART

Les talons sont en appui sur le Fitball, les épaules à plat au sol, bassin en rétroversion, corps aligné. Dans un premier temps on peut écarter les bras pour augmenter l'appui au sol et faciliter la stabilisation, puis, petit à petit, on réduit l'appui en croisant les bras sur la poitrine.

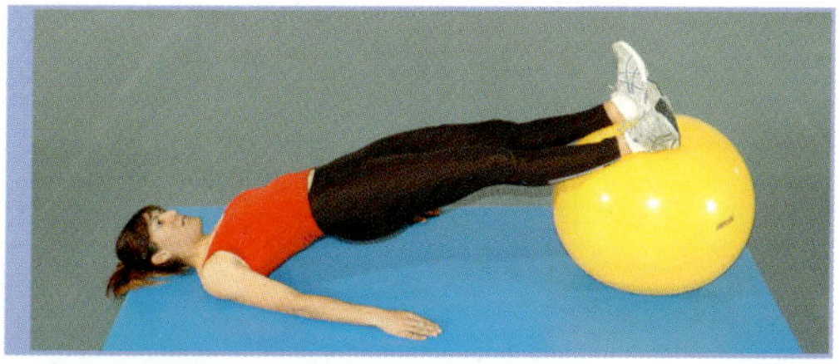

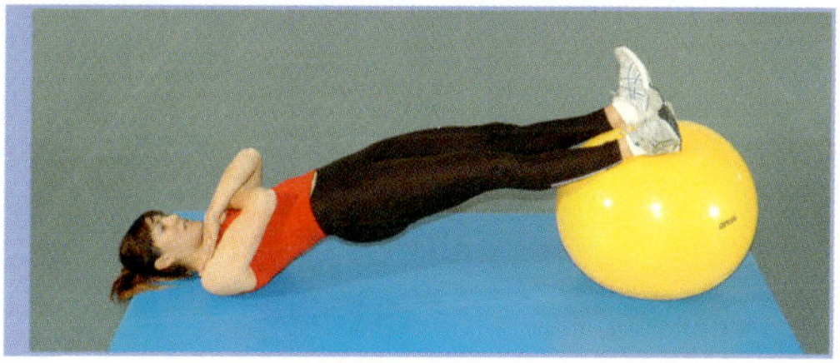

EXERCICE

Maintenir la position en isométrie sans relâcher le placement du bassin en rétroversion. La respiration est brève et essentiellement buccale.

FB P7.2 E RD

POSITION DE DÉPART

Idem FB P7.1

EXERCICE

Effectuer des petits rebonds sur le Fitball avec les talons, tout en maintenant l'alignement.
La respiration est brève et essentiellement buccale.

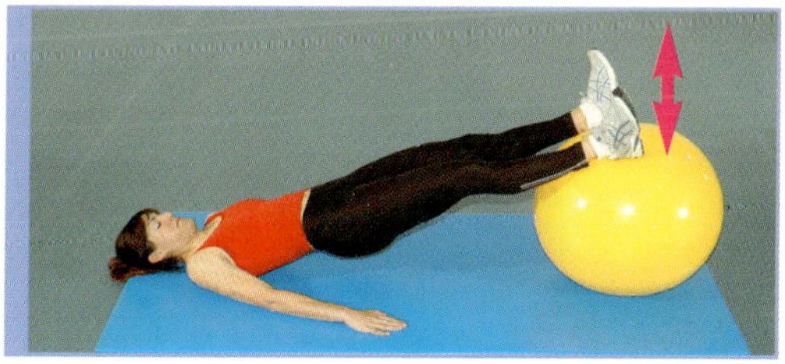

FB P7.3 ✱ I RD

POSITION DE DÉPART

Idem FB P7.1

EXERCICE

Un partenaire exerce des pressions au niveau du bassin et le sujet résiste aux déformations, tout en maintenant l'alignement. La respiration est brève et essentiellement buccale.

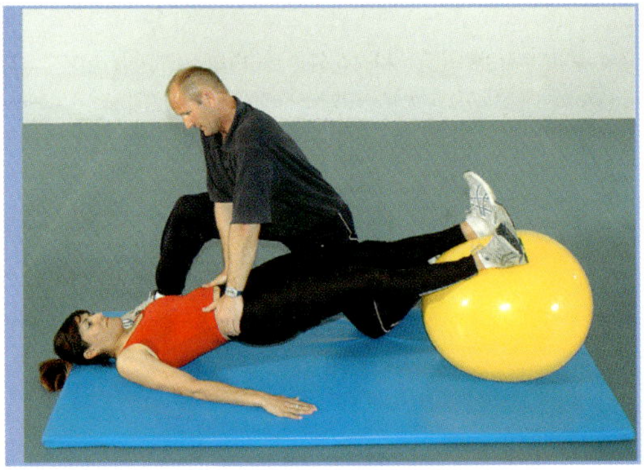

FB P7.4 ✱ I

VARIANTE

POSITION DE DÉPART

Idem FB P7.1 mais sur une seule jambe.

EXERCICE

Maintenir la position en isométrie sans relâcher le placement du bassin en rétroversion. La respiration est brève et essentiellement buccale.

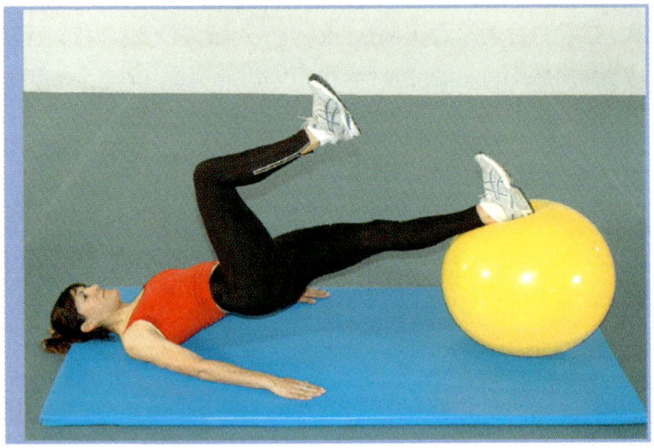

FB P7.5

VARIANTE

POSITION DE DÉPART

Idem FB P7.1 mais sur une seule jambe.

EXERCICE

Effectuer des petits rebonds sur le Fitball avec le talon en appui, tout en maintenant l'alignement. La respiration est brève et essentiellement buccale.

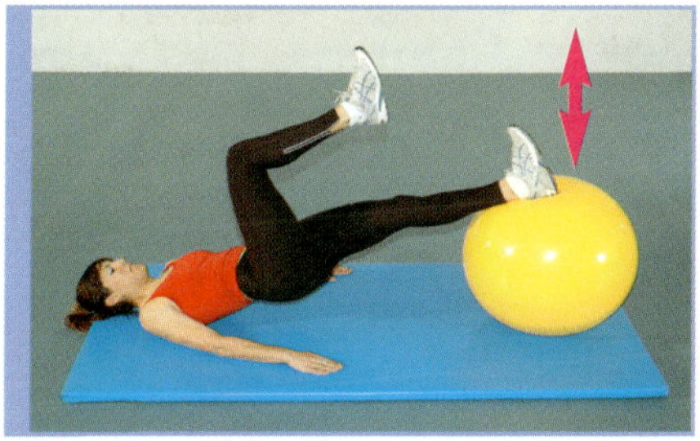

FB P7.6

POSITION DE DÉPART

Idem FB P7.1 mais sur une seule jambe.

EXERCICE

Par des rebonds successifs, passer d'une jambe à l'autre. L'inspiration brève est placée sur la phase entre deux appuis sur le Fitball, et l'expiration est réalisée lors du contact.

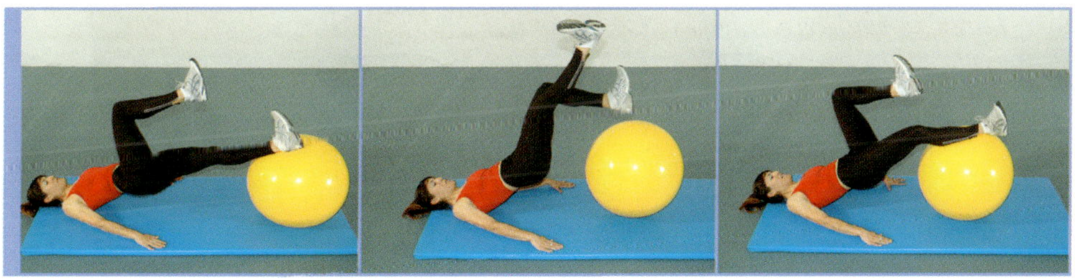

FB P7.7 ✶ I

VARIANTE

POSITION DE DÉPART

Idem FB P7.1 mais sur une seule jambe.

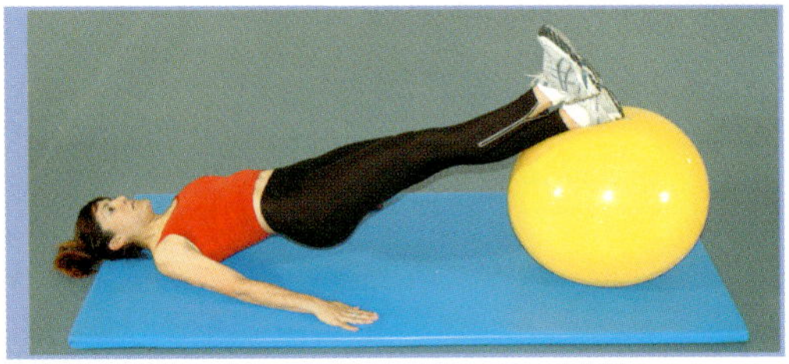

EXERCICE

Le sujet maintient l'alignement sur une seule jambe et pendant ce temps l'autre jambe est mobilisée de différentes manières :

flexion,

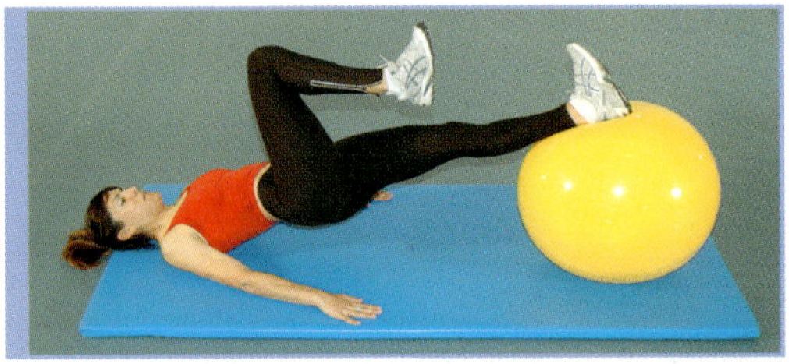

abduction.

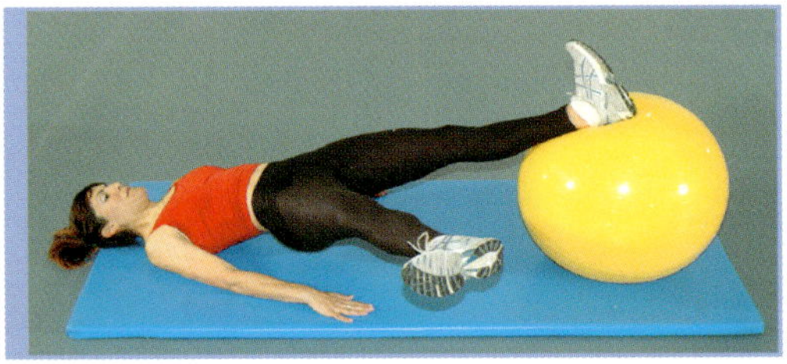

La respiration est brève et essentiellement buccale.

FB P7.8

POSITION DE DÉPART

Allongé sur le dos, les mollets en appui sur le Fitball, jambes en crochet.

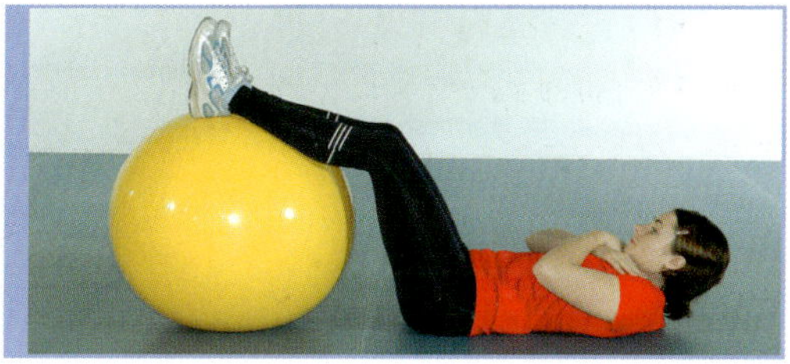

EXERCICE

Par une extension des hanches, monter le bassin pour l'aligner entre les chevilles et les épaules. L'inspiration est placée sur la montée du bassin et l'expiration lors de la descente.

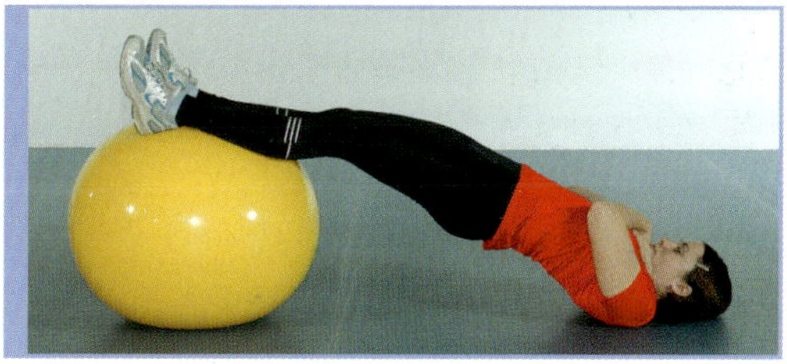

VARIANTE

Le même exercice peut être réalisé en appui sur une seule jambe.

EXERCICES 8 - FITBALL

FB P8.1

POSITION DE DÉPART

Les talons sont en appui sur le Fitball, les épaules à plat au sol, bassin en rétroversion, corps aligné.

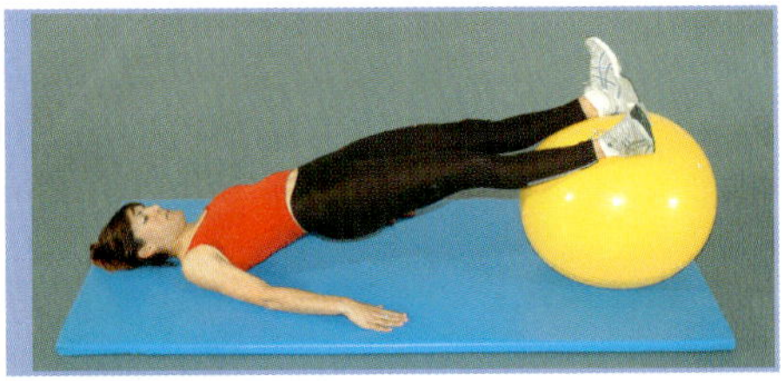

EXERCICE

Le sujet ramène le Fitball en dessous de lui par une flexion des genoux. L'expiration est placée sur la flexion des genoux et l'inspiration sur le retour en position de départ.

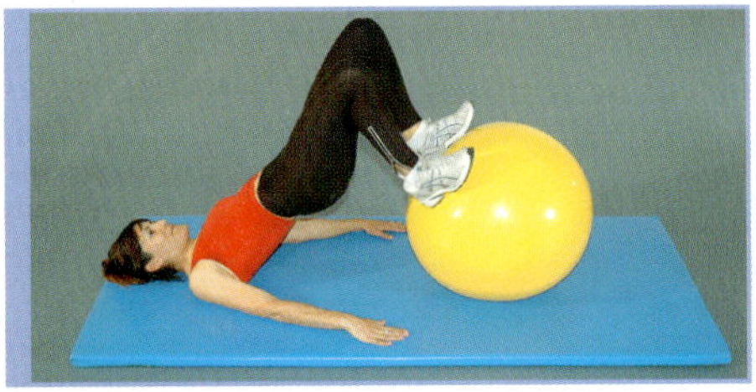

FB P8.2

VARIANTE

POSITION DE DÉPART

Idem FB P8.1 mais sur une seule jambe.

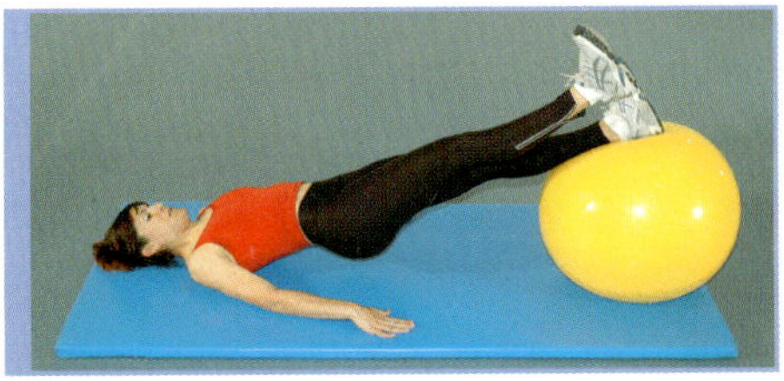

EXERCICE

Le sujet ramène le Fitball en dessous de lui par une flexion du genou. L'expiration est placée sur la flexion des genoux et l'inspiration sur le retour en position de départ.

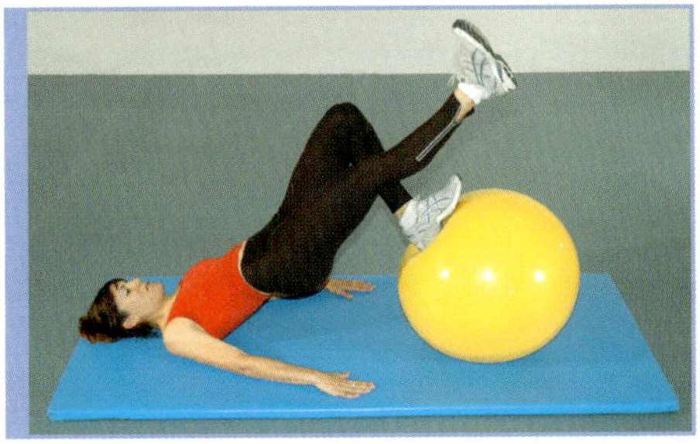

EXERCICES 9 - FITBALL

FB P9

Tous les exercices 7 et 8 peuvent être réalisés en appui sur les bras tendus.

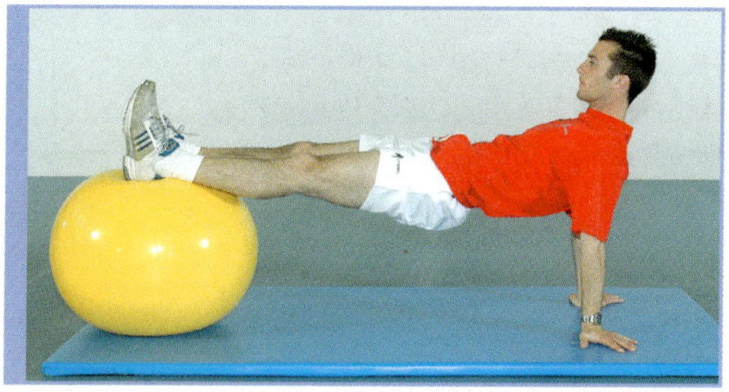

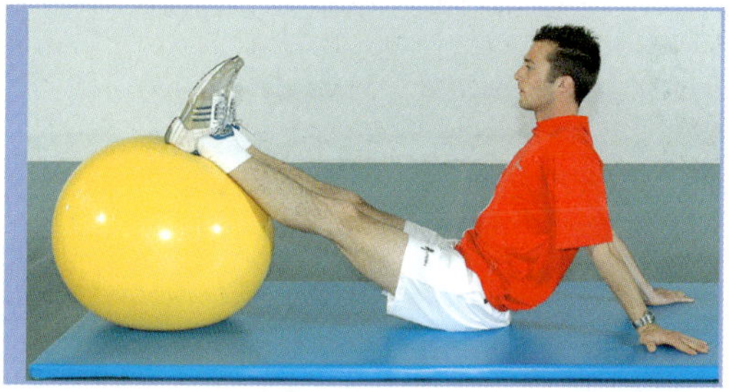

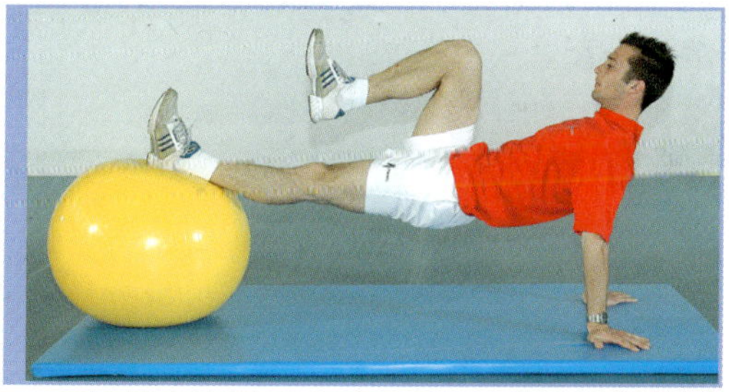

EXERCICES 10 - FITBALL

FB P10.1 ★ I

POSITION DE DÉPART

En appui pointes de pieds, l'abdomen sur le Fitball, bras tendus dans le prolongement du tronc.

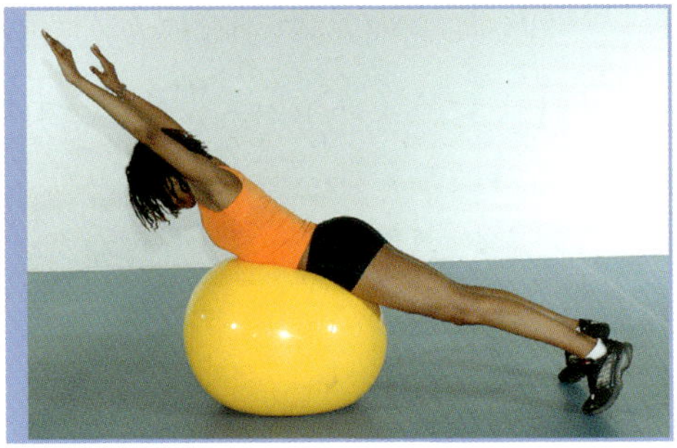

EXERCICE

Maintenir la position en isométrie. La respiration est brève et essentiellement buccale.

FB P10.2 ★ I

POSITION DE DÉPART

Idem FB P10.1

EXERCICE

Ramener les deux bras tendus le long du corps, puis revenir à la position de départ. L'inspiration a lieu lors du placement des bras le long du corps et l'expiration est réalisée lors du retour en position de départ, bras dans le prolongement du tronc.

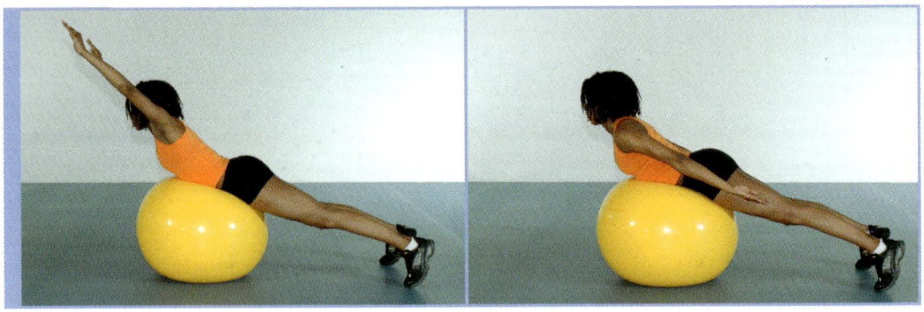

FB P10.3 ★ I

POSITION DE DÉPART

Idem FB P10.1 mais les bras sont placés perpendiculairement au tronc.

EXERCICE

Serrer les omoplates par des petits battements successifs. L'inspiration est placée lorsqu'on serre les omoplates et l'expiration est réalisée lors du retour en position de départ.

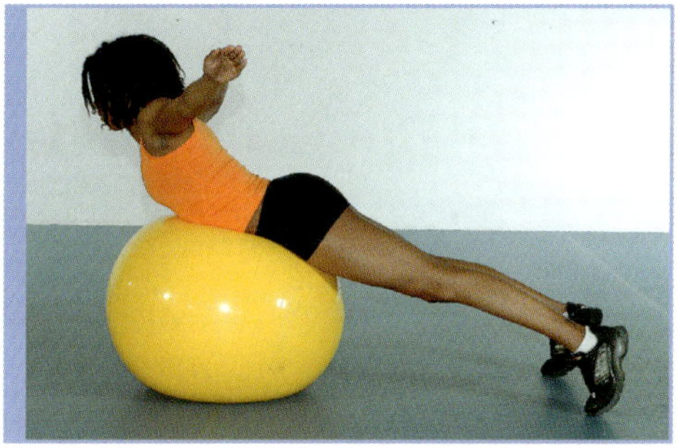

FB P10.4 ★ I

POSITION DE DÉPART

Idem FB P10.1

EXERCICE

Descendre alternativement un bras tendu vers le bas et le ramener le long du corps, puis l'autre. L'inspiration est brève et essentiellement buccale.

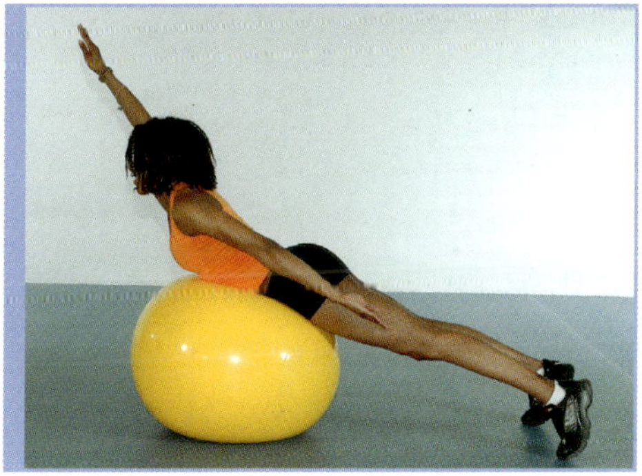

EXERCICES 11 - FITBALL

FB P11.1 ★ C

POSITION DE DÉPART

À genoux, l'abdomen en appui sur le Fitball.

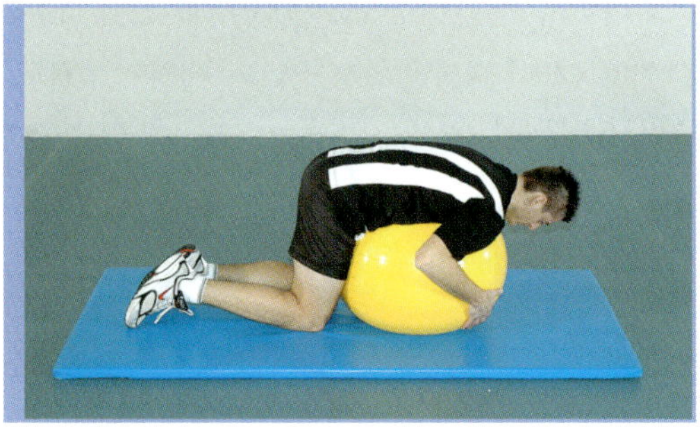

EXERCICE

Tout en restant en appui sur le Fitball, redresser le tronc (dos aligné) et tendre les bras dans son prolongement. Marquer la position finale 2 à 3 secondes et revenir en position de départ. L'inspiration est placée sur l'érection du tronc et bloquée lors du maintien en isométrie, l'expiration est réalisée lors du retour en position de départ.

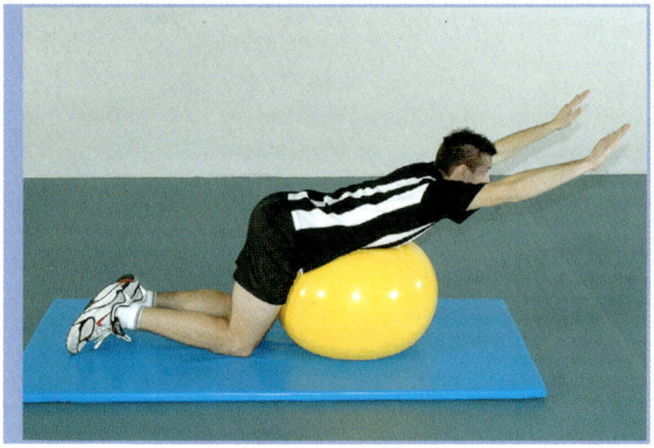

FB P11.2 ★ C

POSITION DE DÉPART

Idem FB P11.1

EXERCICE

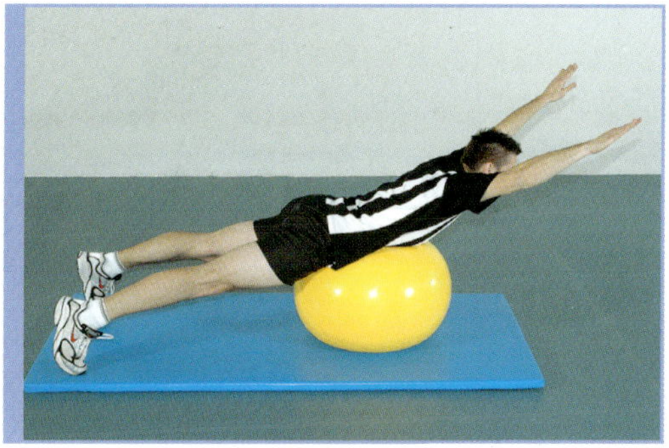

Aligner complètement le corps, de la pointe des pieds aux bras tendus dans le prolongement du corps, en restant en appui sur Fitball. Marquer la position finale 2 à 3 secondes et revenir en position de départ. L'inspiration est placée sur l'alignement du corps et bloquée lors du maintien en isométrie, l'expiration est réalisée lors du retour en position de départ.

VARIANTES

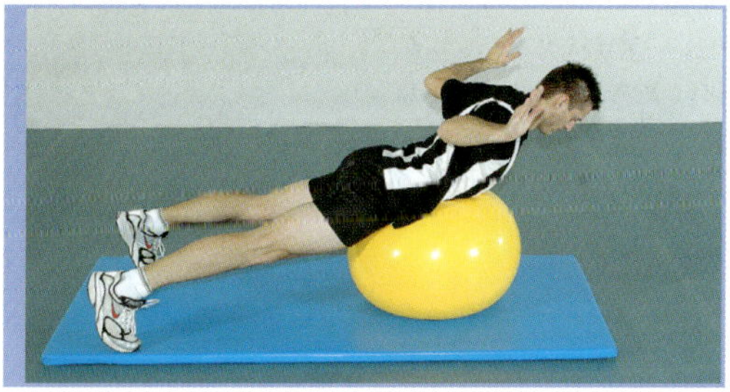

Le même exercice peut être réalisé en écartant les bras fléchis sur le côté,

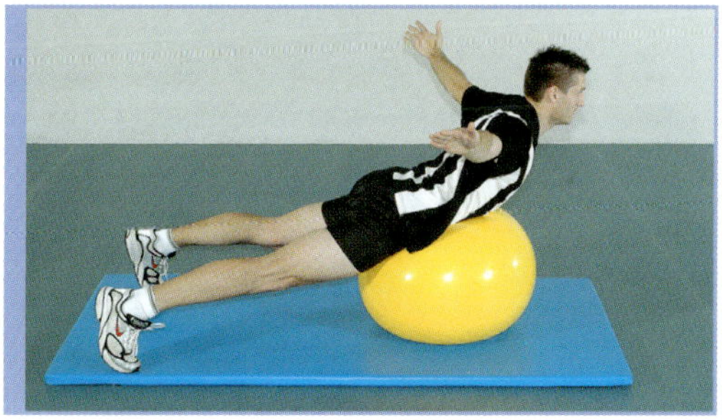

perpendiculairement au tronc, ou bien bras tendus

FB P11.3

POSITION DE DÉPART

Idem FB P11.1

EXERCICE

Décoller bras et jambe opposés, marquer la position finale 2 à 3 secondes et revenir en position de départ,

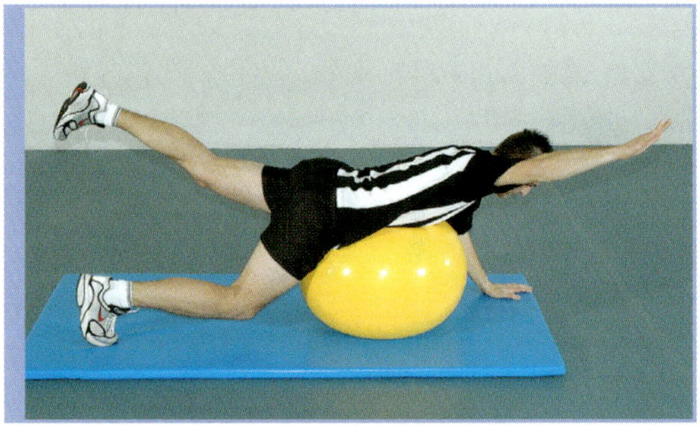

puis changer de diagonale.

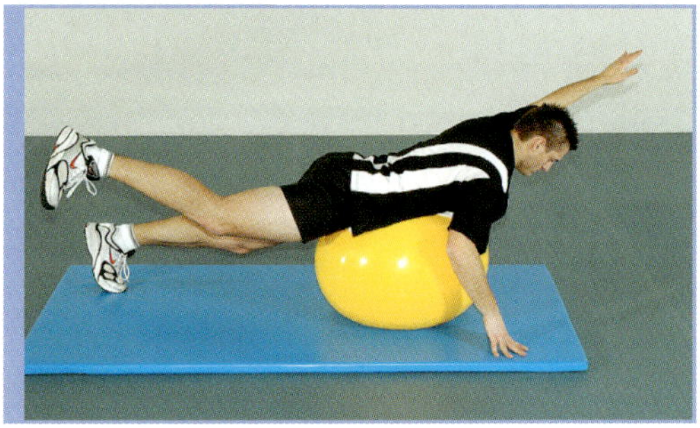

L'inspiration est placée sur l'alignement en opposition bras - jambe et bloquée lors du maintien en isométrie, l'expiration est réalisée lors du retour en position de départ.

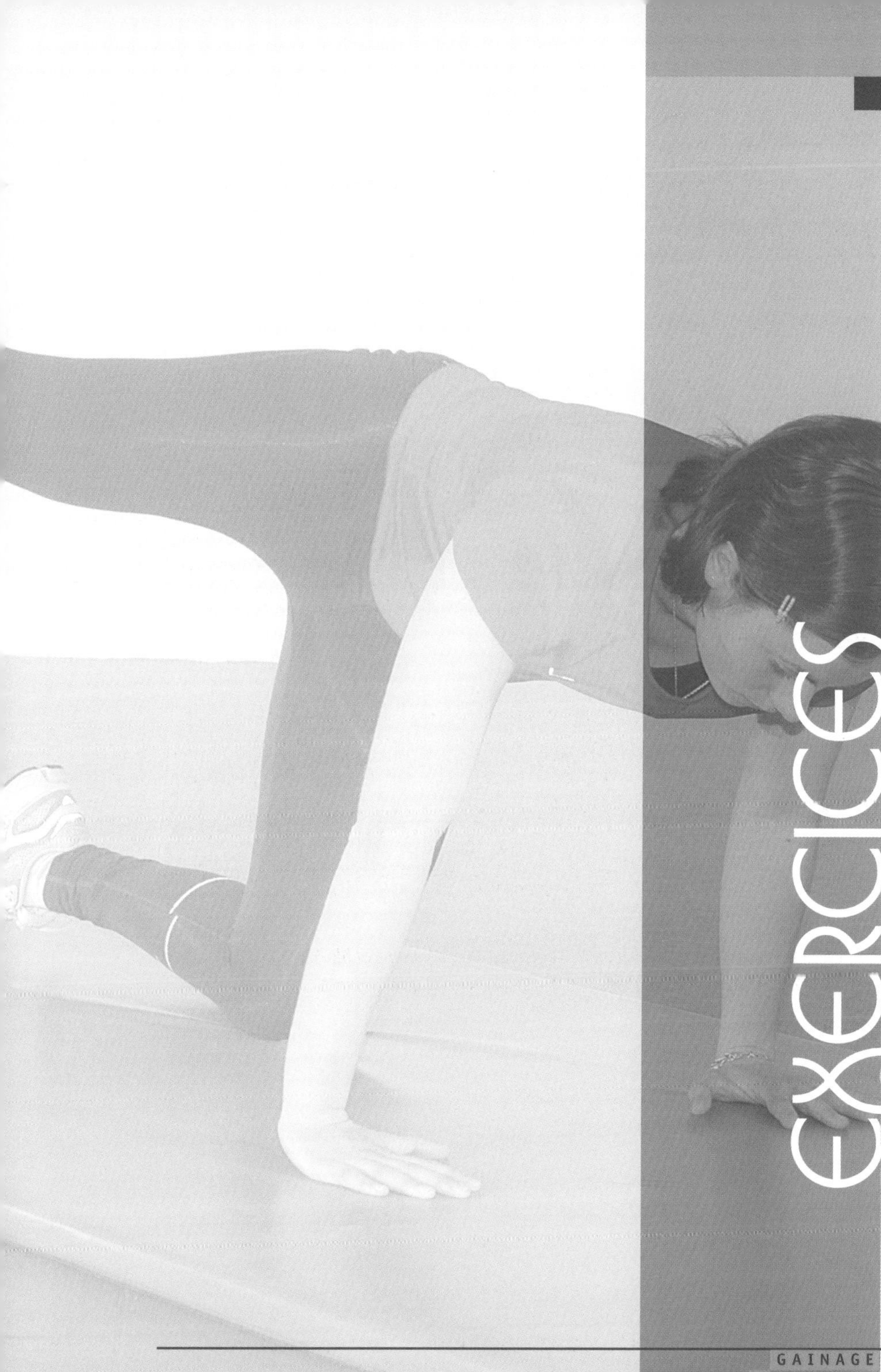

EXERCICES DE GAINAGE DES ABDUCTEURS

EXERCICES 1

ABD 1.1 I

POSITION DE DÉPART

En appui latéral sur le coude et le bord externe du pied. Le bassin est en rétroversion, décollé et aligné entre épaule et cheville.

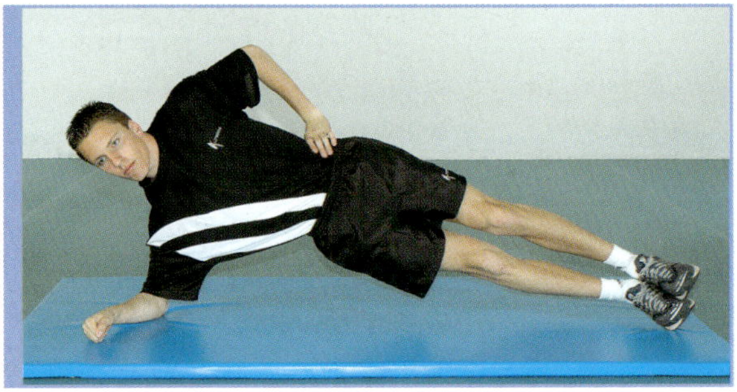

EXERCICE

Maintenir la position en isométrie, sans relâcher le placement du bassin en rétroversion. La respiration est brève et essentiellement buccale.

ABD 1.2 ★ I C RD

POSITION DE DÉPART

Idem ABD 1.1

EXERCICE

Tout en maintenant la position en isométrie, mobiliser la jambe supérieure de diverses manières : abduction,

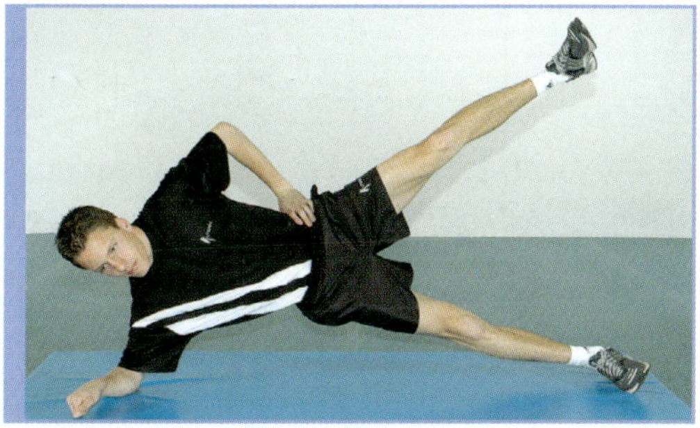

cycles de jambe (type course),

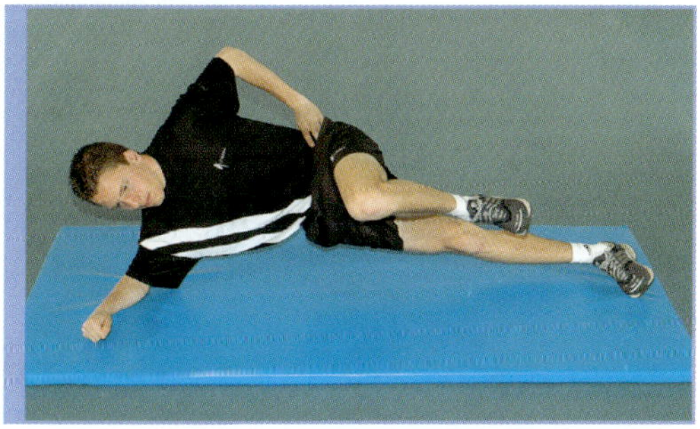

flexion du genou pour amener le talon aux fesses, flexion de la hanche jambe tendue vers l'avant...

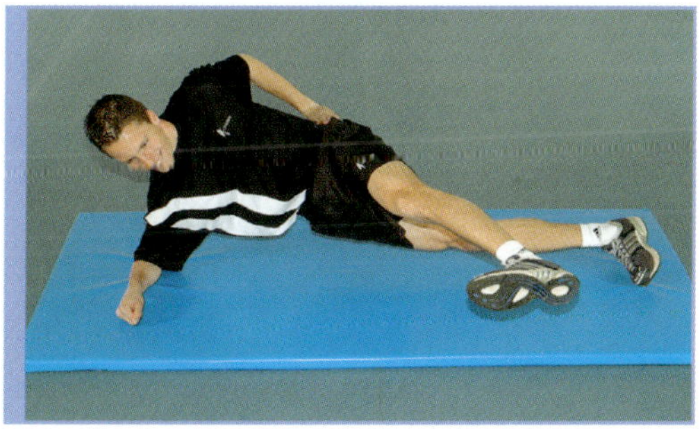

La respiration est brève et essentiellement buccale.

ABD 1.3

POSITION DE DÉPART

Idem ABD 1.1 mais bassin en bas, au contact du sol.

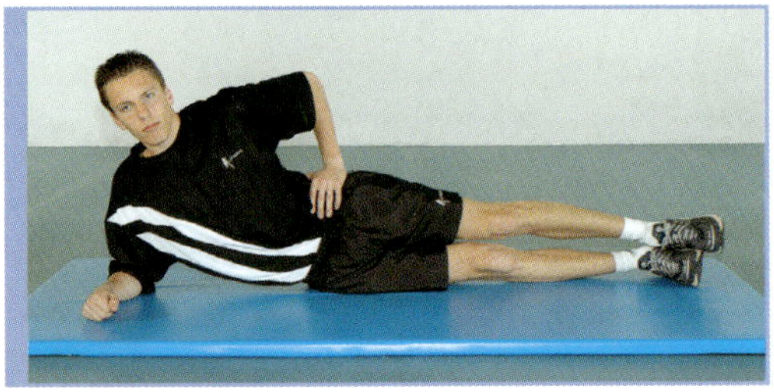

EXERCICE

Décoller le bassin pour venir l'aligner entre cheville et épaule. L'inspiration est placée lorsque le bassin est au point bas et l'expiration est placée sur la montée du bassin.

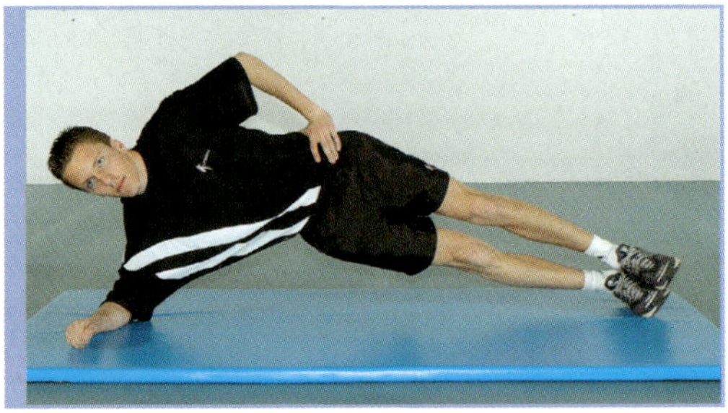

ABD 1.4

POSITION DE DÉPART

Idem ABD 1.1 mais bassin en bas, au contact du sol.

EXERCICE

Décoller le bassin pour venir l'aligner entre cheville et épaule, puis monter la jambe extérieure. L'inspiration est placée lorsque le bassin est au point bas et l'expiration est placée sur la montée du bassin et de la jambe.

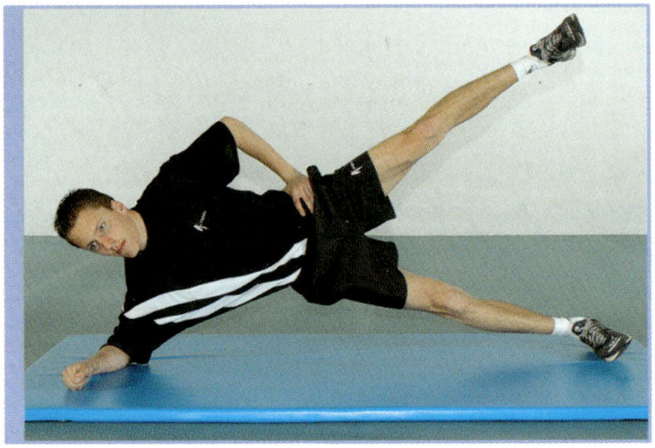

ABD 1.5

POSITION DE DÉPART

Idem ABD 1.1

EXERCICE

Un partenaire exerce des pressions sur le bassin pour obliger le sujet à résister à cette pression excentrique et maintenir l'alignement. La respiration est brève et essentiellement buccale.

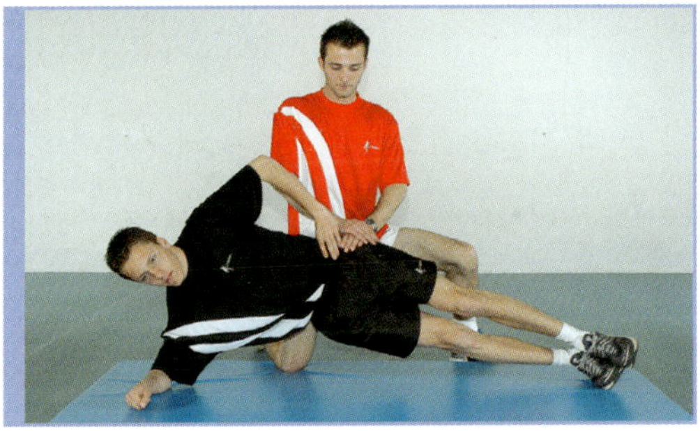

ABD 1.6

POSITION DE DÉPART

Idem ABD 1.1 mais en appui sur une main.

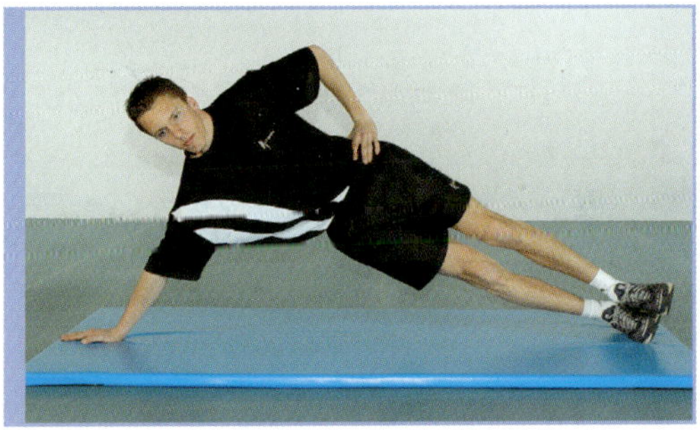

EXERCICES

Les exercices ABD 1.1 à 1.5 peuvent être réalisés en appui sur une main.

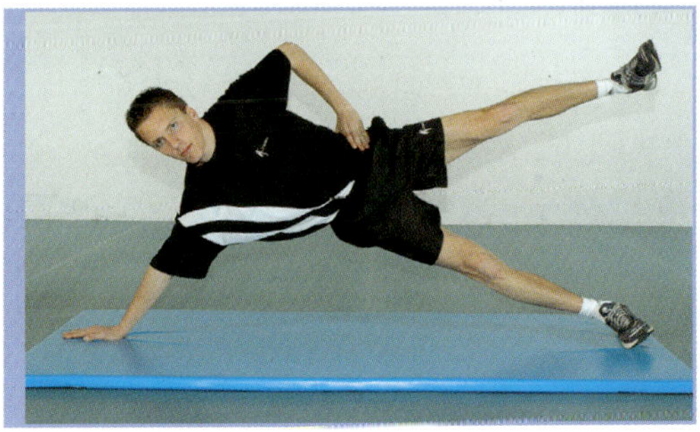

ABD 1.7

POSITION DE DÉPART

Idem ABD 1.6 mais avec les pieds en appui sur le Fitball,

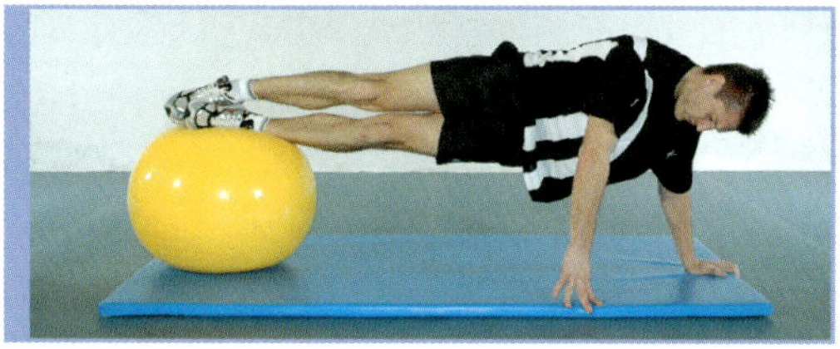

ou bien en appui sur le coude sur un support surélevé (de hauteur similaire au Fitball).

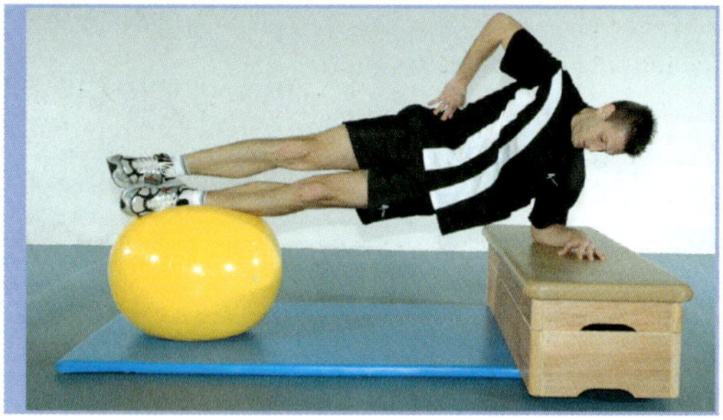

EXERCICES

Tous les exercices précédents peuvent être réalisés pieds en appui sur le Fitball.

ABD 1.8

RD

POSITION DE DÉPART

Idem ABD 1.7.

EXERCICES

À partir de la position de départ, effectuer des petits rebonds avec les pieds sur le Fitball. La respiration est brève et essentiellement buccale.

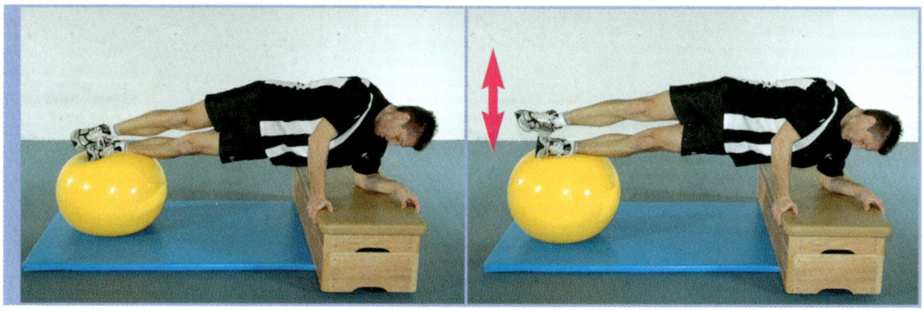

EXERCICES 2

ABD 2.1 C

POSITION DE DÉPART

Le sujet est à quatre pattes, en appui sur les mains et les genoux, bien équilibré.

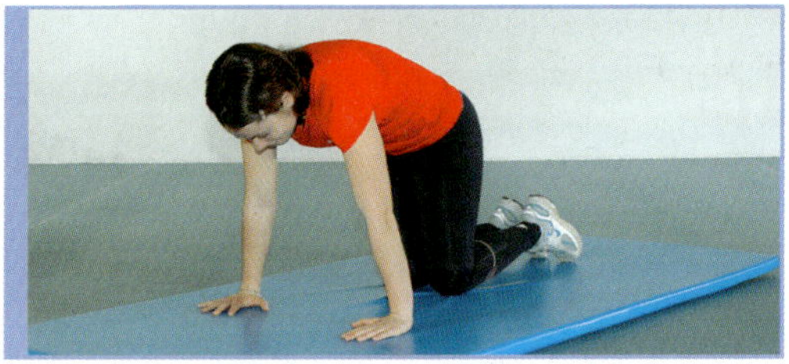

EXERCICE

Monter une jambe fléchie, latéralement en abduction jusqu'à l'horizontale, puis redescendre. L'inspiration à lieu lors de la montée de la jambe et l'expiration lors du retour en position de départ.

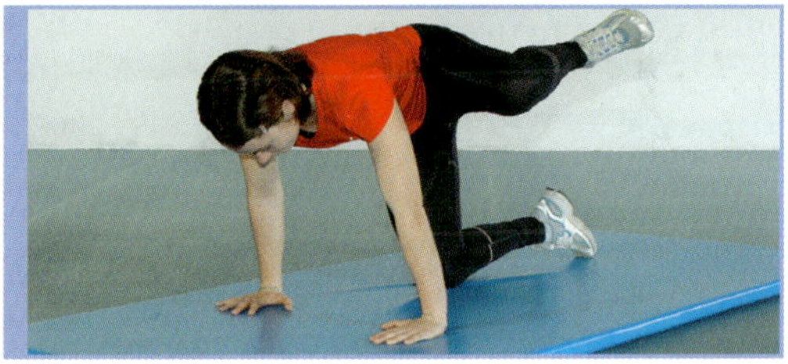

ABD 2.2 C

POSITION DE DÉPART

Idem ABD 2.1

EXERCICE

Monter une jambe fléchie, latéralement en abduction jusqu'à l'horizontale,

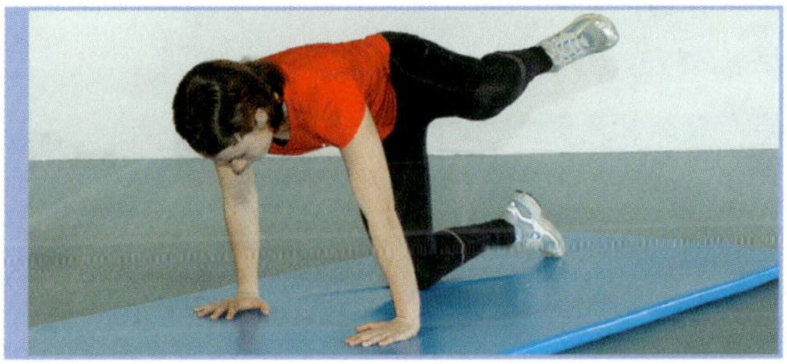

étendre le genou, le fléchir à nouveau, puis redescendre. L'inspiration à lieu lors de la montée de la jambe et l'expiration lors du retour en position de départ.

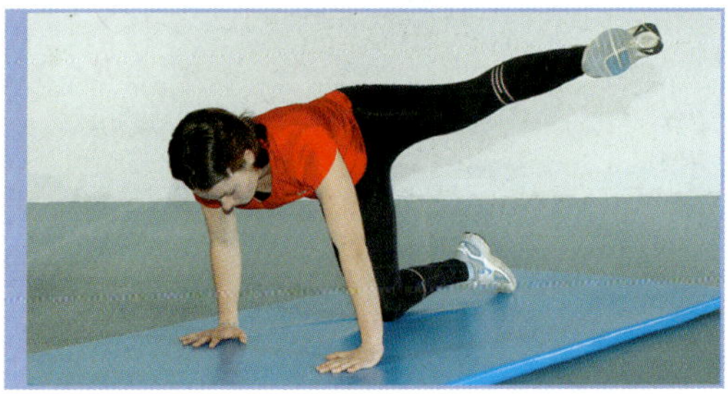

ABD 2.3 C

POSITION DE DÉPART

La position ressemble à celle de ABD 2.1, mais une des deux jambes est tendue, perpendiculairement au tronc.

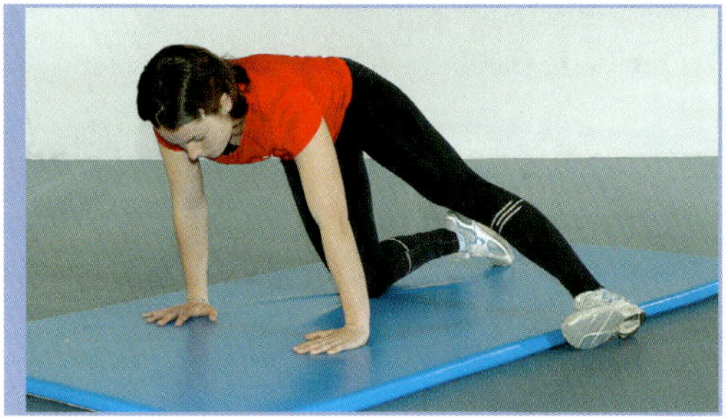

EXERCICE

Monter une jambe tendue, latéralement en abduction jusqu'à l'horizontale, puis redescendre. L'inspiration à lieu lors de la montée de la jambe et l'expiration lors du retour en position de départ.

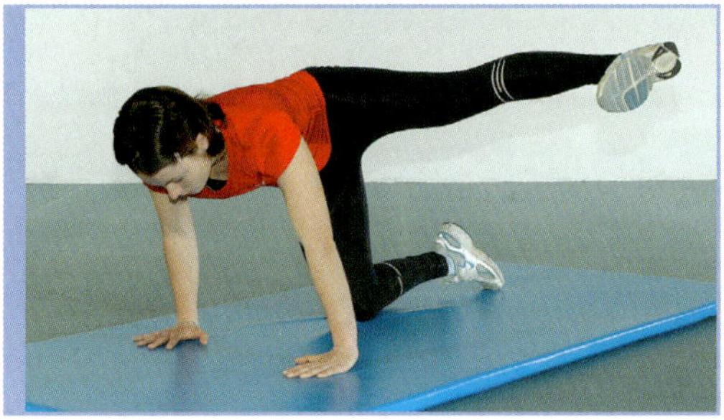

EXERCICE 3

ABD 3 C

POSITION DE DÉPART

Assis, jambes tendues devant, bras vers l'avant.

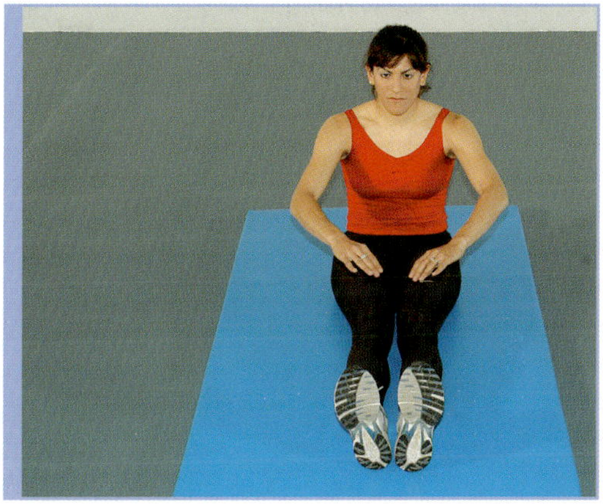

EXERCICE

Écarter une jambe tendue en abduction sur le côté, puis la ramener. Faire des séries des deux jambes, en continu ou en alternant droite gauche. L'inspiration a lieu lors de l'abduction de la jambe et l'expiration lors du retour en position de départ.

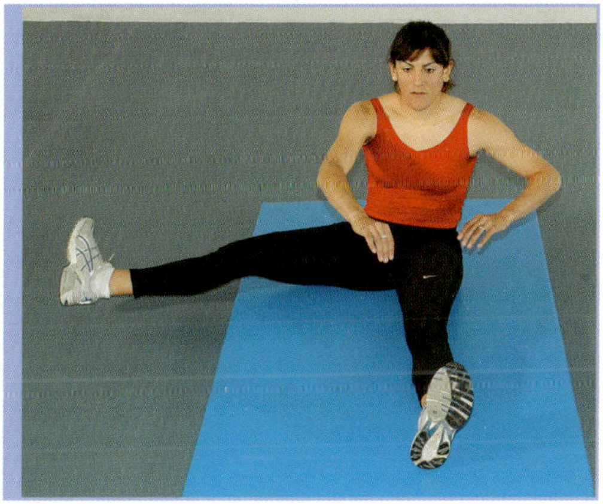

EXERCICES 4

ABD 4.1 ★ C RD

POSITION DE DÉPART

Debout, un élastique attaché à une cheville, tendu vers l'intérieur.

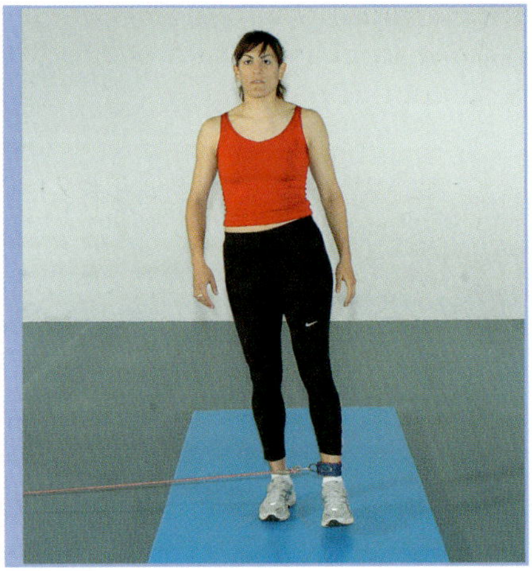

EXERCICE

Effectuer des battements vers l'extérieur en abduction pour s'opposer à la résistance de l'élastique. L'équilibre est maintenu en permanence par l'alignement du côté qui n'est pas attaché à l'élastique et le pied relié à l'élastique n'est pas posé pendant toute la série. La respiration est brève et calée sur l'exercice, expiration lors de l'abduction de la jambe et inspiration lors du retour en position de départ.

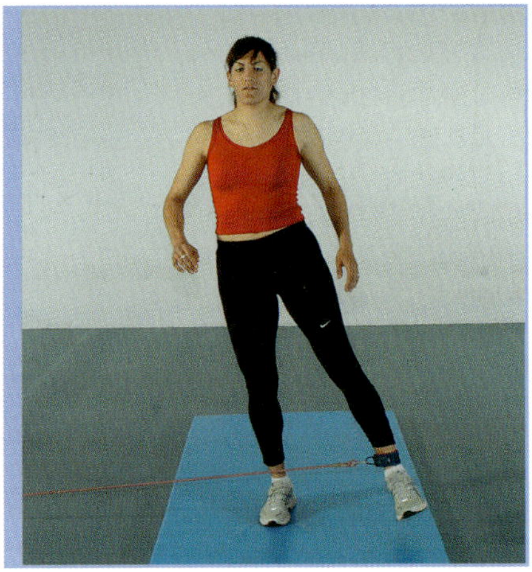

ABD 4.2 C RD

POSITION DE DÉPART

Debout en appui sur une seule jambe, un médecine-ball ou une charge tenu au-dessus de la tête.

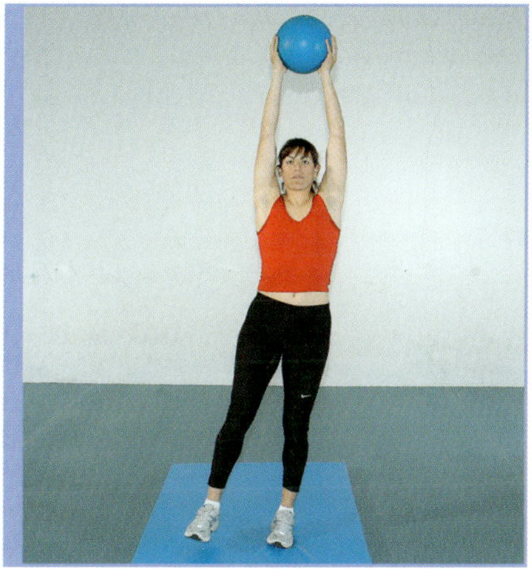

EXERCICE

Effectuer des battements vers l'extérieur en abduction tout en maintenant l'alignement sur la jambe d'appui et sans reposer le pied mobilisé pendant toute la série. La respiration est brève et calée sur l'exercice, expirer lors de l'abduction de la jambe et inspirer lors du retour en position de départ.

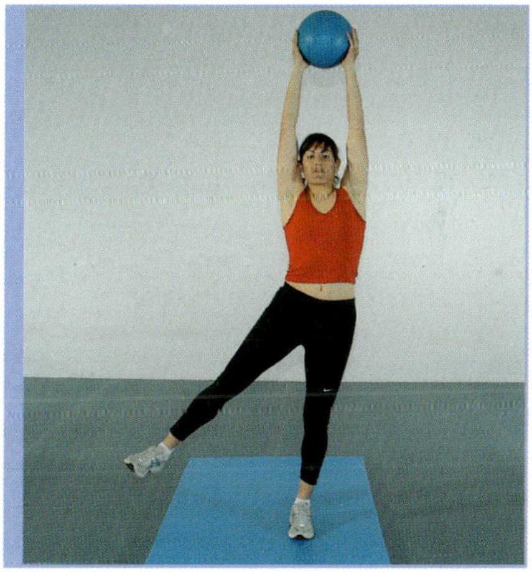

REMARQUE

Si c'est un Aquahit qui est maintenu au-dessus de la tête, l'exercice est rendu encore plus difficile par le mouvement de l'eau qui augmente la contrainte proprioceptive.

ABD 4.3 C RD

POSITION DE DÉPART

Debout en appui sur une seule jambe, l'autre jambe tendue, en contact par le côté extérieur avec un Fitball calé contre un support.

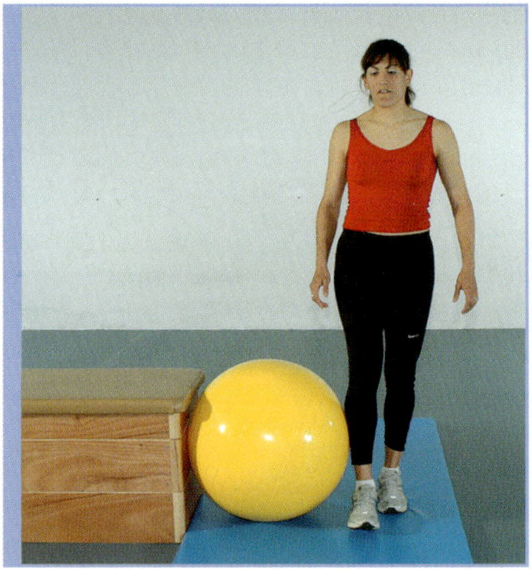

EXERCICE

Effectuer des petits battements pour enfoncer le Fitball vers l'extérieur en abduction tout en maintenant l'alignement sur la jambe d'appui.

La respiration est brève et calée sur l'exercice, expirer lors de l'abduction de la jambe et inspirer lors du retour en position de départ.

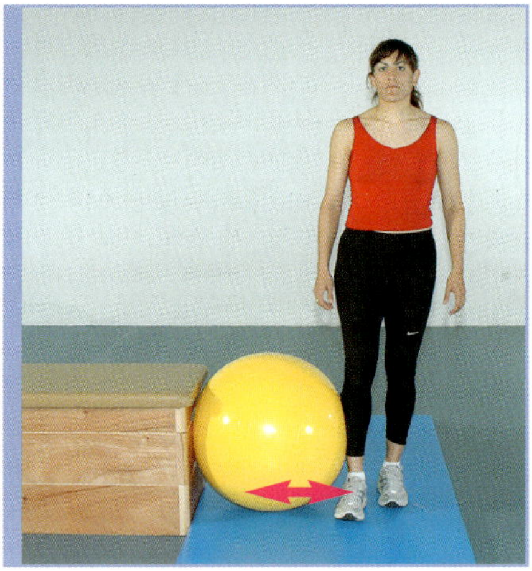

EXERCICES 5

ABD 5.1 ★ C

POSITION DE DÉPART

À genoux sur un Fitball, les mains en appui sur le sol ou sur un support légèrement surélevé.

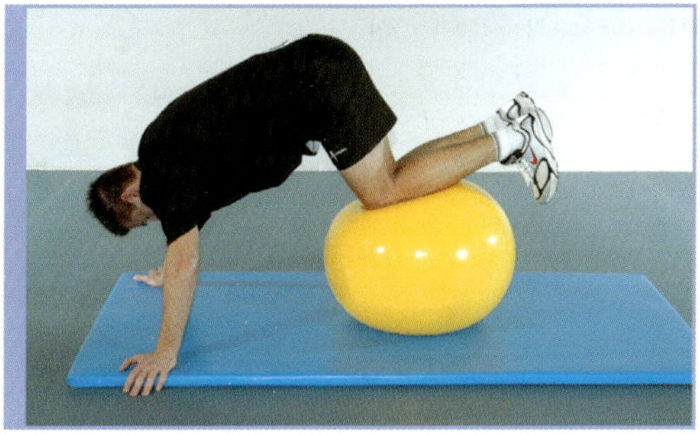

EXERCICE

Par des rotations longitudinales du bassin, venir en appui latéralement sur la face externe d'une cuisse, puis revenir à la position de départ et basculer de l'autre côté. Cet exercice sollicite aussi les muscles obliques de l'abdomen, c'est pourquoi il pourrait figurer également dans la rubrique sur le gainage des obliques.

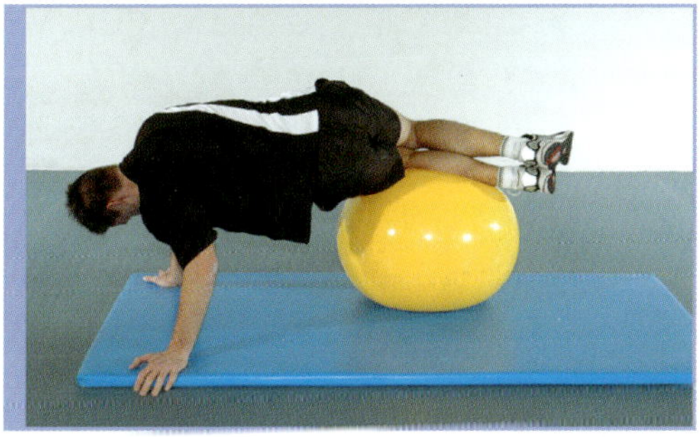

L'expiration est réalisée lors du passage latéral et l'inspiration lors du retour en position de départ.

ABD 5.2

VARIANTE

POSITION DE DÉPART

Idem ABD 5.1, mais en appui sur un seul genou, l'autre jambe étant tendue vers l'arrière.

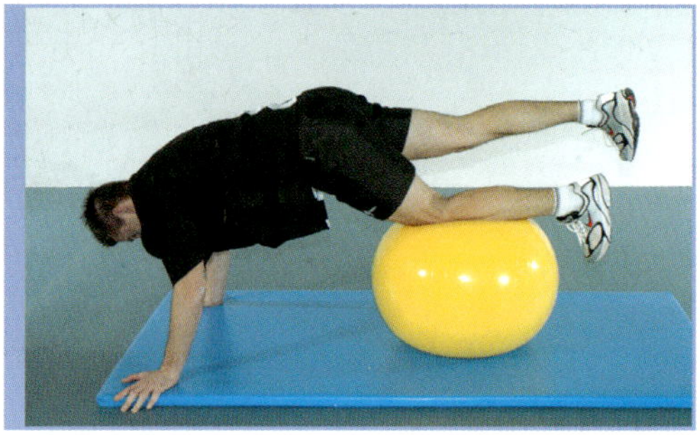

EXERCICE

Par des rotations longitudinales du bassin, venir en appui latéralement sur la face externe de la cuisse, puis revenir à la position de départ. Cet exercice sollicite également les muscles obliques de l'abdomen, c'est pourquoi il pourrait figurer dans la rubrique sur le gainage des obliques.

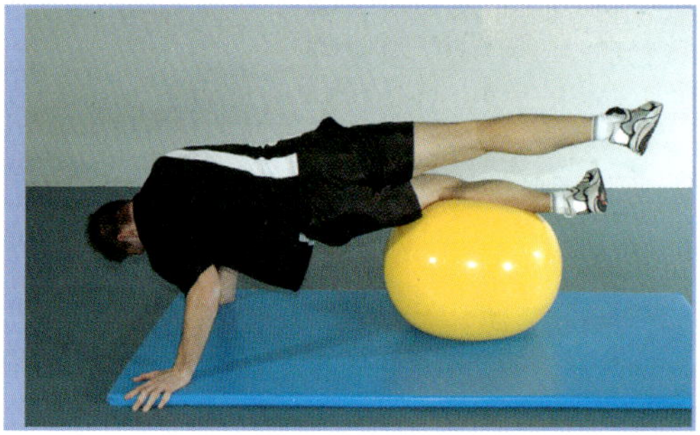

L'expiration est réalisée lors du passage latéral et l'inspiration lors du retour en position de départ.

EXERCICE 6

ABD 6 ★ C

POSITION DE DÉPART

Assis sur le côté, appui bras tendu, la jambe au sol est tendue et l'autre est fléchie.

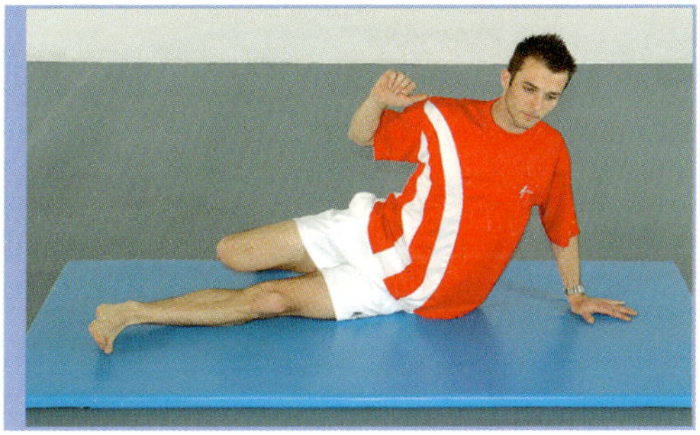

EXERCICE

Monter pour aligner le bassin entre la cheville et l'épaule, tout en fixant le genou libre fléchi et le bras supérieur. Inspirer lors de la montée et expirer lors du retour en position de départ.

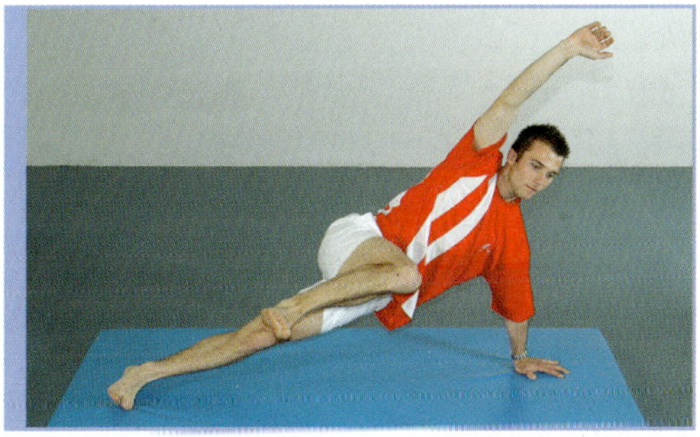

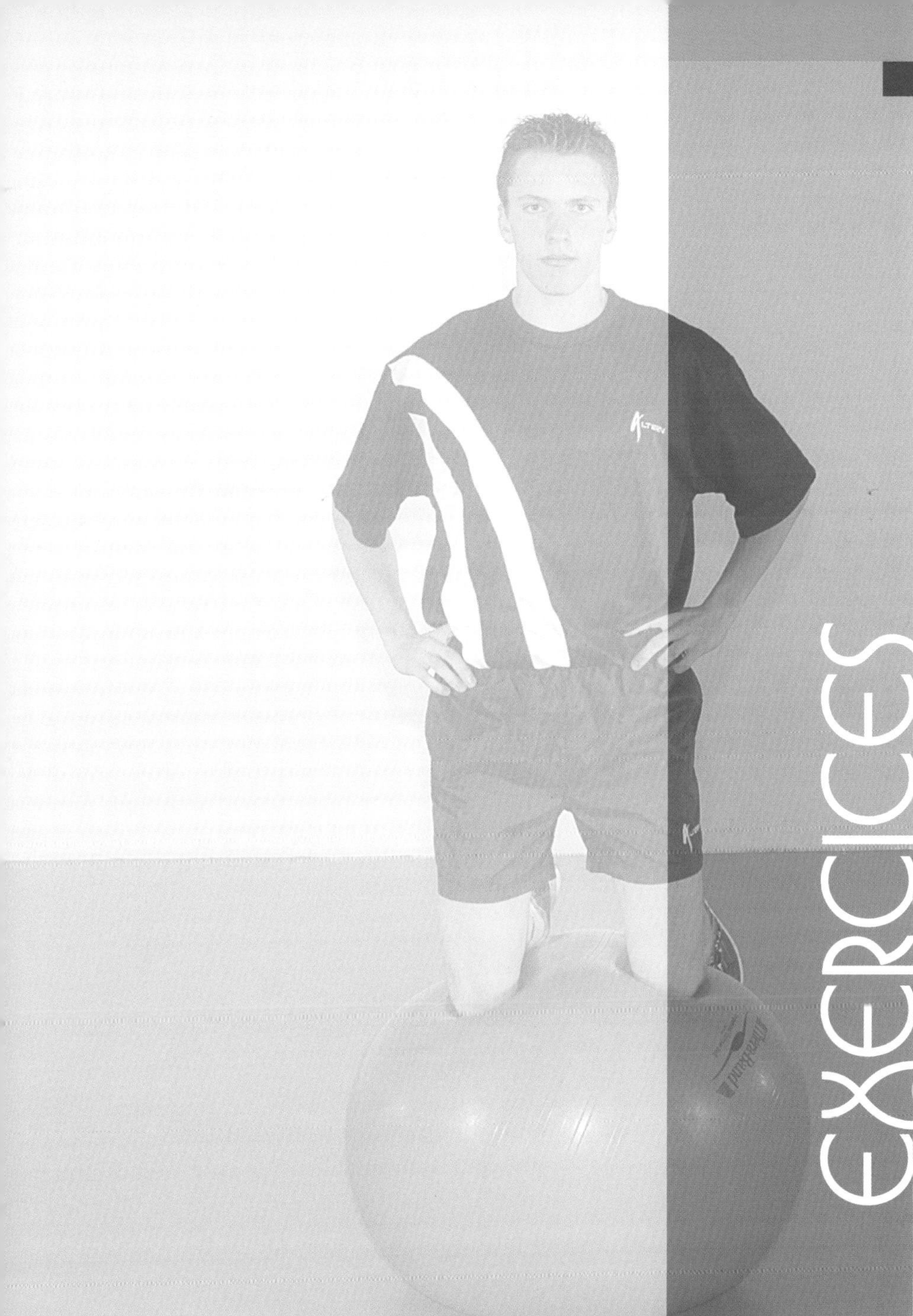

EXERCICES DE GAINAGE DES ADDUCTEURS

EXERCICES 1

ADD 1.1 ★ I

POSITION DE DÉPART

En appui latéral sur le coude et le pied extérieur. Le bassin est en rétroversion, décollé et aligné entre épaule et cheville.

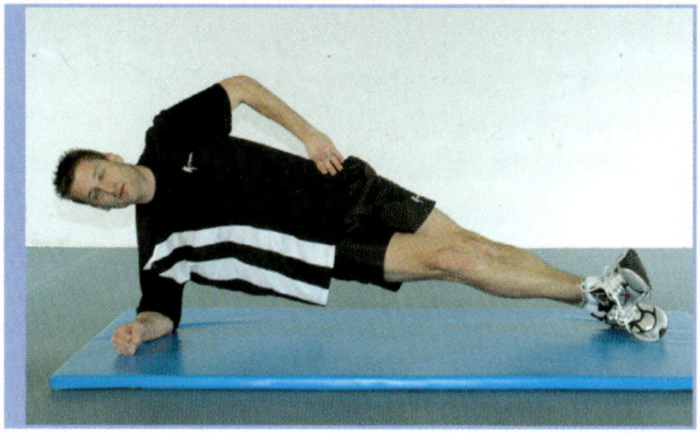

EXERCICE

Maintenir la position en isométrie, sans relâcher le placement du bassin en rétroversion. La respiration est brève et essentiellement buccale.

ADD 1.2 ★ I C RD

POSITION DE DÉPART

Idem ADD 1.1

EXERCICE

Tout en maintenant la position en isométrie, mobiliser la jambe inférieure en adduction.
La respiration est brève et essentiellement buccale.

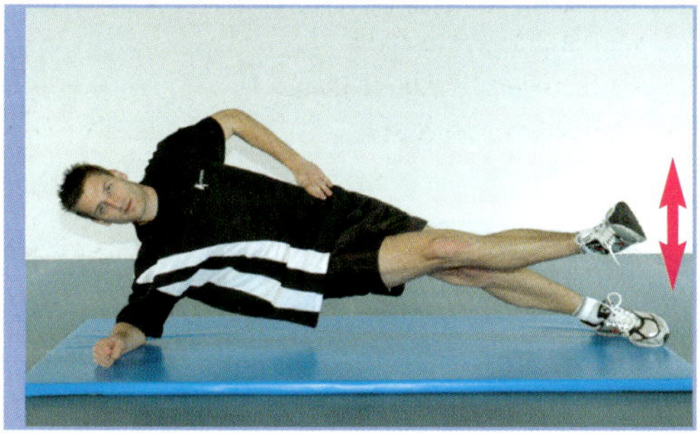

ADD 1.3 ★ C

POSITION DE DÉPART

Idem ADD 1.1

EXERCICE

Descendre le bassin en direction du sol,

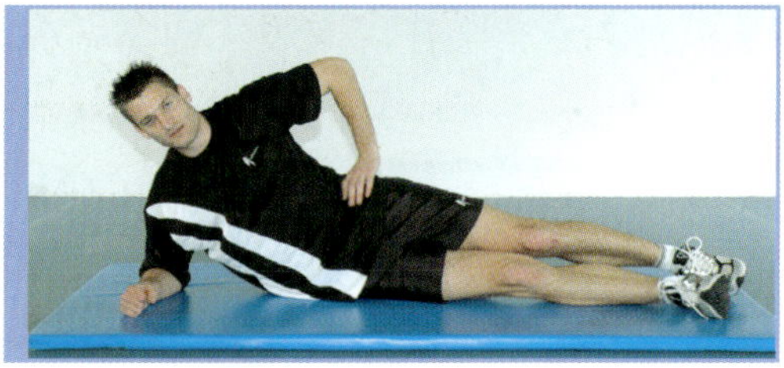

puis remonter et enchaîner. Inspirer sur la descente du bassin vers le sol, et expirer sur la remontée du bassin.

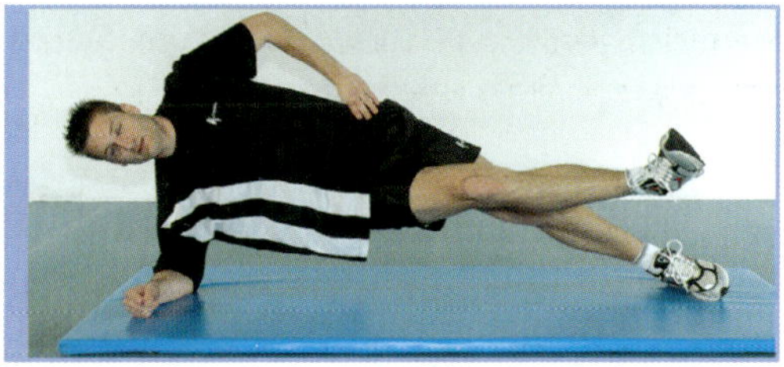

ADD 1.4 ★ I C

POSITION DE DÉPART

En appui latéral sur le coude, la jambe supérieure fléchie, le pied à plat en contact avec le sol.

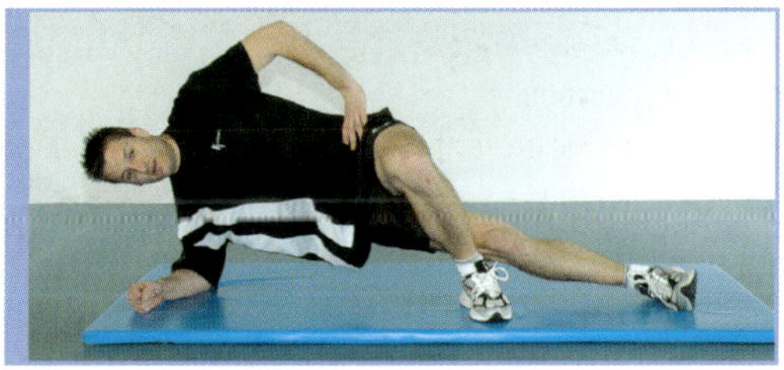

EXERCICE

Mobiliser la jambe inférieure en adduction.
La respiration est brève et essentiellement buccale.

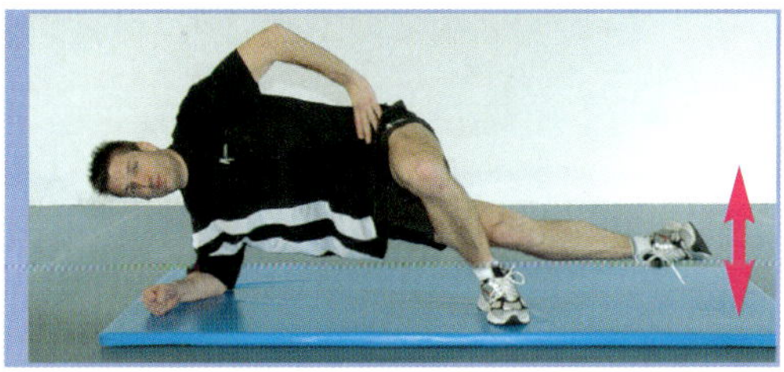

ADD 1.5 E RD

POSITION DE DÉPART

Idem ADD 1.1

EXERCICE

Un partenaire exerce des petites pressions sur le bassin pour obliger le sujet à résister à cette pression excentrique et maintenir l'alignement. La respiration est brève et essentiellement buccale.

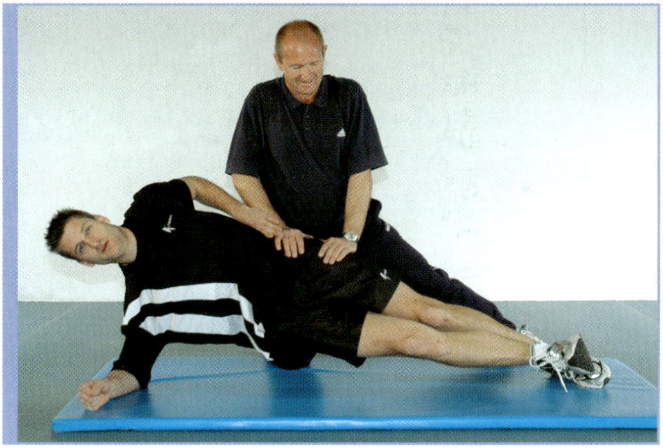

ADD 1.6

POSITION DE DÉPART

En appui latéral sur le coude,

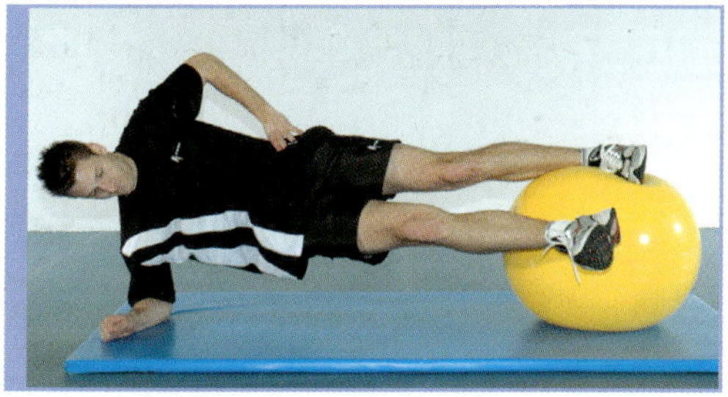

ou sur un bras tendu (l'autre main peut prendre contact également pour équilibrer) avec le pied extérieur en appui sur le Fitball.

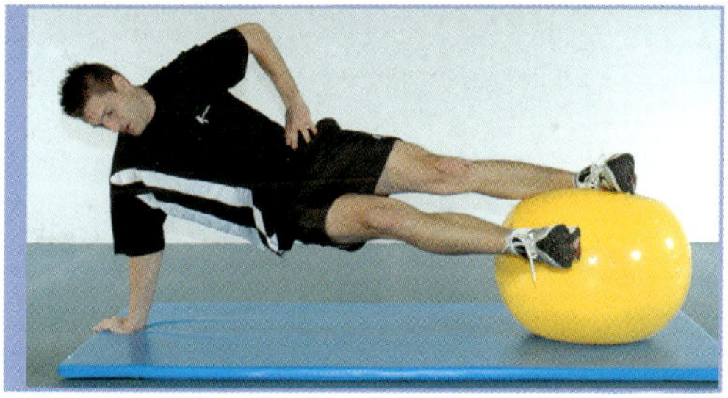

EXERCICES

Tous les exercices précédents peuvent être réalisés pieds en appui sur le Fitball.

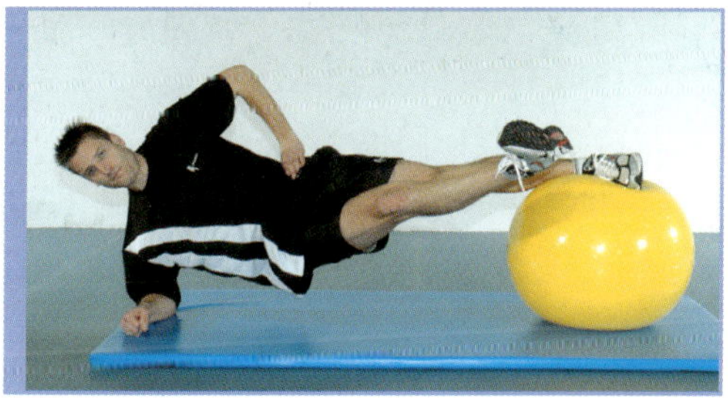

EXERCICE 2

ADD 2 C

POSITION DE DÉPART

En appui latéral sur le coude, main derrière la tête, un médecine-ball tenu serré entre les deux jambes.

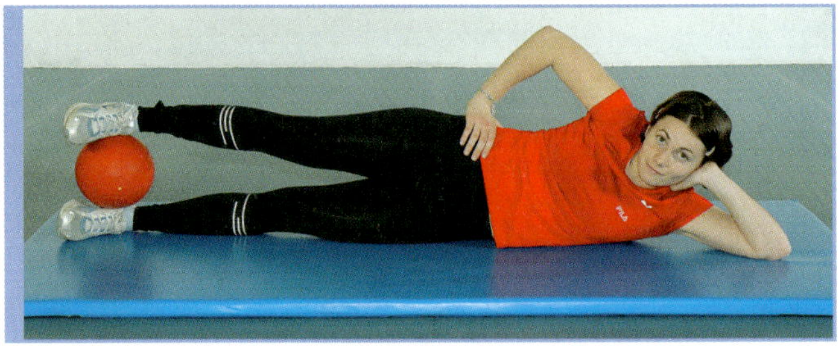

EXERCICE

Monter les deux jambes vers le haut latéralement en tenant le médecine-ball . Inspirer lors de la descente et expirer lors de la montée.

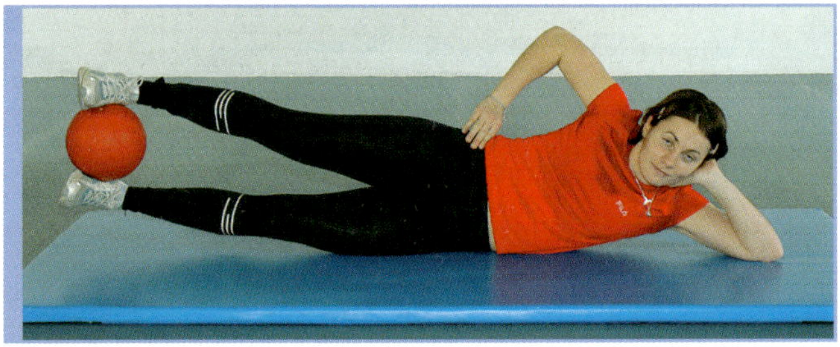

EXERCICE 3

ADD 3 ★ I

POSITION DE DÉPART

À genoux sur le Fitball.

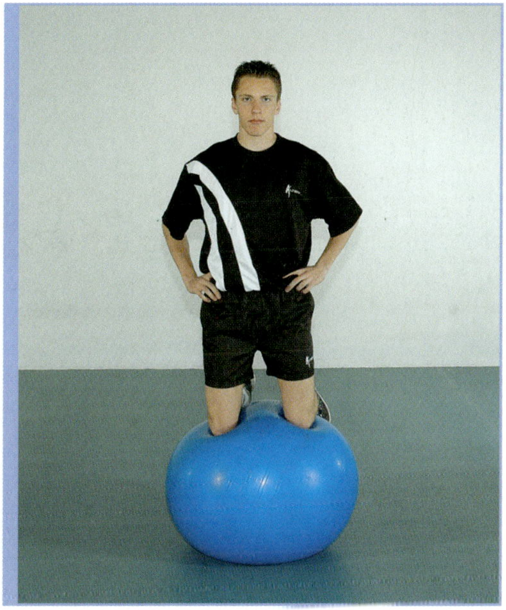

EXERCICE

Tenir en équilibre sur le Fitball. Respirer normalement.

Pour complexifier l'exercice, on peut effectuer des mobilisations des bras dans divers plans, tout en maintenant l'équilibre.

Cet exercice, qui sollicite beaucoup les adducteurs, figure également dans la rubrique sur la posture.

EXERCICE 4

ADD 4 I

POSITION DE DÉPART

Allongé sur le dos, genoux fléchis, le Fitball tenu serré entre les genoux.

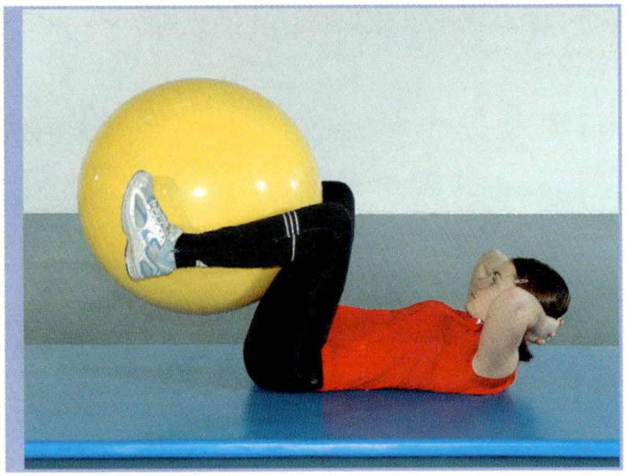

EXERCICE

Amener les genoux vers le front en conservant le Fitball tenu entre les genoux. Cet exercice sollicite également les abdominaux. Expirer lors de la flexion cuisse sur tronc et inspirer lors du retour en position de départ.

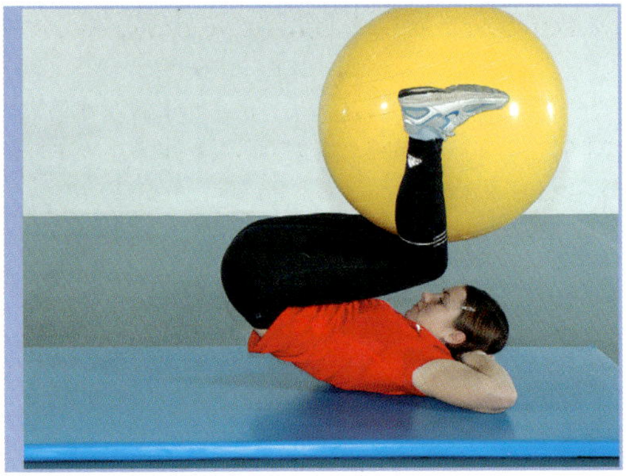

EXERCICES 5

ADD 5.1 ★ C RD

POSITION DE DÉPART

Debout, un élastique attaché à une cheville, tendu vers l'extérieur.

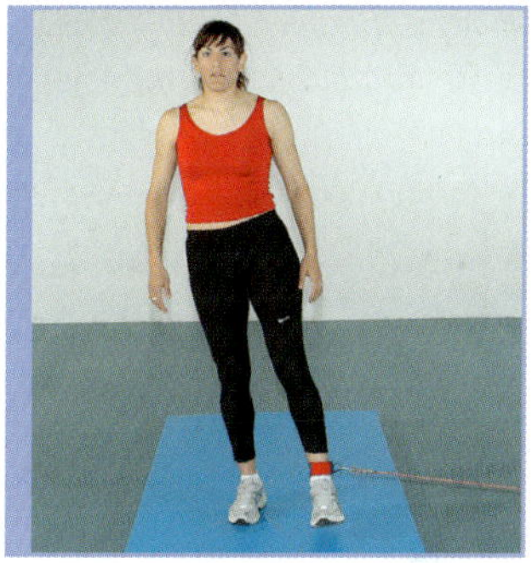

EXERCICE

Effectuer des battements vers l'intérieur en adduction pour s'opposer à la résistance de l'élastique. L'équilibre est maintenu en permanence par l'alignement du côté qui n'est pas attaché à l'élastique et le pied relié à l'élastique n'est pas posé pendant toute la série.
La respiration est brève et calée sur l'exercice, expirer lors de l'adduction de la jambe et inspirer lors du retour en position de départ.

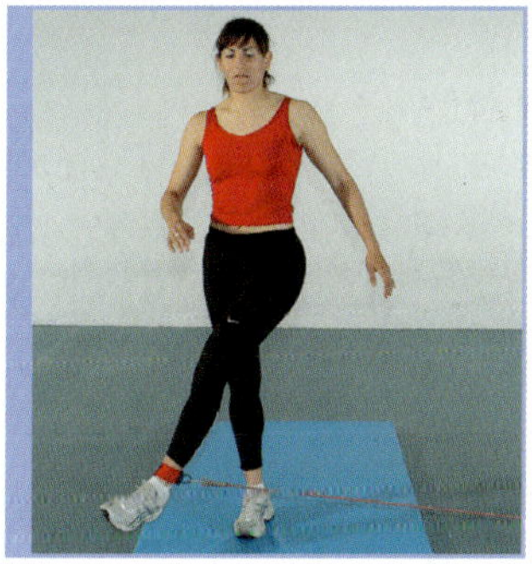

ADD 5.2 ★ C RD

POSITION DE DÉPART

Debout en appui sur une seule jambe, l'autre jambe tendue, en contact par le côté intérieur avec un Fitball calé contre un support.

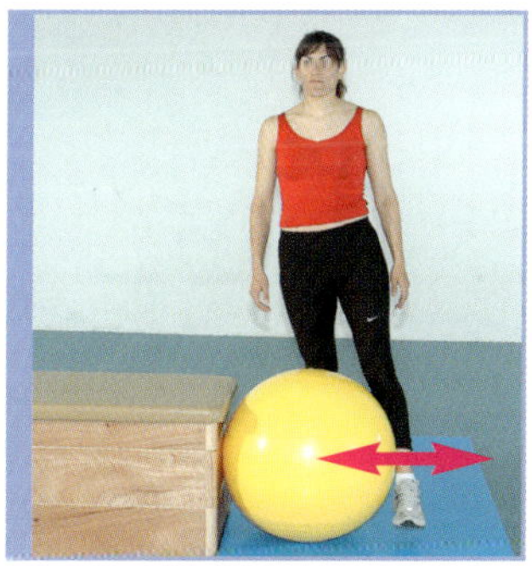

EXERCICE

Effectuer des petits battements pour enfoncer le Fitball vers l'intérieur en adduction tout en maintenant l'alignement sur la jambe d'appui. La respiration est brève et calée sur l'exercice, expirer lors de l'adduction de la jambe et inspirer lors du retour en position de départ.

EXERCICE 6

ADD 6 C

POSITION DE DÉPART

Un genou fléchi en appui sur un Fitball, l'autre jambe est tendue vers l'arrière, les mains en appui sur le sol.

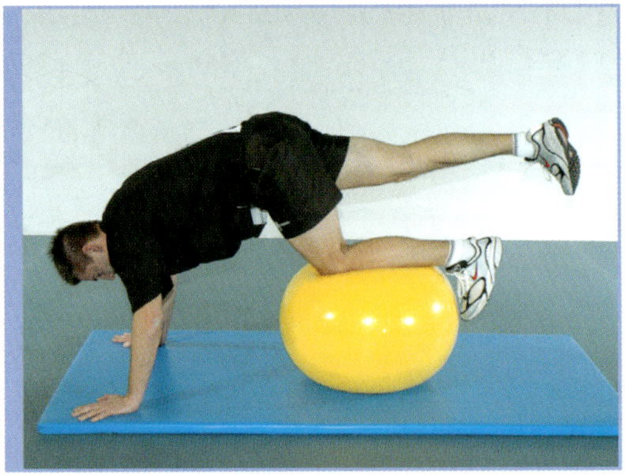

EXERCICE

Écarter latéralement le Fitball pour venir en appui sur la face interne du genou, puis revenir à la position de départ. Cet exercice sollicite également les muscles de l'abdomen, c'est pourquoi il pourrait figurer dans la rubrique sur le gainage de la chaîne antérieure avec le Fitball. Inspirer lors de l'écartement du genou vers l'extérieur et expirer lors du retour en position de départ.

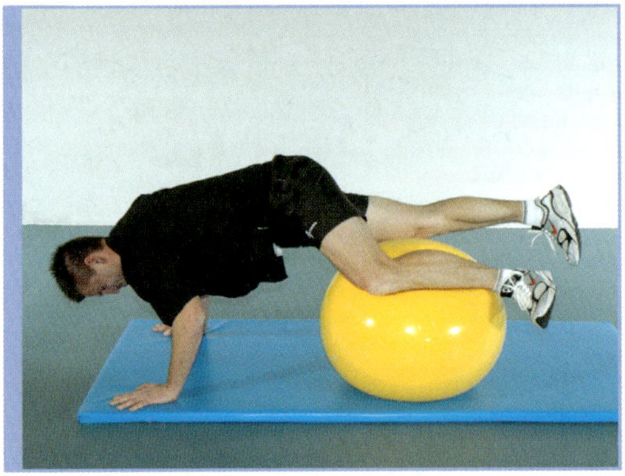

EXERCICE 7

ADD 7 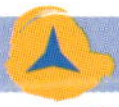 C

POSITION DE DÉPART

Debout, le Fitball serré entre les deux genoux.

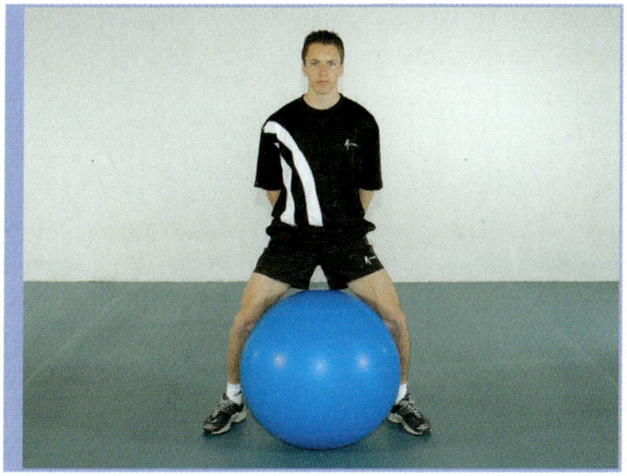

EXERCICE

Serrer le Fitball entre les genoux par des pressions en adduction. Expirer en serrant les genoux et inspirer lors du retour à la position de départ.

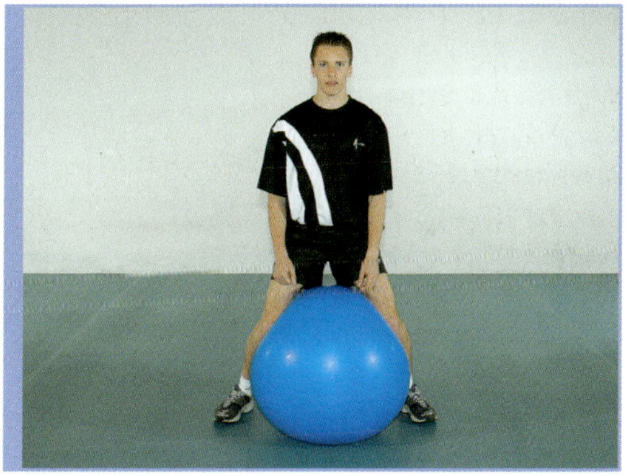

EXERCICE 8

ADD 8 ★ C

POSITION DE DÉPART

Allongé sur le côté, bras au sol dans le prolongement du tronc, l'autre main prend appui sur le sol ou bien est placée sur la hanche. Le corps est bien aligné.

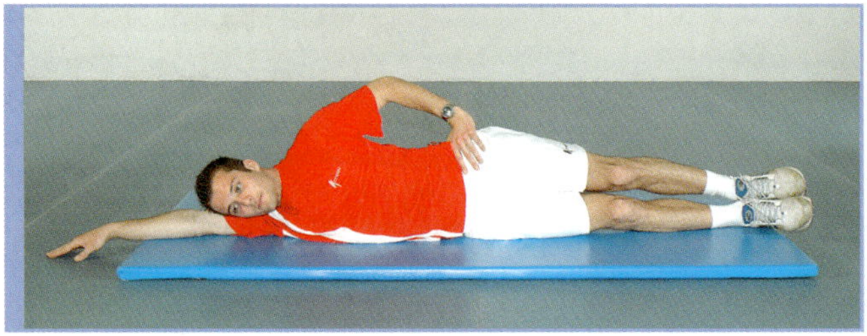

EXERCICE

Décoller les deux jambes du sol et redescendre.

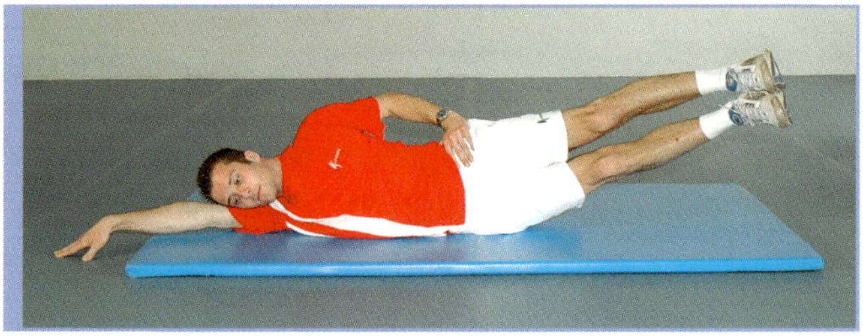

La position peut également être maintenue en isométrie. Expirer lors de la montée des jambes et inspirer lors du retour en position de départ. Si l'exercice est maintenu en isométrie, la respiration est essentiellement brève et buccale.

Cet exercice est assez complet puisqu'il sollicite également les abducteurs et les muscles obliques de l'abdomen.

2 CONCEPTS ET EXERCICES ORIGINAUX DE GAINAGE

EXERCICES
DE MAINTIEN DE L'ALIGNEMENT ET RESISTANCE AUX DEFORMATIONS

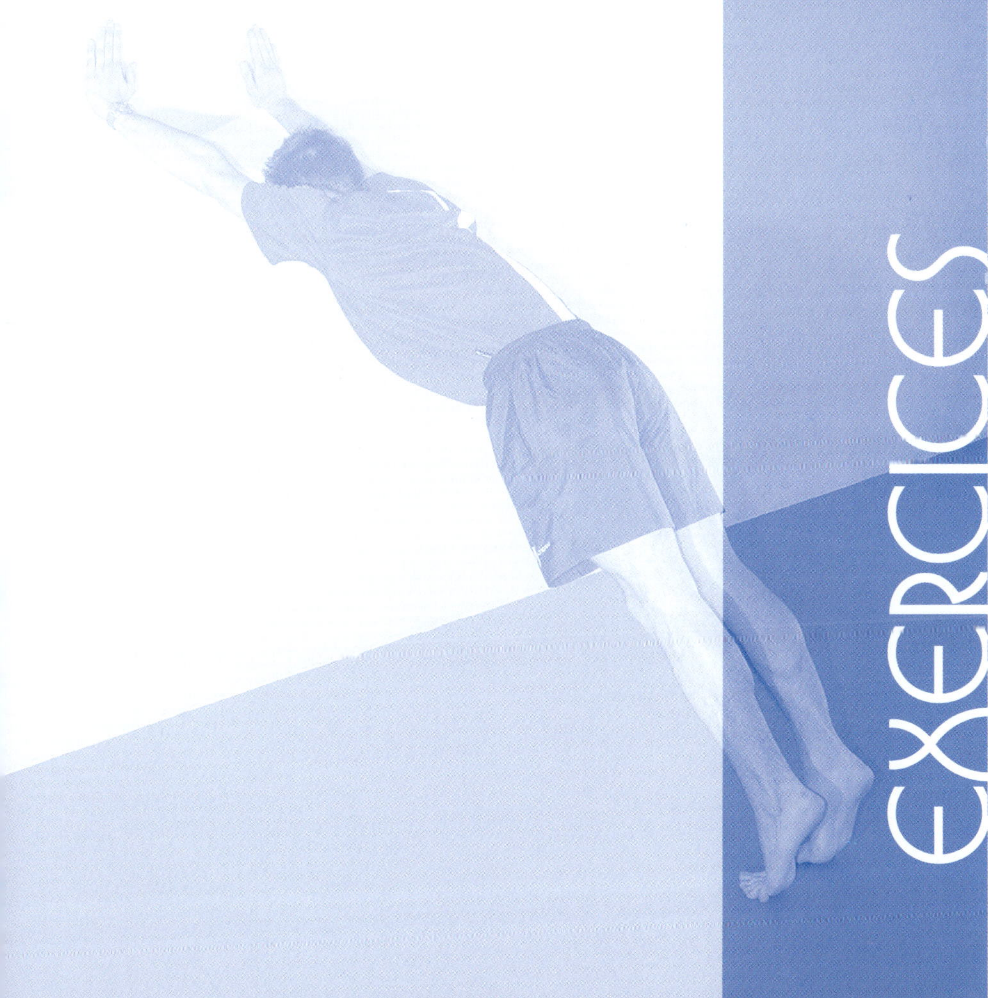

Cette rubrique présente des exercices qui obligent le sportif à maintenir un alignement sur certaines parties du corps afin de résister aux déformations, ce qui constitue une certaine forme de gainage comme cela a été expliqué dans l'introduction. Les exercices présentés ne sont que des exemples qui peuvent être déclinés de multiples façons et en les adaptant aux activités sportives spécifiques. Le but reste le même : maintenir un alignement par une posture adaptée qui permet au sportif de ne pas se déformer afin de réaliser le geste désiré. De nombreux exercices qui ont été présentés, avec les Fitballs notamment, rentrent dans cette logique de résistance aux déformations et de maintien des alignements.

Le maintien d'un alignement sous-entend logiquement une dominante isométrique dans le mode de travail musculaire ainsi que la notion de résistance aux déformations, précisément sur la chaîne musculaire qui résiste. Ceci étant, les mouvements effectués avec les autres parties du corps induisent des types de contraction concentrique, pliométrique, excentrique. Cette remarque s'appliquant à tous les exercices de ce registre, il ne nous apparaît pas nécessaire de repréciser le mode de travail à chaque exercice.

EXERCICES 1

AL 1.1 RD

POSITION DE DÉPART

Debout en appui sur un pied, un médecine-ball tenu bras tendus devant ou bien au-dessus de la tête.

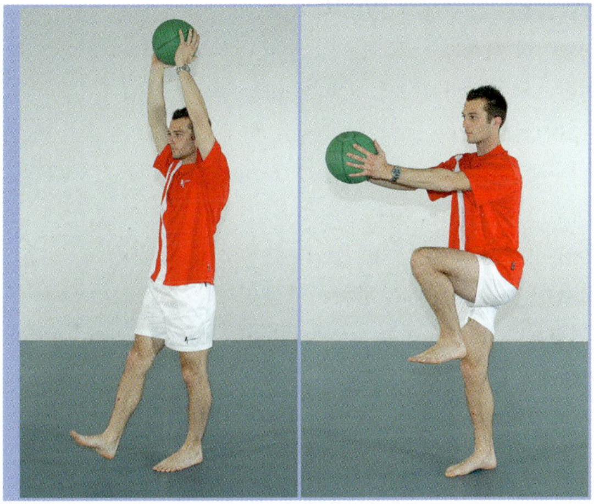

EXERCICES

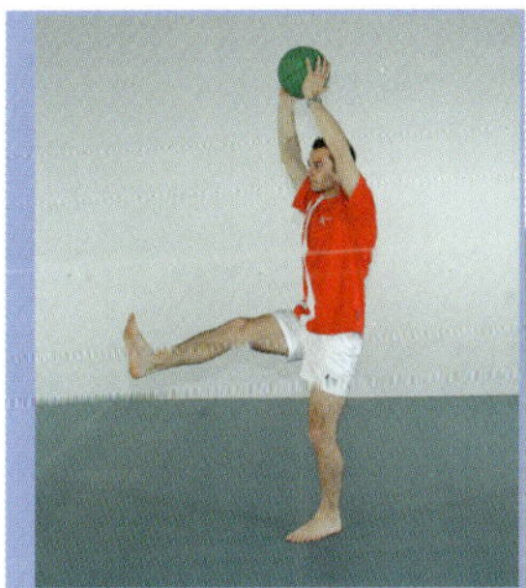

Maintenir l'alignement sur sa jambe d'appui pendant que l'on mobilise l'autre jambe dans différents plans : fermeture talon-fesses, monter jambe tendue vers le haut,

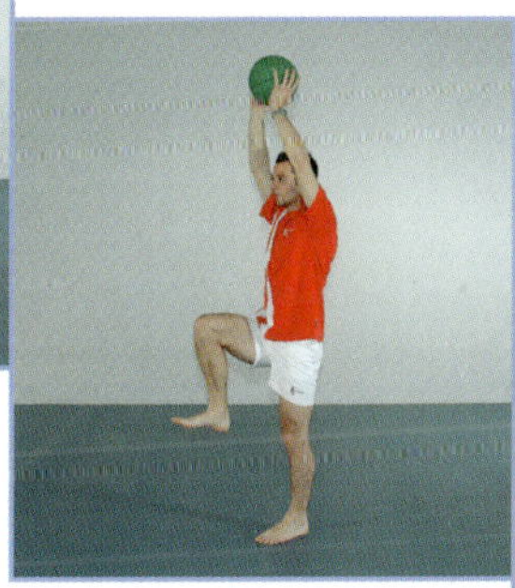

cycle de jambes en marche avant,

arrière, en abduction, etc.

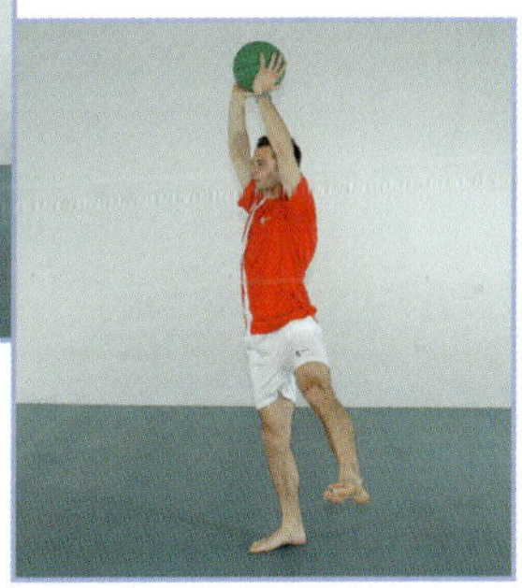

Caler la respiration sur le rythme de l'exercice en plaçant l'inspiration sur le retour au point de départ.

AL 1.2 ★ RD

POSITION DE DÉPART

Debout en appui sur un pied, l'autre jambe genou fléchi maintenue à l'horizontale, un médecine-ball tenu devant la poitrine.

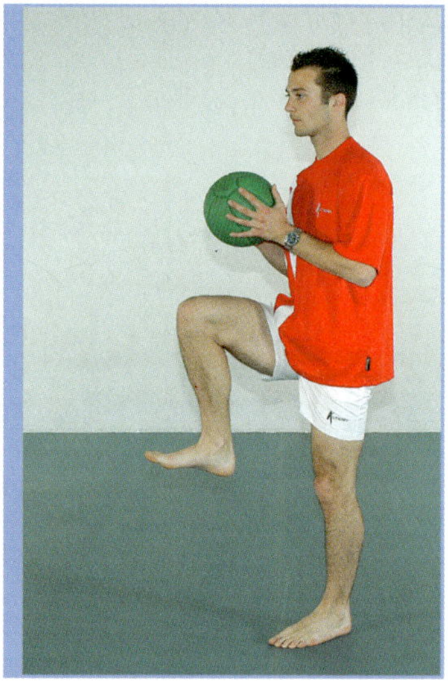

EXERCICE

Maintenir l'alignement sur sa jambe d'appui, ouvrir le genou vers l'avant tout en éloignant le médecine-ball vers l'avant. Caler la respiration sur le rythme de l'exercice en plaçant l'inspiration sur le retour au point de départ.

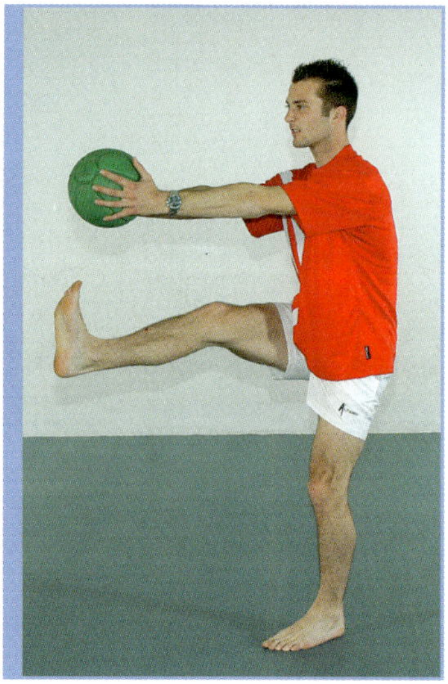

AL 1.3 RD

POSITION DE DÉPART

Debout en appui sur un pied, l'autre jambe genou fléchi maintenue à l'horizontale, un médecine-ball tenu au-dessus de la tête.

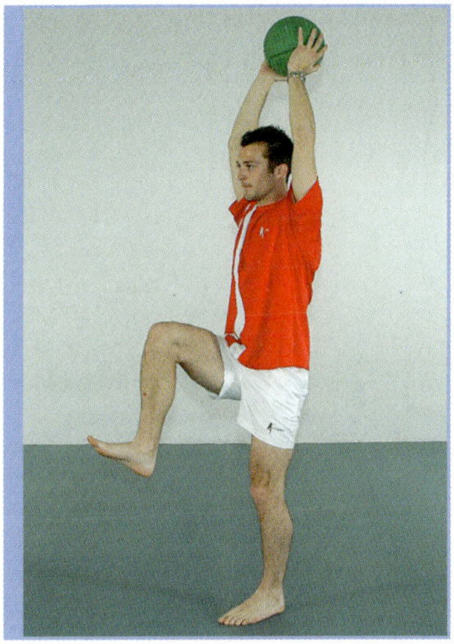

EXERCICE

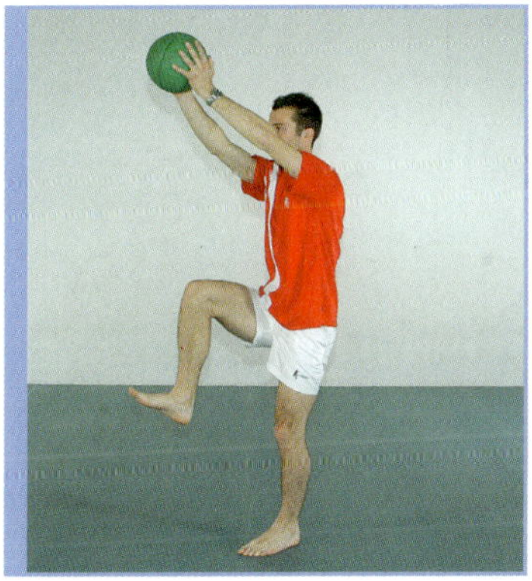

Maintenir l'alignement sur sa jambe d'appui, et le genou fixé à l'horizontale, pendant que l'on mobilise le médecine-ball d'avant en arrière,

de droite à gauche, etc.

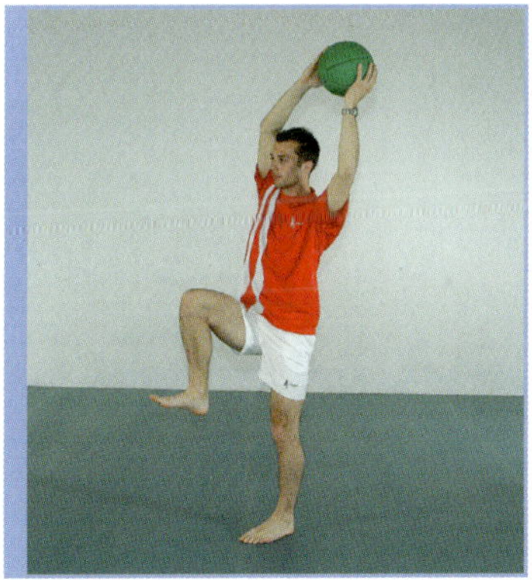

La respiration est brève et essentiellement buccale.

EXERCICES 2

AL 2 RD

POSITION DE DÉPART

Debout en appui sur deux pieds ou sur un seul pied, un médecine-ball tenu bras tendus au-dessus de la tête.

EXERCICES

Effectuer des sautillets avant – arrière,

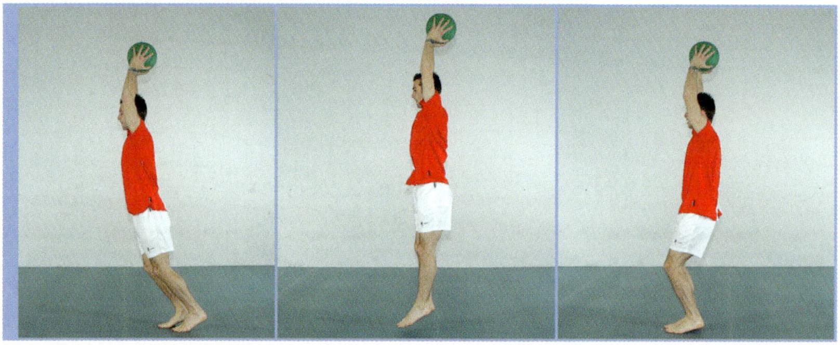

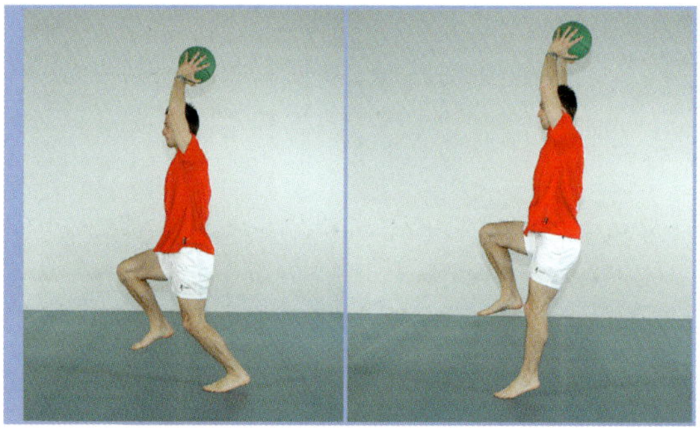

ou latéraux tout en restant aligné. La respiration est brève et essentiellement buccale et on s'efforce d'être en apnée lors des contacts au sol.

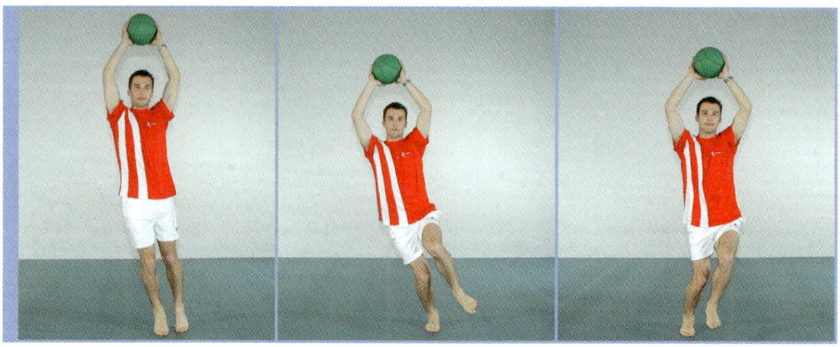

EXERCICES 3

AL 3.1 RD

POSITION DE DÉPART

Debout en appui sur un pied, l'autre jambe genou fléchi fixée à l'horizontale avec un élastique attaché à la cheville tendu vers l'avant. Notez que l'on peut mettre le pied en appui sur un petit support surélevé, ce qui facilitera le passage de l'autre pied.

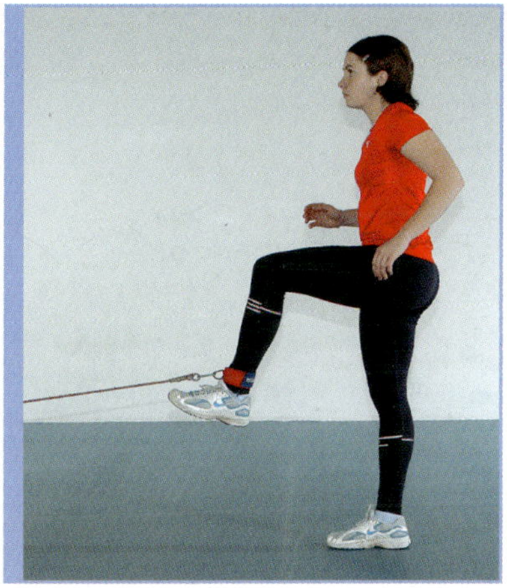

EXERCICE

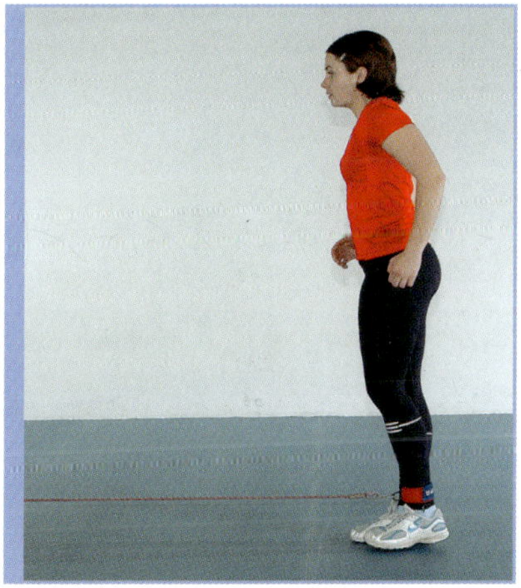

Le point de départ est donc genou à l'horizontale, et l'action motrice principale est effectuée de haut en bas et de l'avant vers l'arrière (extension hanche et genou),

avant de refermer le pied à la fesse pour revenir à la position de départ (cycle complet). Pendant toute la série, le seul point d'appui est le pied au sol, on ne pose pas le pied attaché à l'élastique. Caler la respiration sur le rythme de l'exercice en plaçant l'inspiration sur le retour au point de départ.

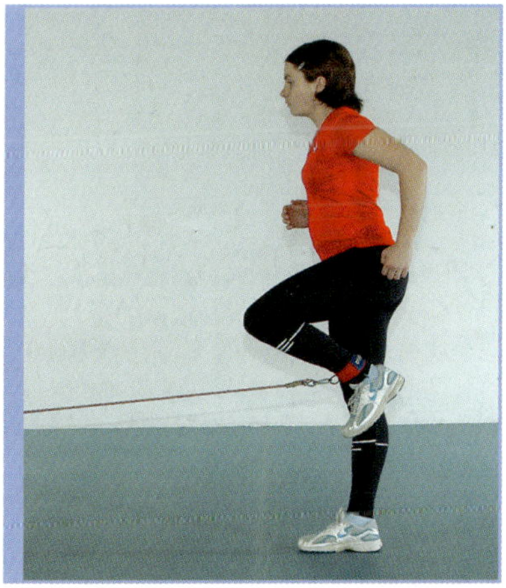

AL 3.2 ★ RD

POSITION DE DÉPART

Debout en appui sur un pied, l'autre jambe hanche en extension avec un élastique attaché à la cheville tendu vers l'arrière.

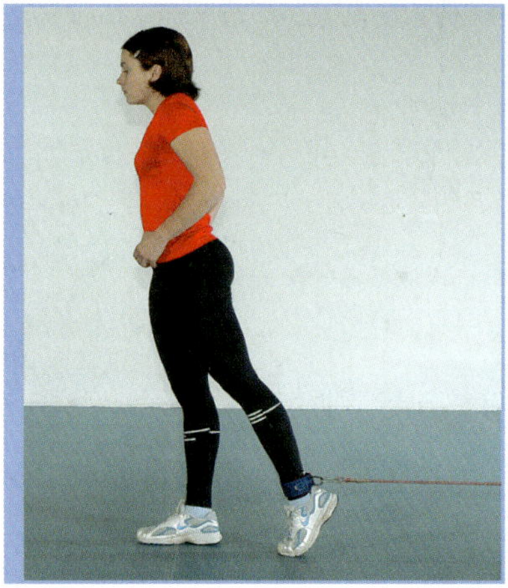

EXERCICE

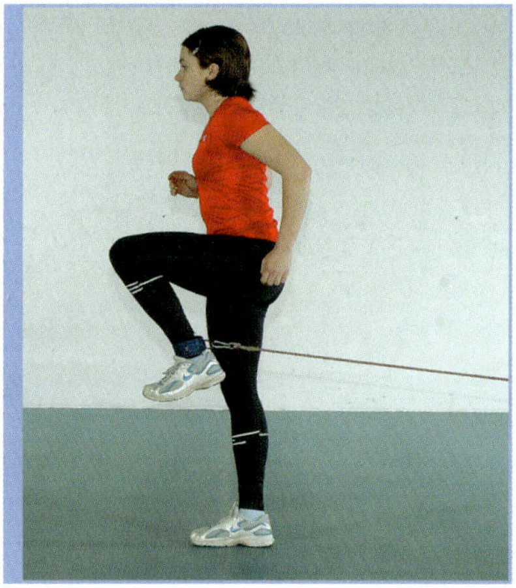

Le point de départ est donc jambe tendue en pointe de pied vers l'arrière, et l'action principale est effectuée de bas en haut et de l'arrière vers l'avant (flexion hanche et genou),

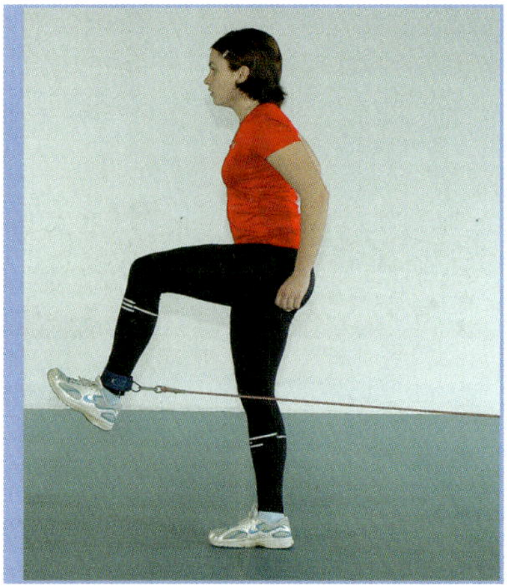

avant d'ouvrir le genou et de revenir en position de départ (cycle complet). Pendant toute la série le seul point d'appui est le pied au sol, on ne pose pas le pied attaché à l'élastique. Caler la respiration sur le rythme de l'exercice en plaçant l'inspiration sur le retour au point de départ.

AL 3.3 ★ RD

POSITION DE DÉPART

Idem aux exercices AL 3.1 et AL 3.2, mais la jambe à laquelle est fixé l'élastique est tendue.

EXERCICE

Effectuer des battements de jambe tendue (avec l'élastique tendu devant ou derrière), tout en maintenant l'alignement sur l'autre jambe.

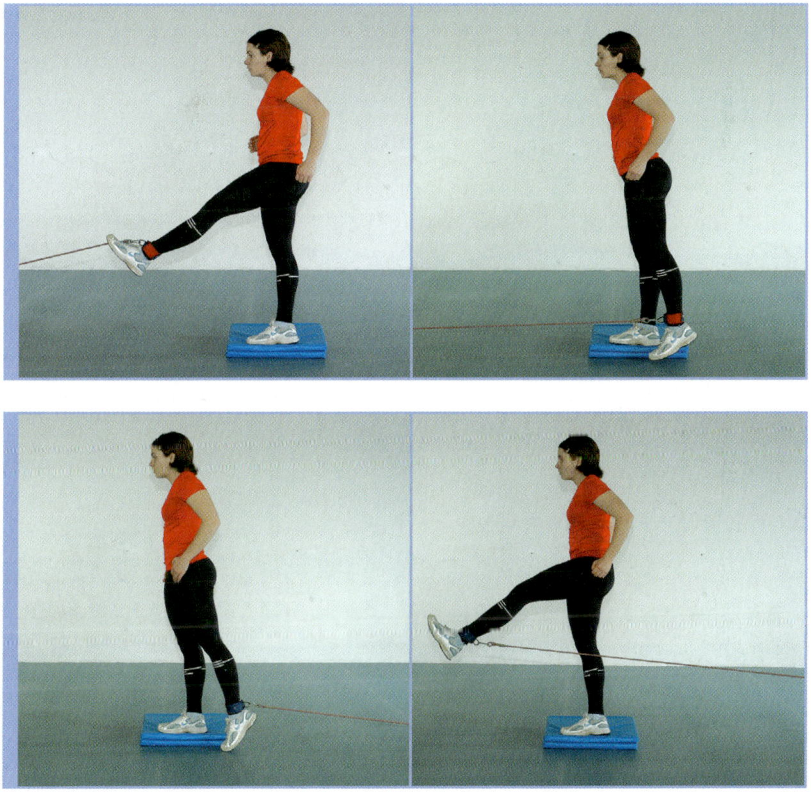

EXERCICES 4

AL 4.1 RD

POSITION DE DÉPART

Face à une série de petits obstacles dont la hauteur est légèrement supérieure au genou. L'intervalle est court et permet de poser un seul appui entre chaque obstacle. Une charge maintenue au-dessus de la tête (médecine-ball, barre de musculation ou Aquahit), ou bien tenue bras tendus devant.

EXERCICE

Marcher en passant les pieds au-dessus des obstacles, un appui entre chaque obstacle. Maintenir une attitude la plus alignée possible (intention de grandissement).

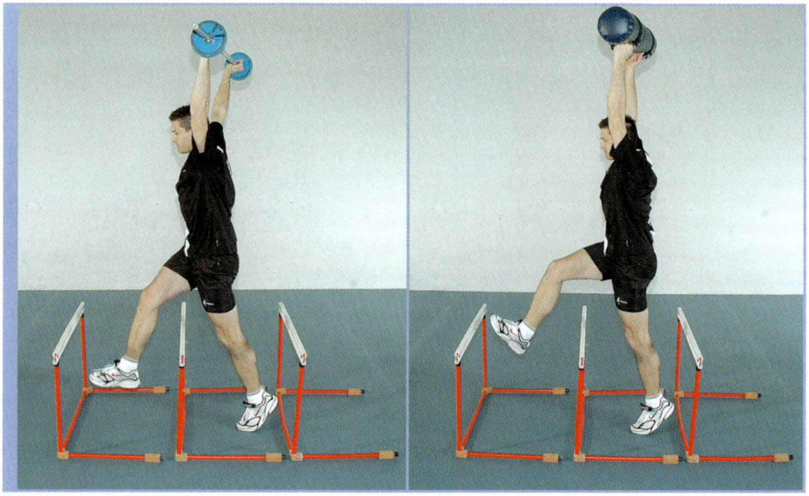

La respiration est brève et essentiellement buccale.

AL 4.2 RD

POSITION DE DÉPART

Face à une série de petits obstacles dont la hauteur est légèrement supérieure au genou. L'intervalle permet de poser deux appuis entre chaque obstacle. Une charge maintenue au-dessus de la tête (médecine-ball, barre de musculation ou Aquahit), ou bien tenue bras tendus devant.

EXERCICE

Marcher en passant les pieds au-dessus des obstacles, deux appuis entre chaque obstacle. La première jambe passe dans l'axe, la deuxième revient sur le côté à la manière d'un franchissement de haie. Maintenir une attitude la plus alignée possible (intention de grandissement). La respiration est brève et essentiellement buccale.

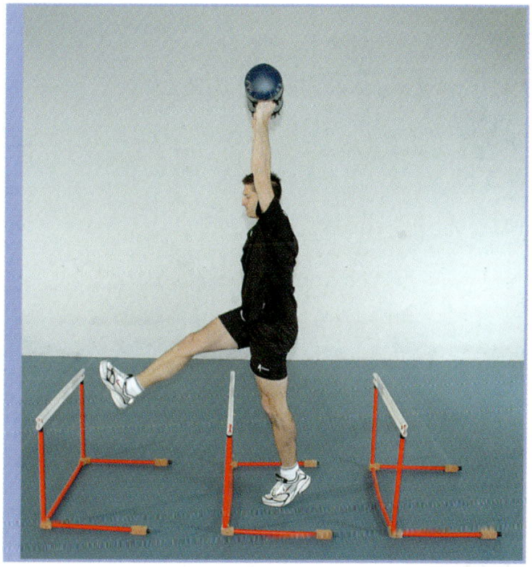

AL 4.3 RD

POSITION DE DÉPART

De profil à côté d'une série de petits obstacles dont la hauteur est légèrement supérieure au genou. L'intervalle permet de poser deux appuis entre chaque obstacle. Une charge maintenue au-dessus de la tête (médecine-ball, barre de musculation ou Aquahit), ou bien tenue bras tendus devant.

EXERCICE

Franchir latéralement en passant les pieds au-dessus des obstacles, en faisant des petits rebonds. Maintenir une attitude la plus alignée possible (intention de grandissement).

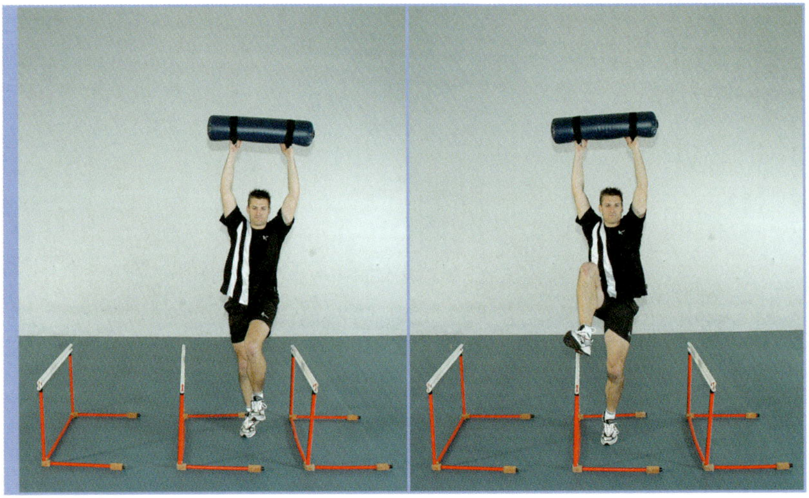

La respiration est brève et essentiellement buccale.

AL 4.4 RD

POSITION DE DÉPART

Une charge maintenue au-dessus de la tête (médecine-ball, barre de musculation ou Aquahit), ou bien tenue bras tendus devant.

EXERCICES

Effectuer des gammes d'exercices de course en restant le plus aligné possible et en maintenant la charge.

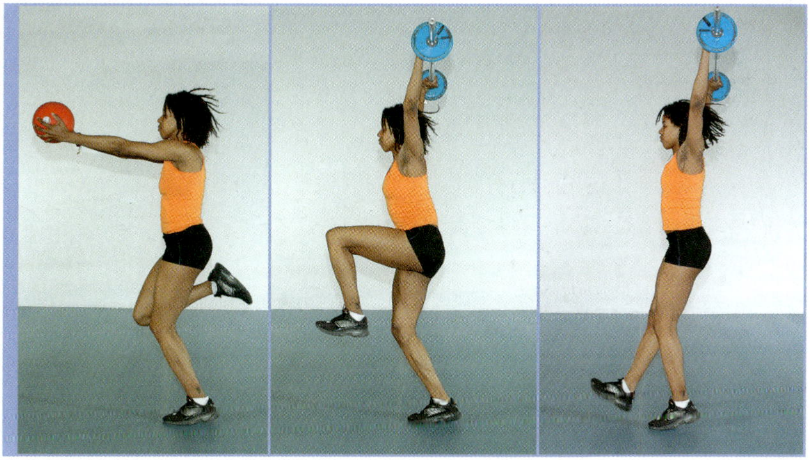

La respiration est brève et essentiellement buccale.

AL 4.5 RD

POSITION DE DÉPART

Une charge maintenue au-dessus de la tête (médecine-ball, barre de musculation ou Aquahit), ou bien tenue bras tendus devant.

EXERCICES

Effectuer des gammes de déplacements latéraux (pas chassés, course de profil, rebonds alternés deux pieds – un pied...) en restant le plus aligné possible et en maintenant la charge .

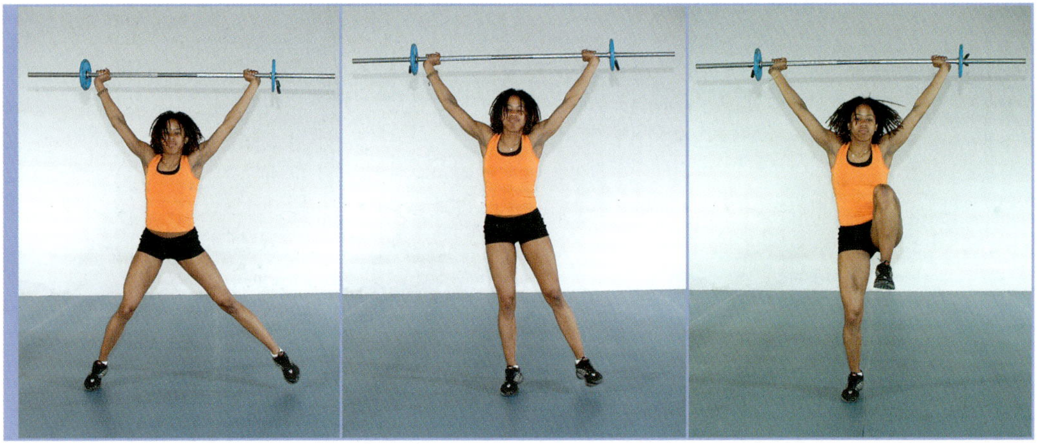

La respiration est brève et essentiellement buccale.

EXERCICES 5

AL 5.1 RD

POSITION DE DÉPART

Debout en appui sur les deux pieds, bras tendus dans le prolongement du tronc, face à un mur et à une distance qui correspond au diamètre d'un Fitball. Celui-ci est tenu en contact avec le mur par les deux mains.

EXERCICE

Effectuer des petits rebonds en appuyant sur le Fitball et en maintenant le corps parfaitement aligné. L'exercice est réalisé avec des expirations brèves lors de la pression sur le ballon et des inspirations brèves lors du retour au point de départ. Cette respiration est essentiellement buccale.

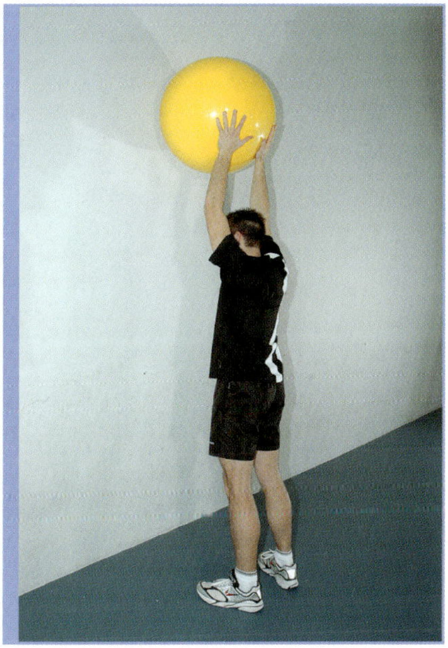

AL 5.2 RD

VARIANTE

POSITION DE DÉPART

Idem à la précédente, mais cette fois-ci on peut se placer avec un seul bras et/ou un seul pied.

EXERCICES

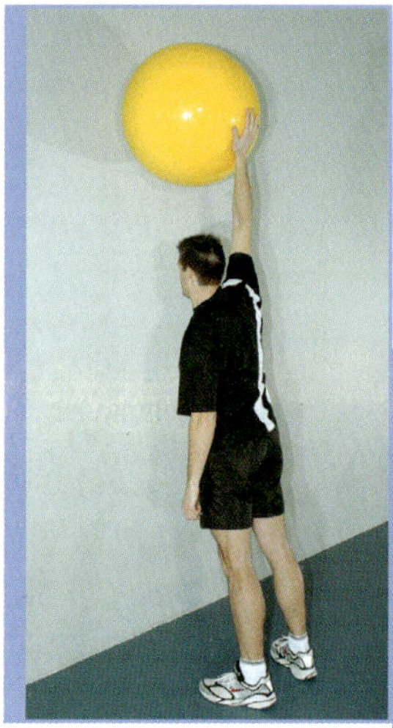

Même exercice que le précédent mais le contact se fait avec une seule main,

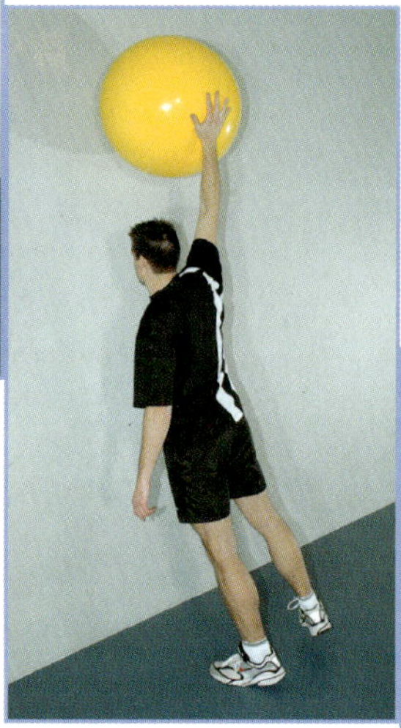

ou bien en appui sur un seul pied, ou bien une main - un pied du même côté

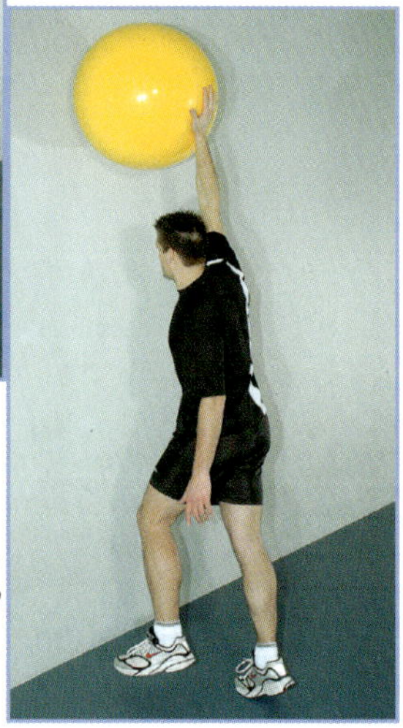

ou en opposition, permettant de solliciter la chaîne musculaire de différentes façons.

EXERCICES 6

AL 6 RD

Cet exercice a déjà été présenté dans la rubrique sur le gainage de la chaîne antérieure, mais il nous apparaît important de le proposer à nouveau dans le cadre du maintien de l'alignement.

POSITION DE DÉPART

Face à un mur, les mains en appui à plat sur le mur, les pieds sont éloignés afin de placer le corps incliné par rapport au mur.

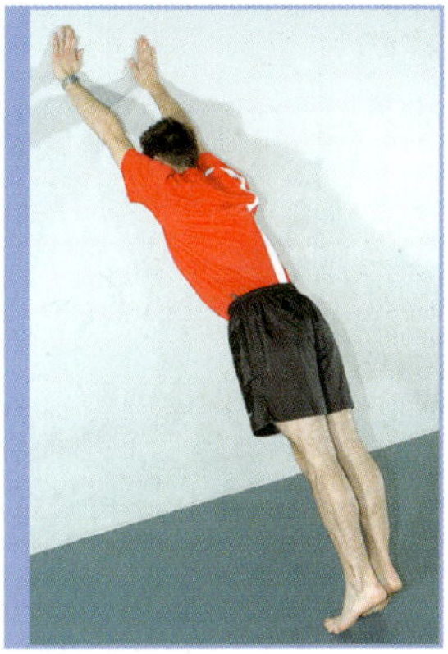

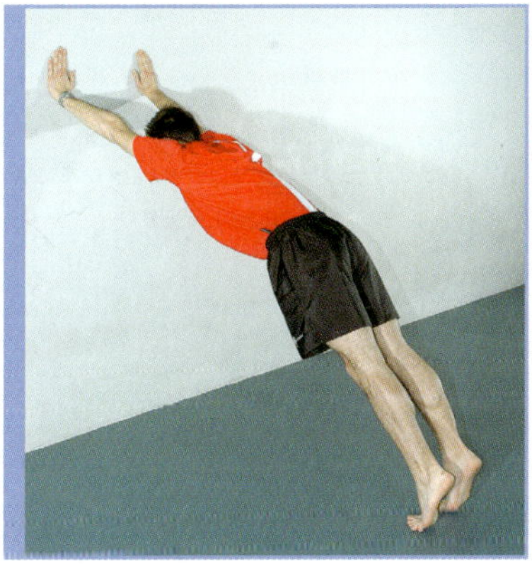

EXERCICE

Maintenir le corps aligné, bassin en rétroversion. Plus l'inclinaison sera importante et plus l'exercice sera difficile. La respiration sera bloquée le temps de l'exercice et si nécessaire on procèdera à de petites inspirations et expirations buccales.

VARIANTE

L'exercice peut être rendu plus difficile en le réalisant au sol.

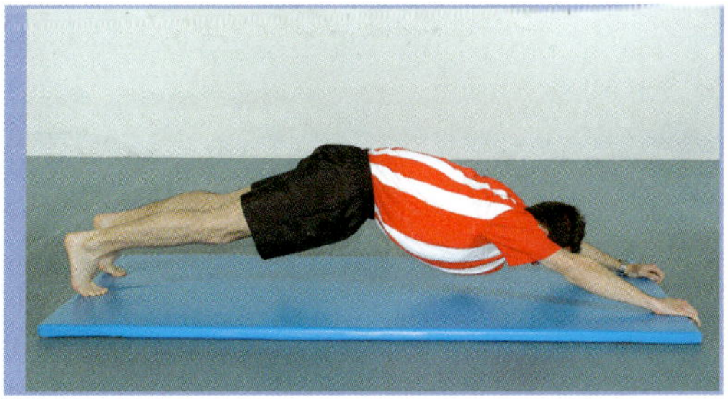

EXERCICE 7

AL 7 RD

POSITION DE DÉPART

À genoux, bras tendus dans le prolongement du tronc, face à un partenaire qui va lancer un médecine-ball.

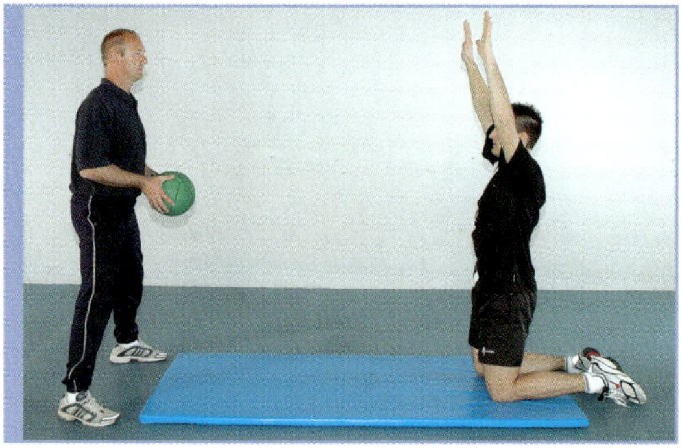

EXERCICE

Renvoyer le médecine-ball à son partenaire en restant corps aligné pour résister à la contrainte exercée. La respiration est bloquée lors de la réception du médecine-ball et on expire lors du renvoi.

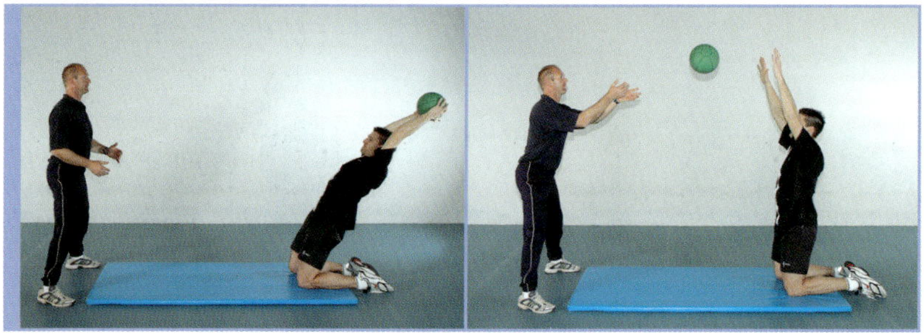

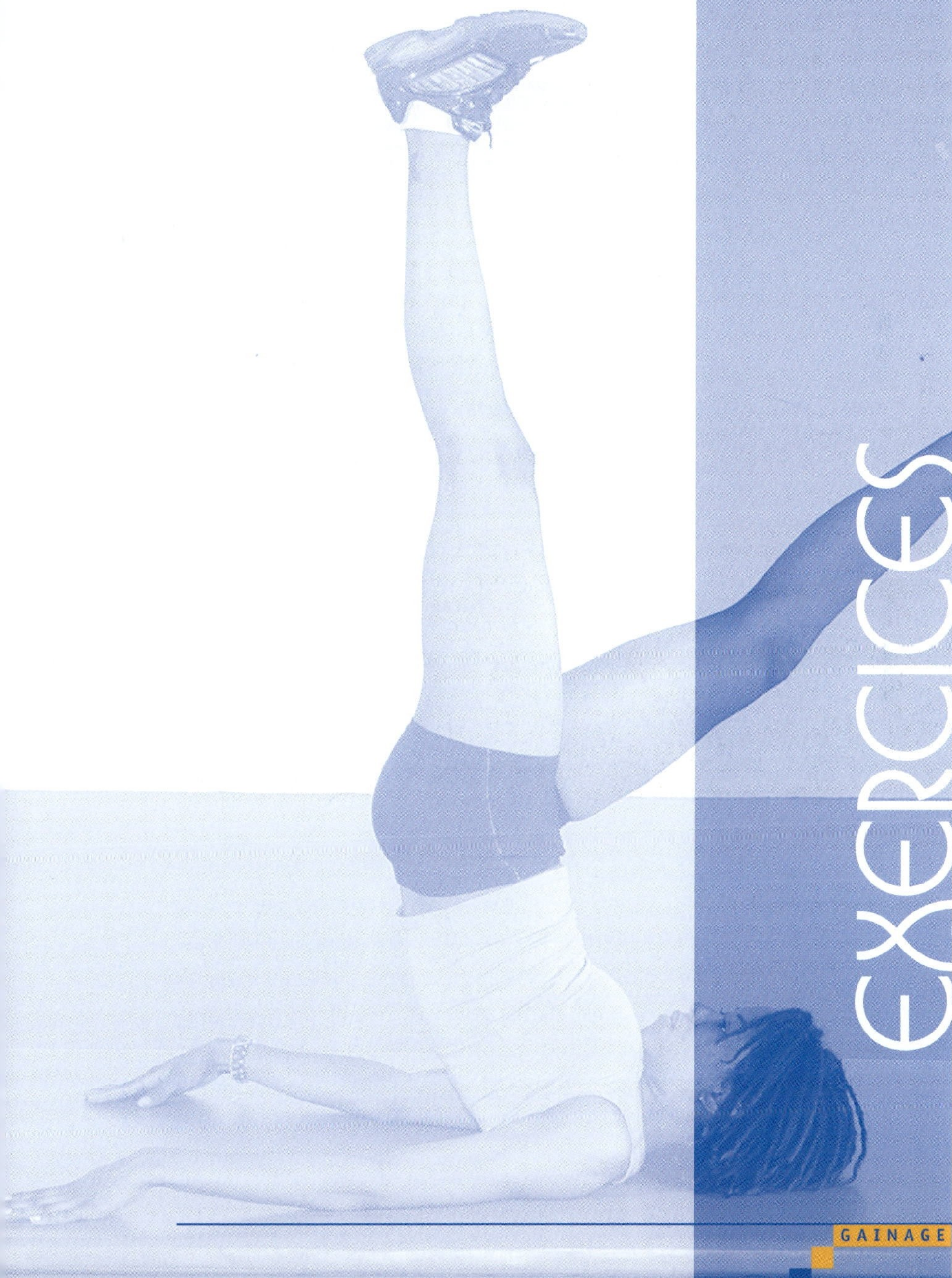

EXERCICES DE GAINAGE EN APPUI LIMITÉ ET EN SUSPENSION

Comme nous l'avons expliqué dans l'introduction de cet ouvrage, il faut être conscient que dans de nombreuses activités, le sportif se retrouve parfois dans des situations de suspension au cours desquelles il n'est plus en appui au sol, mais où il doit cependant exécuter des gestes à grande vitesse, avec de la force, de l'amplitude : tir en suspension au handball, smash de volley-ball, acrobaties en gymnastique...
Si l'on prend le cas d'une course à pleine vitesse, l'athlète passe 85 à 90 millisecondes en appui au sol pour 110 à 120 millisecondes en suspension. Il passe donc plus de temps en l'air qu'en appui. Pendant cette phase de suspension, les membres inférieurs bougent à grande vitesse et effectuent des actions importantes. Ce travail est qualifié de « chaîne ouverte » puisque le sportif n'a plus d'appui au sol. Les masses musculaires qui mobilisent ces segments doivent trouver des points d'appui stables pour ces mobilisations. En effet, la jambe avant, suite à l'extension du genou, est rabattue rapidement au sol dans un trajet de l'avant vers l'arrière grâce à l'action des extenseurs de la hanche (fessiers et ischio-jambiers en particulier) nécessitant un point fixe sur leurs insertions proximales au bassin. La cuisse arrière est, elle, ramenée très vite vers l'avant grâce à l'action des fléchisseurs de hanche (psoas-iliaque, droit antérieur, tenseur du fascia lata et couturier en particulier) nécessitant également un point d'appui fixe sur leurs insertions proximales au bassin. Il est donc évident que le bassin constitue pendant toute cette phase le point d'appui privilégié permettant le fonctionnement correct des membres inférieurs.

La fixation de cette charnière par des exercices de gainage classique n'est un secret pour personne. Cependant, les exercices classiques de renforcement musculaire (squats, fentes par exemple) sont effectués avec des points d'appui très fort au sol (chaîne fermée) et ne sollicitent donc pas le fonctionnement des masses musculaires concernées lors de la phase de suspension dans des conditions spécifiques (chaîne ouverte, avec un point d'appui sur le bassin). Il apparaît dès lors intéressant de réfléchir à des exercices plus spécifiques au cours desquels le sportif est amené à créer un point d'appui très fort au niveau du bassin pour pouvoir mobiliser ses segments et ceci sans appui, ou bien avec un appui limité au sol, c'est-à-dire dans des conditions se rapprochant le plus possible de ce qu'il rencontrera lors de la phase de suspension du geste sportif spécifique.

Ces exercices doivent servir d'exemples et susciter une réflexion propre à chaque sport conduisant à la mise en place de situations spécifiques à chaque geste sportif.

EXERCICES 1

SUSP 1.1 ★ C

POSITION DE DÉPART

Il s'agit de l'exercice n°6 présenté en introduction page 25. Suspendu par les mains à une barre fixe. Si on se relâche, le bassin se place en antéversion (lordose lombaire accentuée).

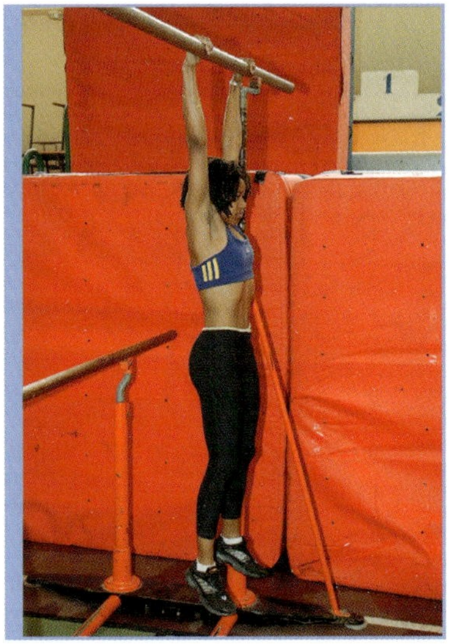

EXERCICE

L'exercice consiste à placer le bassin en rétroversion (effacement de la lordose lombaire) en expirant par la bouche. On enchaîne plusieurs fois de suite le placement antéversion – rétroversion. Expirer en rétroversion, inspirer lors de l'antéversion.

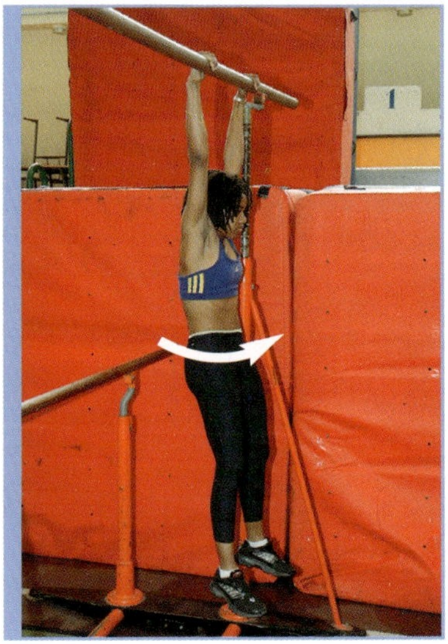

SUSP 1.2

POSITION DE DÉPART

Suspendu par les mains à la barre, bassin placé en rétroversion, comme expliqué dans l'exercice 1.1...

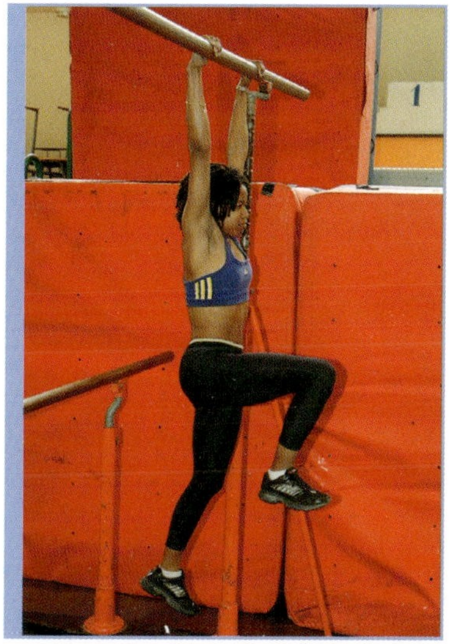

ou bien en appui mains sur des barres parallèles, ce qui est une autre modalité pour réaliser cet exercice.

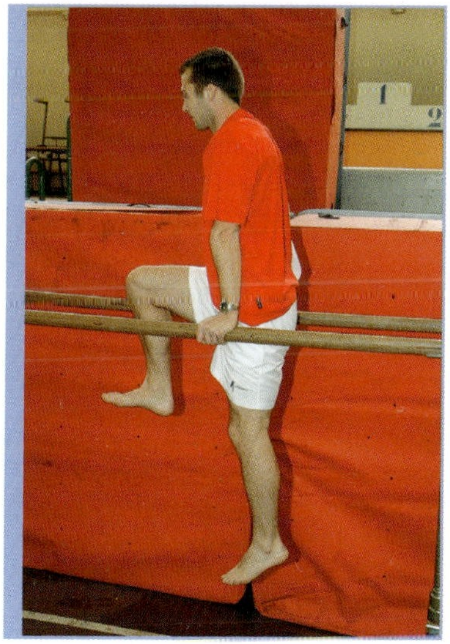

EXERCICE

Fixer le bassin en rétroversion et effectuer des cycles de jambes de course le plus rapidement possible. Le bassin doit rester bien gainé et permettre une grande vitesse de réalisation des cycles de jambes.

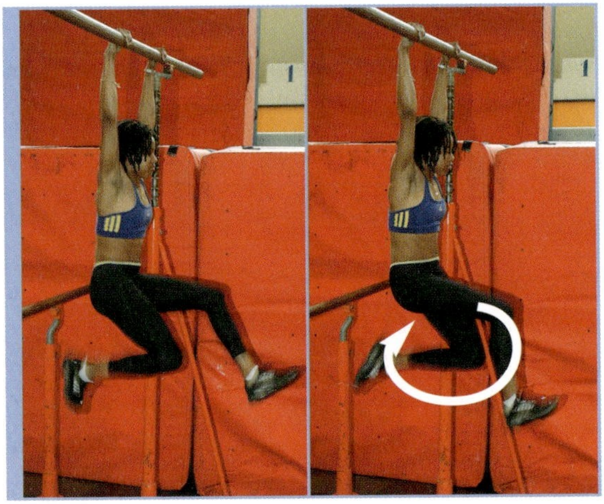

Le même exercice peut être réalisé en appui sur des barres parallèles.

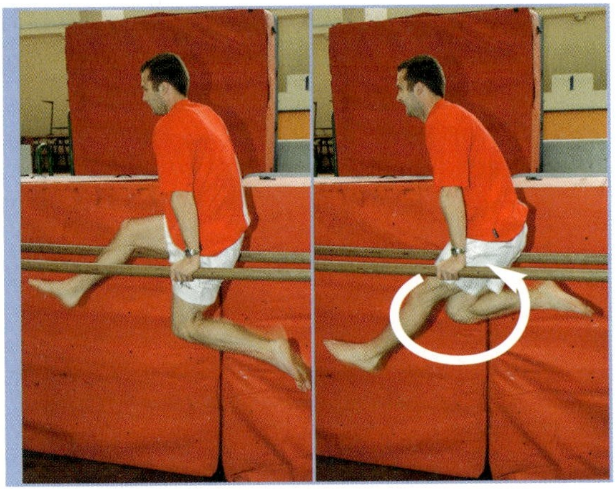

L'exercice est réalisé quasiment en apnée ou bien avec une respiration très brève et essentiellement buccale.

SUSP 1.3

POSITION DE DÉPART

Suspendu par les mains à la barre, bassin placé en rétroversion, comme expliqué dans l'exercice 1.1, ou bien en appui mains sur des barres parallèles, ce qui est une autre modalité pour réaliser cet exercice.

EXERCICE

Fixer le bassin en rétroversion et effectuer des ciseaux de jambes tendues le plus rapidement possible. Le bassin doit rester bien gainé et permettre une grande vitesse de réalisation des ciseaux de jambes.

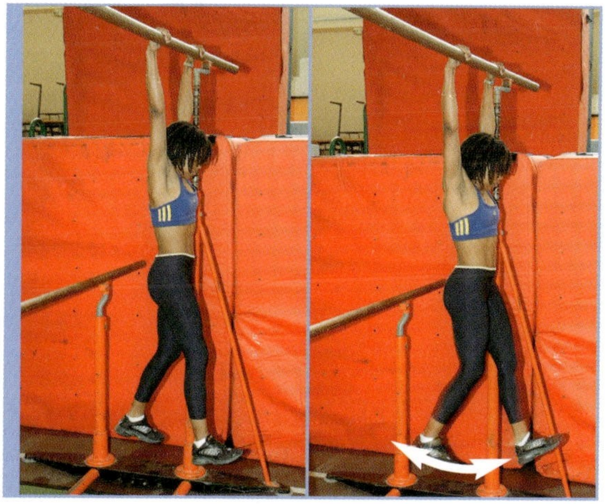

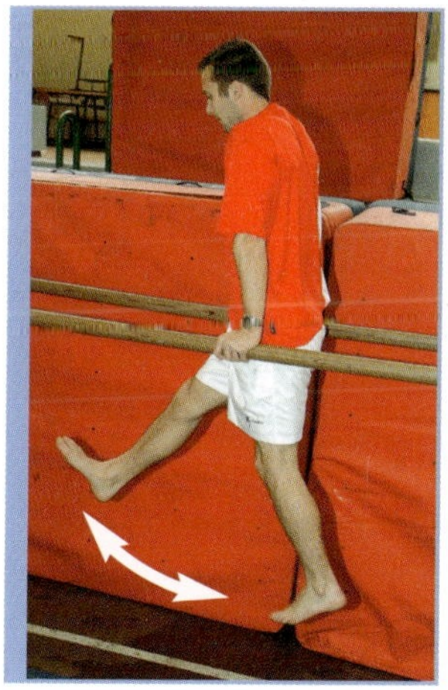

Le même exercice peut être réalisé en appui sur des barres parallèles.

L'exercice est réalisé quasiment en apnée ou bien avec une respiration très brève et essentiellement buccale.

EXERCICES 2

SUSP 2.1 C

POSITION DE DÉPART

En appui mains sur des barres parallèles.

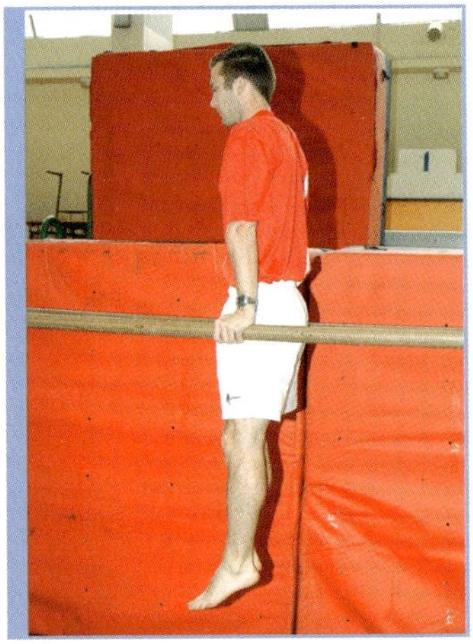

EXERCICES

En appui sur les barres, corps tendu, effectuer à deux jambes des cycles groupés – tendus – retour à la position de départ. Inspirer sur la descente des jambes, expirer sur la montée des genoux à la poitrine.

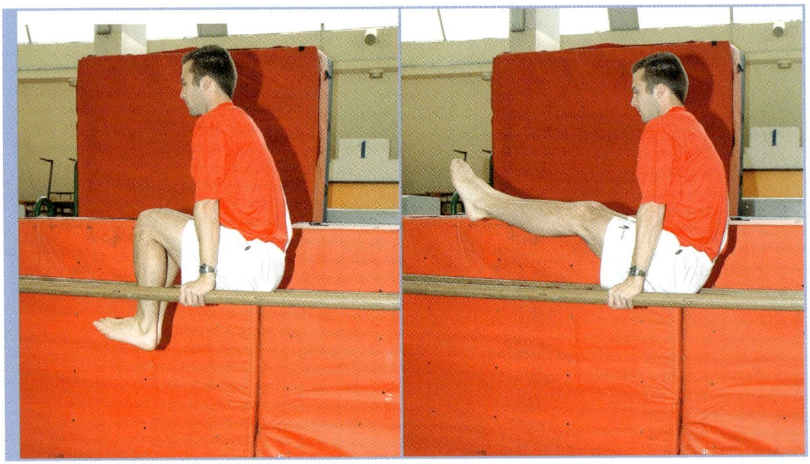

SUSP 2.2

VARIANTE

POSITION DE DÉPART

En appui mains sur des barres parallèles.

EXERCICE

Même exercice que le précédent mais en sens inverse, départ corps tendu, monter les jambes à l'équerre, grouper et revenir à la position de départ. Inspirer sur la descente groupée des jambes, expirer sur la montée des jambes tendues.

REMARQUE

Pour les deux exercices précédents, on peut rajouter des lests aux chevilles afin d'augmenter la contrainte.

EXERCICES 3

SUSP 3.1 ★ I RD

POSITION DE DÉPART

Travail à la barre. La barre est placée au bord d'un tapis, à une distance permettant que les talons touchent le tapis quand on est suspendu par les mains, corps incliné.

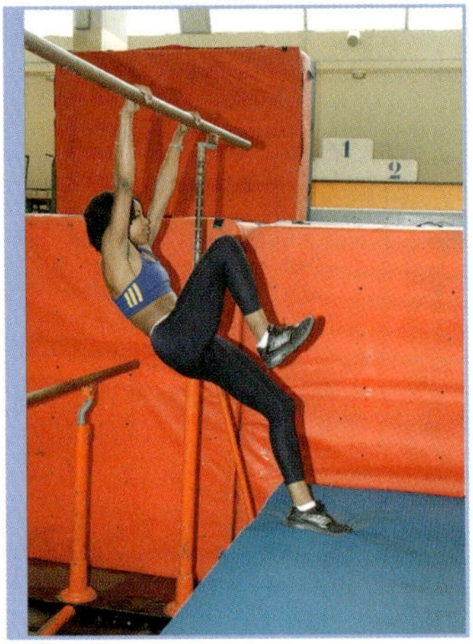

EXERCICE

Effectuer des cycles de jambes rapides en restant aligné. On peut enchaîner vite ou demander des temps de fixation. La respiration est brève et buccale et les temps d'expiration sont réalisés juste avant le contact des talons sur le tapis.

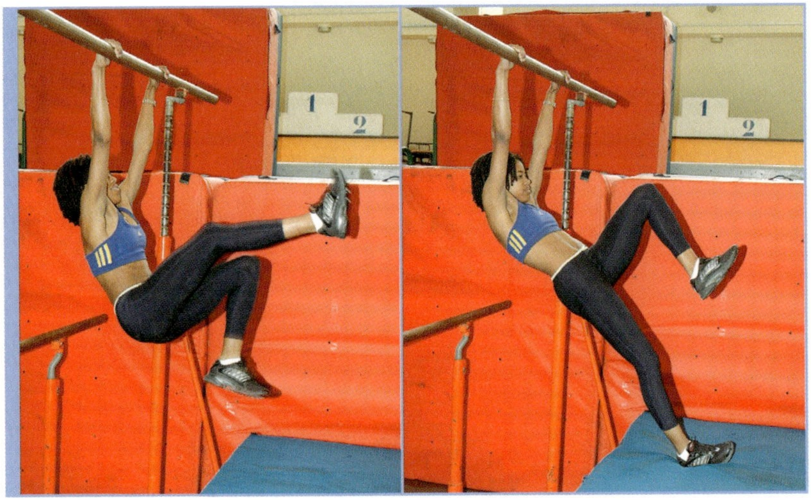

SUSP 3.2

POSITION DE DÉPART

Travail à la barre. La barre est placée comme pour l'exercice précédent, mais l'athlète se tourne dans l'autre sens, de façon à avoir un pied derrière en contact sur le tapis et l'autre genou fixé devant.

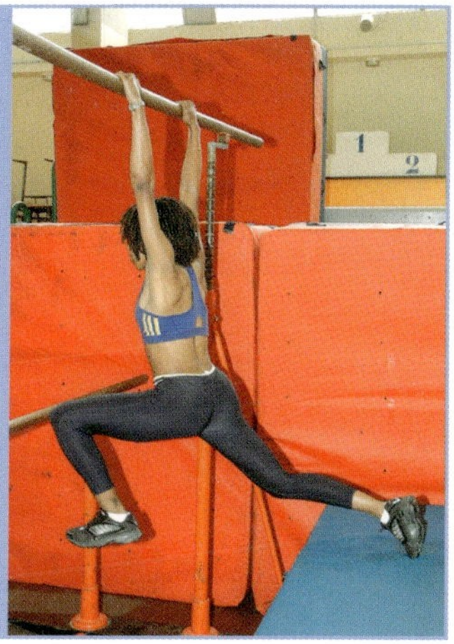

EXERCICE

Changer alternativement de jambe en fixant le genou devant et en amenant l'autre jambe avec la pointe de pied sur le tapis. La respiration est brève et buccale et les temps d'expiration sont réalisés juste avant le contact des pieds sur le tapis

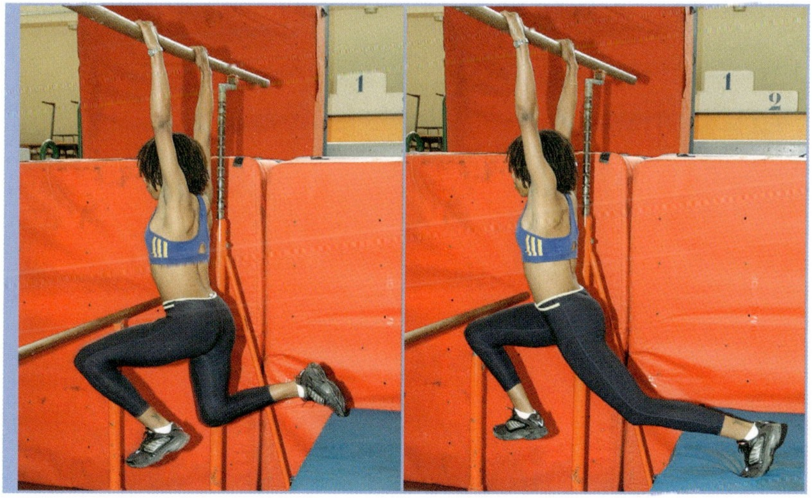

EXERCICES 4

SUSP 4 I RD

POSITION DE DÉPART

Reprendre la position de départ des exercices AL 3.1 à AL 3.3 page 209.

EXERCICES

Les 4 exercices (AL 3.1, AL 3.2, AL 3.3 devant et derrière) peuvent être réalisés en sautillant sur la jambe d'appui, ce qui contribue à accentuer un travail d'appui sur la jambe qui fait les sautillets et à mobiliser l'autre segment contre résistance sans point d'appui au sol. La phase active du mouvement doit correspondre avec la période où l'athlète est en suspension. La respiration est brève et essentiellement buccale.

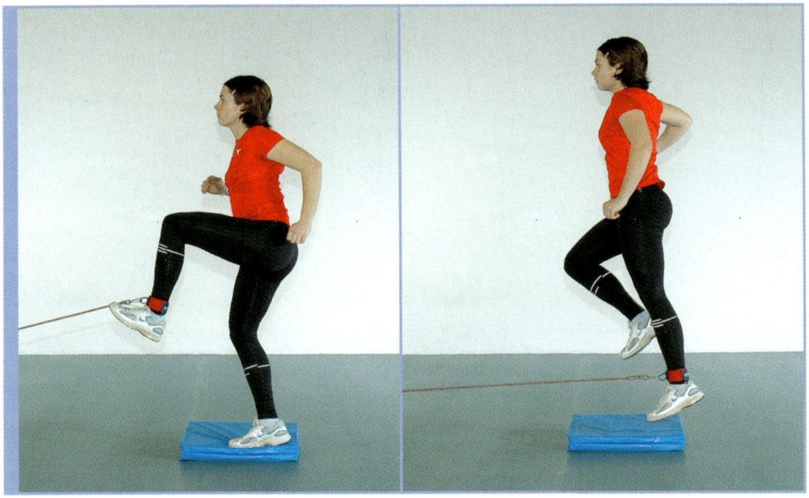

EXERCICES 5

SUSP 5.1

POSITION DE DÉPART

Au sol, en position de « chandelle ».

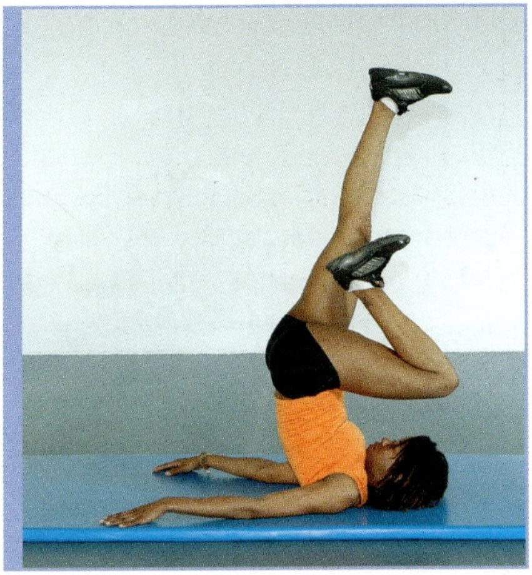

EXERCICE

Effectuer des cycles de jambes rapides et amples. Le bassin doit être maintenu bien gainé afin de donner un point d'appui stable aux jambes pour effectuer leurs cycles. L'exercice est réalisé quasiment en apnée ou bien avec une respiration très brève et essentiellement buccale.

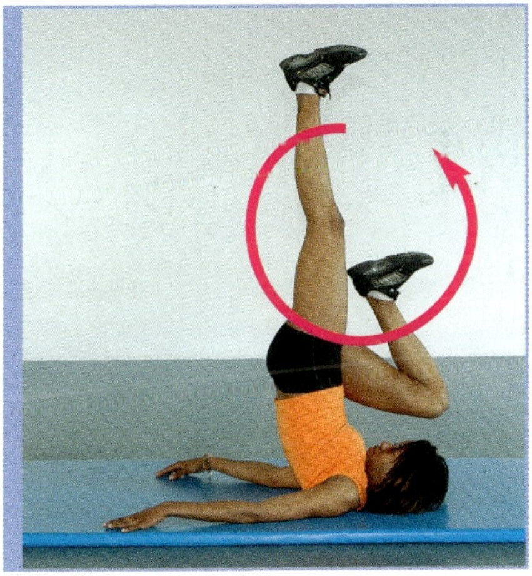

SUSP 5.2

POSITION DE DÉPART

Au sol, en position de « chandelle ».

EXERCICE

Effectuer des ciseaux de jambes rapides. Le bassin doit être maintenu bien gainé afin de donner un point d'appui stable aux jambes pour effectuer leurs ciseaux. L'exercice est réalisé quasiment en apnée ou bien avec une respiration très brève et essentiellement buccale.

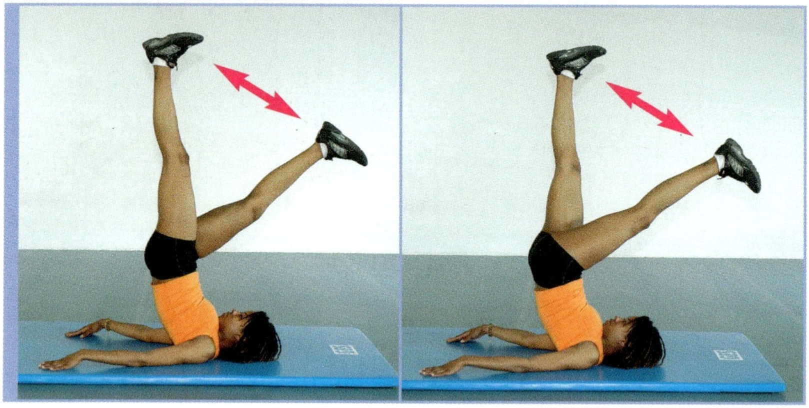

REMARQUE

Pour les deux exercices précédents, on peut rajouter des lests aux chevilles et augmenter la contrainte sur la fixation du bassin en diminuant la surface d'appui au sol pour n'être que sur les épaules.

EXERCICES 6

SUSP 6.1 I RD

POSITION DE DÉPART

En appui sur un pied surélevé, sans autres points d'appui, départ point haut avec le genou fixé à l'horizontale.

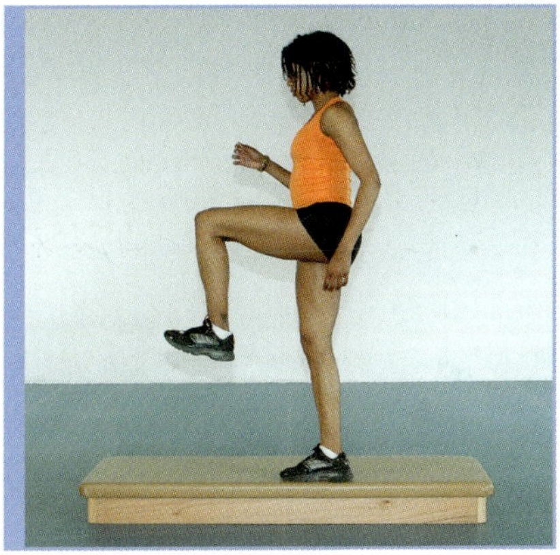

EXERCICE

Effectuer des cycles de jambes rapides, descendre la jambe de haut en bas et de l'avant vers l'arrière, fermer le talon sous la fesse et revenir en position de départ. Effectuer les cycles le plus vite possible en restant bien équilibré sur son pied d'appui. L'exercice est réalisé quasiment en apnée ou bien avec une respiration très brève et essentiellement buccale.

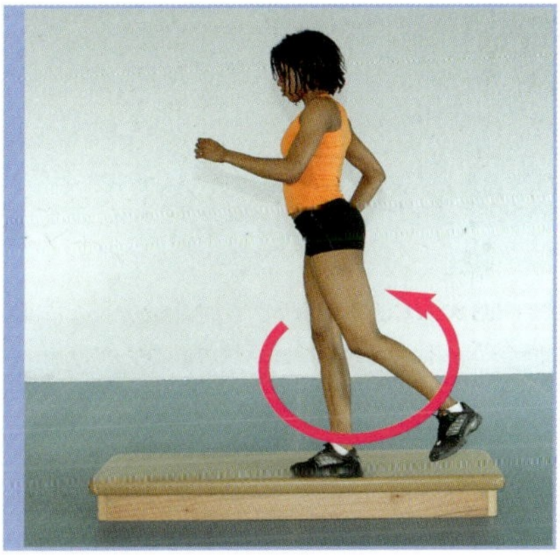

SUSP 6.2 ✱ I RD

VARIANTE

POSITION DE DÉPART

En appui sur un pied surélevé, sans autres points d'appui, départ point bas.

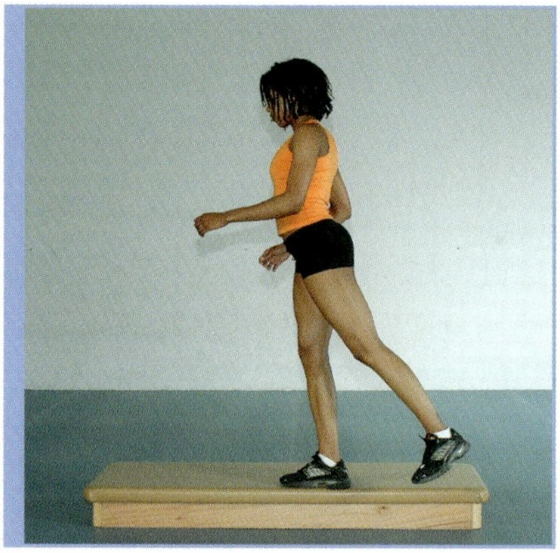

EXERCICE

Effectuer des cycles de jambes rapides, fermer le pied sous la fesse pour monter le genou à l'horizontale et redescendre au point de départ. Effectuer les cycles le plus vite possible en restant bien équilibré sur son pied d'appui. L'exercice est réalisé quasiment en apnée ou bien avec une respiration très brève et essentiellement buccale.

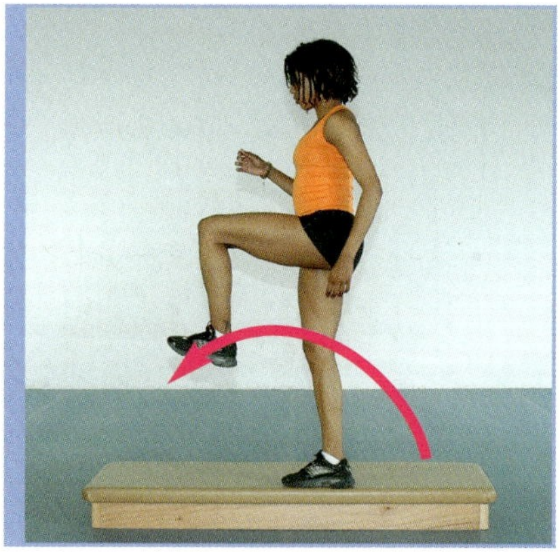

EXERCICE 7

SUSP 7 I RD

POSITION DE DÉPART

En appui sur les deux pieds face à un partenaire qui va lancer un médecine-ball vers le haut au-dessus de la tête.

EXERCICE

Sauter pour intercepter le médecine-ball bras tendus et le renvoyer au partenaire. Enchaîner plusieurs fois. La respiration est bloquée lors de la réception du médecine-ball et on expire lors du renvoi.

Il est possible d'utiliser des objets différents avec des masses variables et de demander des renvois à une main par exemple avec des orientations variables.

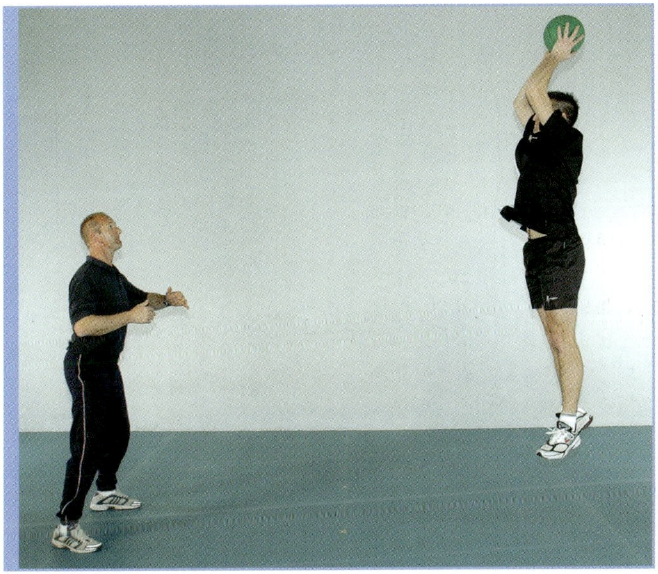

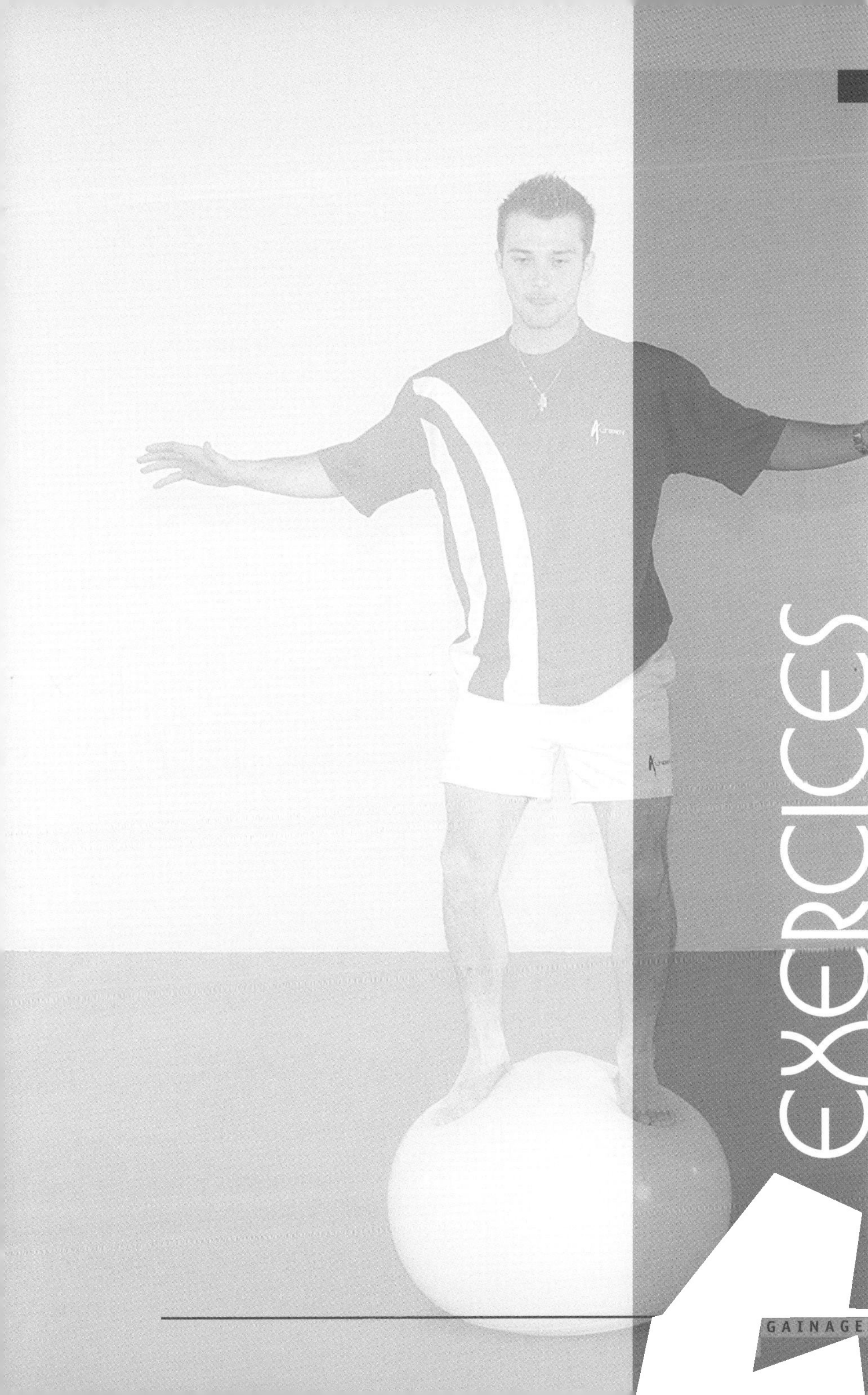

EXERCICES DE POSTURE

L'organisation posturale qui consiste à ajuster la position de son corps en fonction des forces exercées par la gravité, ainsi qu'à positionner les différents segments entre eux, est un élément capital de la motricité de l'être humain. Ce sujet nous a paru suffisamment important pour y consacrer quelques exercices développés essentiellement avec le Fitball. Cet outil nous semble essentiel pour la découverte et l'optimisation du tonus de posture et il devrait être utilisé efficacement chez les jeunes sportifs qui découvrent le gainage (et le renforcement musculaire), chez les personnes âgées (pour les exercices les plus simples) qui présentent souvent des déficiences dans ce domaine, ainsi que chez les sportifs de tous niveaux. Il est à noter que les muscles sollicités sont très profonds, ce qui rend ces exercices très spécifiques.

EXERCICES 1

POSTURE 1.1

POSITION DE DÉPART

Assis sur le Fitball, les bras tendus dans le prolongement du tronc.

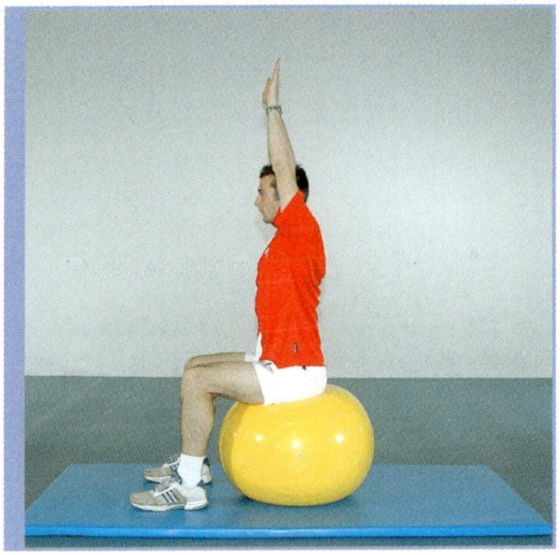

EXERCICE

Maintenir la position en isométrie. En fait, cet exercice et les suivants de cette série, sollicitent également beaucoup la chaîne postérieure. C'est un excellent travail de posture pour apprendre à positionner son corps par rapport à la gravité, ce qui est le propre du terrien. Insister sur la rectitude du tronc et le placement des bras dans le prolongement du tronc.

La respiration s'effectue normalement pendant le maintien de la posture, mais avec une faible amplitude.

Cet exercice, ainsi que les suivants, peuvent être réalisés, une fois qu'ils sont maîtrisés, avec une charge tenue au-dessus de la tête. Si, comme dans l'exemple photographié, la charge présente un caractère d'instabilité (Aquahit), la difficulté de l'exercice s'en trouve largement augmentée.

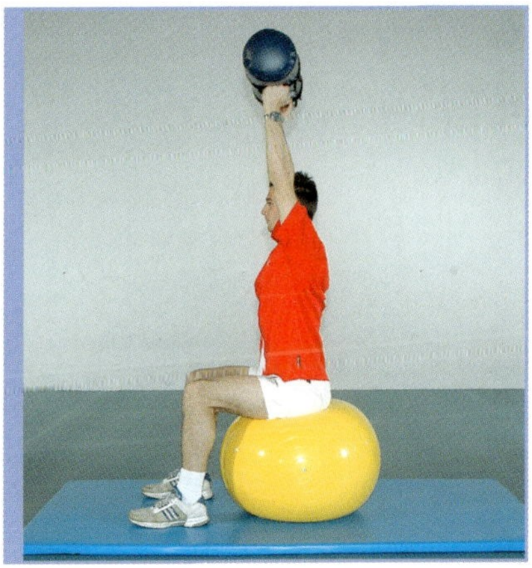

POSTURE 1.2

POSITION DE DÉPART

Assis sur le Fitball, les bras tendus dans le prolongement du tronc.

EXERCICE

Maintenir la position en isométrie et effectuer des rebonds verticaux. Expirer brièvement lors du rebond sur le ballon, et inspirer lors de la phase aérienne.

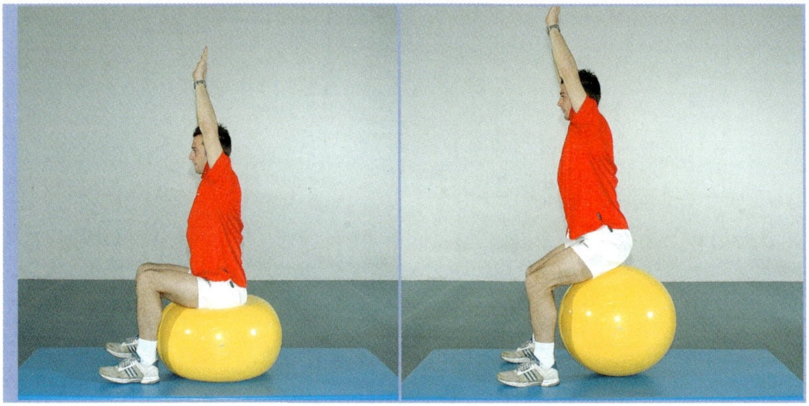

POSTURE 1.3

POSITION DE DÉPART

Assis sur le Fitball, les bras tendus dans le prolongement du tronc, une jambe soulevée à l'horizontale.

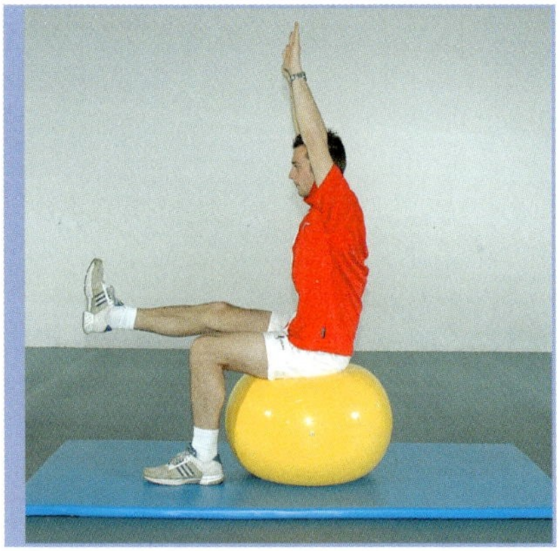

EXERCICE

Maintenir la position en isométrie. La respiration est brève et essentiellement buccale.

POSTURE 1.4 ★ I

VARIANTE

POSITION DE DÉPART

Assis sur le Fitball, les bras tendus dans le prolongement du tronc.

EXERCICE

Maintenir la position en isométrie en soulevant alternativement jambe droite et jambe gauche. La respiration est brève et essentiellement buccale.

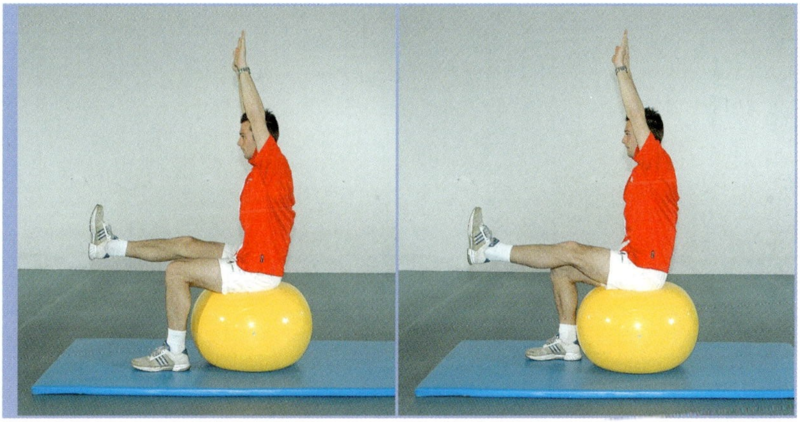

POSTURE 1.5 ★ I C

VARIANTE

POSITION DE DÉPART

Assis sur le Fitball, les bras tendus dans le prolongement du tronc.

EXERCICE

Maintenir la position en isométrie en soulevant alternativement jambe droite et jambe gauche et en opposant un bras. La respiration est calée sur l'exercice, expiration lors de l'opposition bras – jambe et inspiration lors du retour en position de départ.

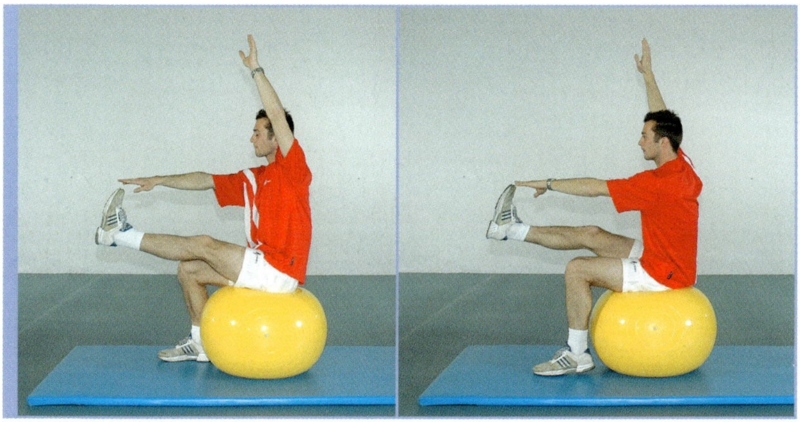

POSTURE 1.6 ✱ I

POSITION DE DÉPART

Assis sur le Fitball.

EXERCICE

Décoller les deux pieds et essayer de maintenir l'équilibre.

On peut varier l'exercice avec des mobilisations variées, jonglages avec des balles, ballon.

La respiration s'effectue normalement pendant le maintien de la posture, mais avec une faible amplitude.

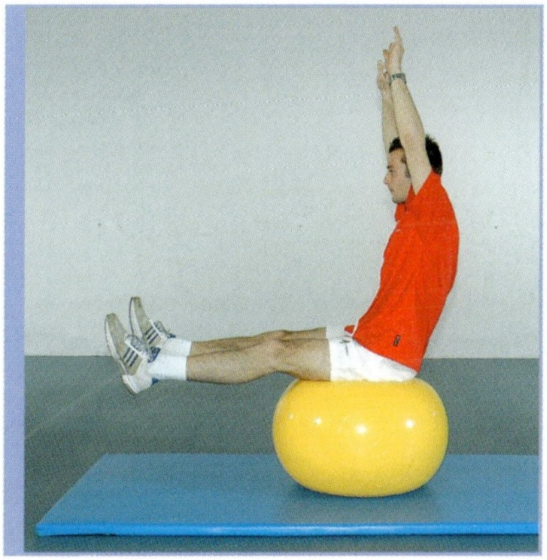

EXERCICE 2

POSTURE 2 ✱ I

POSITION DE DÉPART

Allongé dos sur le Fitball, bassin placé en rétroversion.

EXERCICE

Effectuer les compensations avec les segments pour essayer de maintenir l'équilibre.
La respiration s'effectue normalement pendant le maintien de la posture, mais avec une faible amplitude.

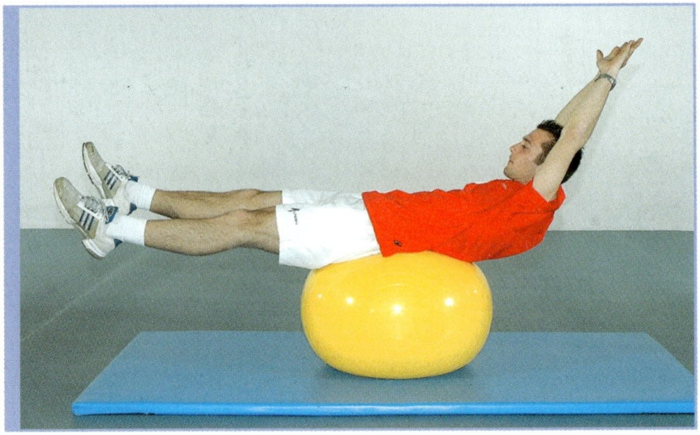

EXERCICE 3

POSTURE 3

POSITION DE DÉPART

Allongé ventre sur le Fitball, bassin placé en rétroversion.

EXERCICE

Effectuer les compensations avec les segments pour essayer de maintenir l'équilibre.
La respiration s'effectue normalement pendant le maintien de la posture, mais avec une faible amplitude.

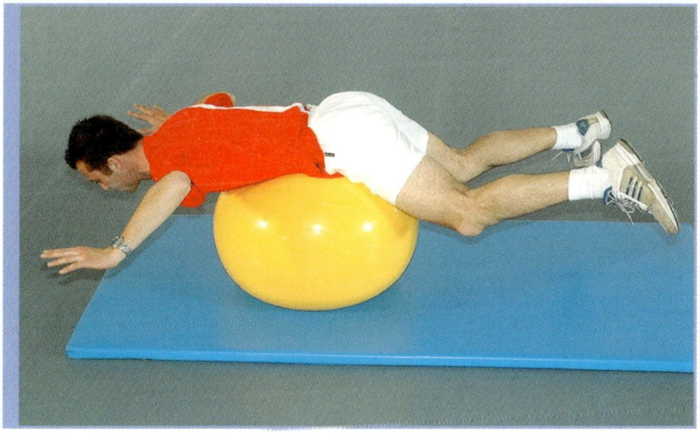

EXERCICE 4

POSTURE 4 ★ I

POSITION DE DÉPART

À genoux sur le Fitball.

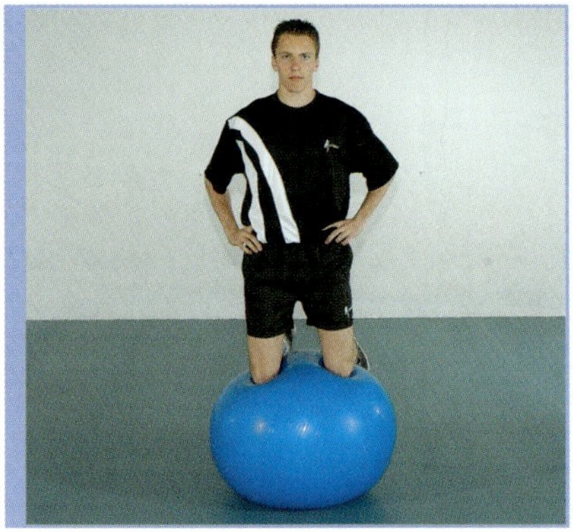

EXERCICE

Maintenir la position en équilibre à genoux sur le Fitball.
On peut varier l'exercice avec des mobilisations variées,

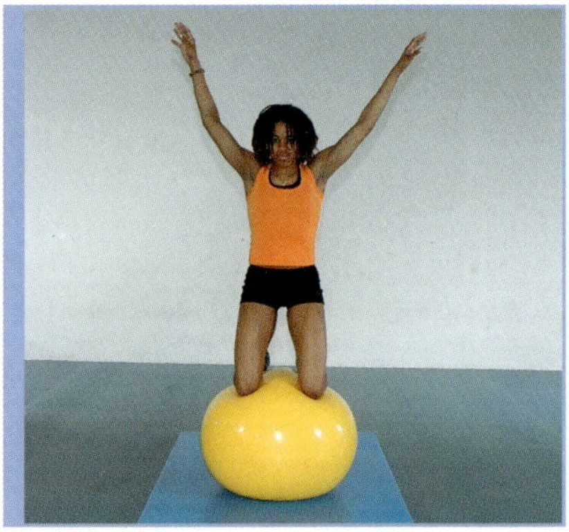

jonglages avec des balles, ballon.

La respiration s'effectue normalement pendant le maintien de la posture.

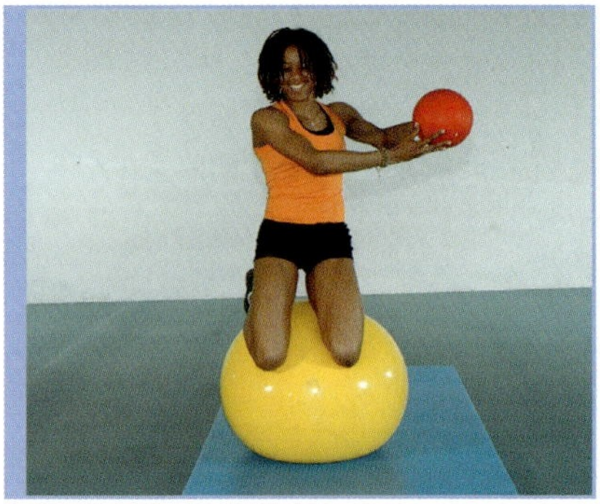

EXERCICE 5

POSTURE 5

POSITION DE DÉPART

Pieds nus, debout sur le Fitball.

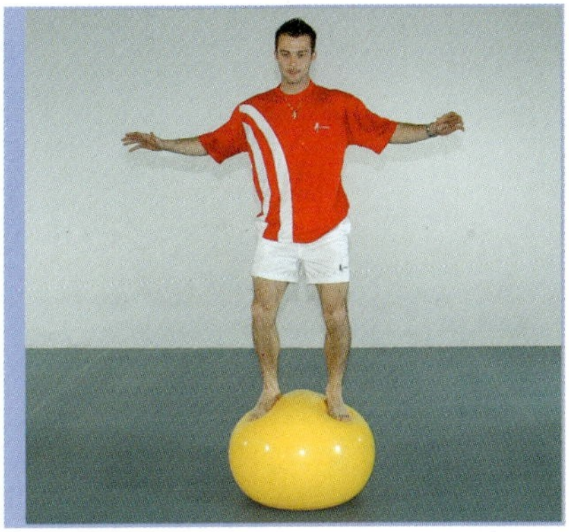

EXERCICE

Maintenir la position en équilibre debout sur le Fitball. Cet exercice peut être réalisé avec les pieds directement en appui sur le ballon, ou bien sur une planche percée d'un trou en son centre et que l'on place sur le Fitball. La respiration s'effectue normalement pendant le maintien de la posture, mais avec une faible amplitude.

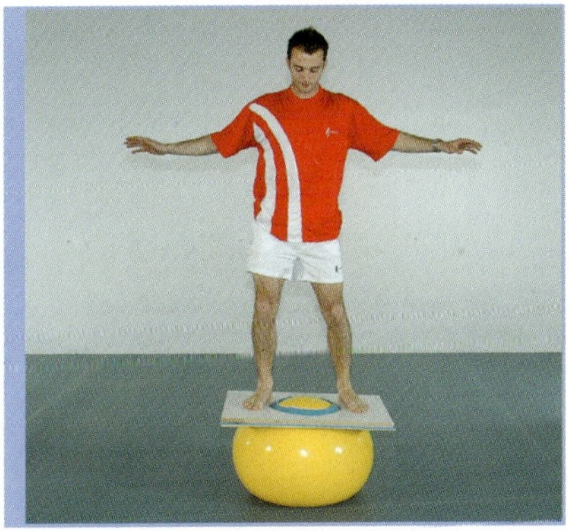

On peut varier l'exercice avec des mobilisations diverses, jonglages avec des balles, ballon, ou bien en réalisant des flexions de jambes contrôlées.

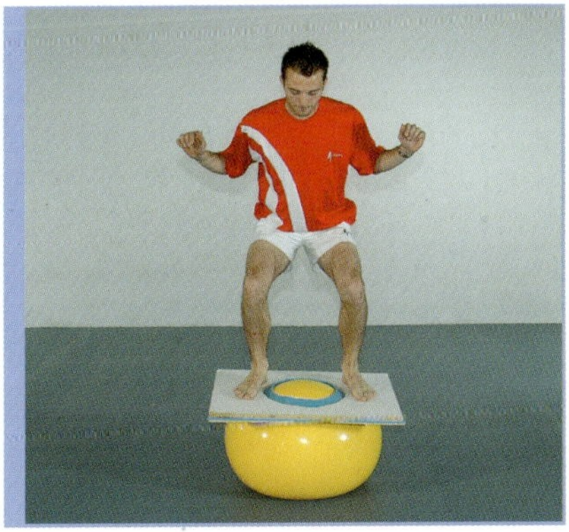

Il est important de préciser que, pour tous ces exercices, la difficulté peut être augmentée en les réalisant les yeux fermés. Cette modalité de réalisation est très intéressante car elle prive le cerveau des informations visuelles et le force à organiser la posture en fonction des informations intéroceptives. Il s'agit alors d'un stade plus avancé dans la maîtrise de sa posture et la régulation de son équilibre. La contrainte de gainage est bien évidemment plus importante lorsque les yeux sont fermés.

LE MATÉRIEL

Le matériel nécessaire vous est présenté ci-dessous.

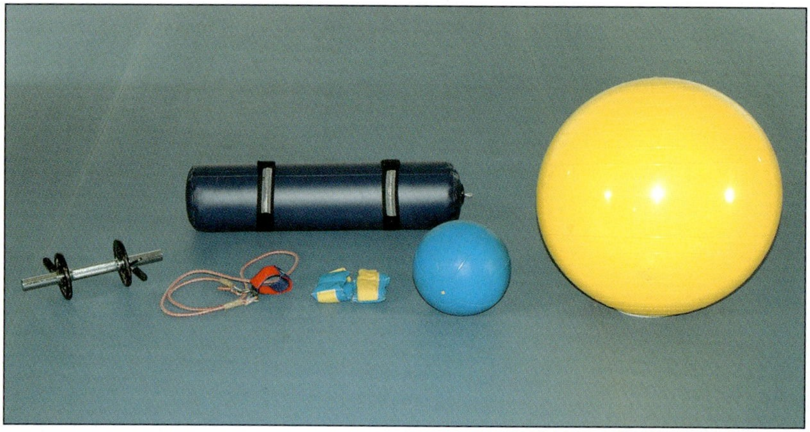

On reconnaît un haltère, un médecine-ball, des bracelets lestés, des sangles élastiques.
Nous souhaitons présenter un peu plus précisément deux outils, sans doute moins connus.

LE FITBALL

Le Fitball (également connu sous le nom de Swiss-Ball ou Exercice-Ball) est un gros ballon gonflable qui a été inventé dans les années 1960 par des kinésithérapeutes suisses, en particulier pour la rééducation d'enfants ayant des problèmes neurologiques.
Aujourd'hui de multiples applications ont été développées, tant sur le plan de la santé que du sport de performance.
Le concept central du Fitball consiste en l'instabilité qu'il procure et qui permet de solliciter les muscles profonds de la posture (abdominaux et muscles stabilisateurs et fixateurs de la colonne vertébrale et du bassin, en particulier). La prévention des blessures, l'amélioration posturale ainsi que la qualité et la variété des exercices permis justifient amplement sa

place dans les programmes de réhabilitation et d'entraînement de force tant des sportifs amateurs que des athlètes de haut niveau.

La recherche de l'équilibre, en particulier dans les exercices de posture (voir pages 241 à 249), encourage l'alignement de la colonne vertébrale et le placement correct du centre de gravité au-dessus de la surface d'appui, ce qui constitue certainement un thème fondamental de la motricité humaine. Pour n'évoquer que le thème traité dans cet ouvrage, cet outil apporte une réponse importante aux problèmes de dos si caractéristiques de notre mode de vie sédentaire, à l'hypotonie de beaucoup d'enfants et adolescents, ainsi qu'à la prévention liée aux déficits de posture chez des populations à risque (personnes âgées par exemple). La simple station assise sur le ballon, dans les situations de la vie courante (au travail, à la maison...) procure une amélioration notable.

L'utilisation des rebonds, couplés à l'instabilité, permet également de créer des exercices nouveaux pour les sportifs exigeants qui recherchent en particulier un gainage irréprochable dans des situations de résistance aux déformations.

La difficulté des exercices peut être graduée en jouant sur des paramètres simples :

- Gonflage du ballon : si le ballon est légèrement dégonflé, il sera plus stable, donc la difficulté des exercices diminuera.
- Points d'appui au sol ou sur le ballon : plus les appuis seront nombreux (deux pieds au sol au lieu d'un pied par exemple), et/ou plus la surface de ces appuis sera importante (contact des avant-bras au lieu des mains en appui sur le ballon), et plus la difficulté diminuera.
- Éloignement des points d'appui par rapport au ballon : plus les points d'appui seront éloignés et plus la difficulté augmentera.

L'AQUAHIT

L'Aquahit, également appelé Powerbag en fonction de la société qui le fabrique, est un outil apparu ces dernières années. Il consiste en un cylindre en toile plastique ultra-résistante que l'on peut remplir avec de l'eau grâce à une valve et muni de poignées avec un système d'attache par velcro. Développé en République Tchèque (Aquahit), ainsi qu'en Grande-Bretagne (Powerbag), par des entraîneurs soucieux de trouver un outil simple, efficace, pratique, il procure une alternative entre la barre de musculation et le médecine-ball et favorise le développement des muscles de la posture. Facilement transportable, il est possible de le remplir complètement ou partiellement avec de l'eau. Sa grande résistance et la souplesse de sa structure en font un outil idéal de travail pour le débutant ainsi que pour le sportif de haut niveau. Outre les multiples possibilités de travail de musculation qu'il procure, un de ses avantages non négligeable consiste dans le mouvement de l'eau qui se déplace à l'intérieur du cylindre lorsque celui-ci est partiellement rempli. Ce mouvement crée une instabilité importante qui favorise la sollicitation des muscles profonds de la posture et augmente la contrainte de proprioception. Ainsi de nombreux exercices classiques de gainage (pour ne parler que du thème qui nous préoccupe dans cet ouvrage) voient leur difficulté augmenter lorsqu'ils sont réalisés avec cet outil. De plus il est possible d'utiliser le mouvement de l'eau qui se déplace avec une certaine inertie pour rechercher des mises en tension musculaire importantes favorisant notamment la réalisation d'exercices sous forme pliométrique ou excentrique.

Ces deux instruments de travail augmentent la sollicitation des muscles profonds de la posture qui ne sont pas toujours sollicités lors des exercices plus classiques. Ils créent également une instabilité qui favorise le travail de proprioception améliorant ainsi l'efficacité des gestes grâce à l'optimisation de la coordination générale et spécifique. Enfin il est possible de travailler avec des charges plus légères car le travail de stabilisation procure une difficulté supplémentaire qui favorise l'amélioration de la force tout en évitant d'appliquer régulièrement des charges très lourdes qui pourraient, à terme, se révéler traumatisantes.